Adhesión Polimérica en Odontología

EDICIONES UNIVERSIDAD CATÓLICA DE CHILE
Vicerrectoría de Comunicaciones y Extensión Cultural
Av. Libertador Bernardo O'Higgins 390, Santiago, Chile

editorialedicionesuc@uc.cl
lea.uc.cl

Adhesión polimérica en odontología

Alejandro Cristian Madariaga Aliaga

Agosto 2024
ISBN N° 978-956-14-3306-9
ISBN digital N° 978-956-14-3307-6

Diseño:
Francisca Galilea R.

Impresor:
Equipo Gráfico

CIP-Pontificia Universidad Católica de Chile

Nombres: Madariaga Aliaga, Alejandro C. (Alejandro Cristian), autor.
Título: Adhesión polimérica en odontología / Alejandro C. Madariaga Aliaga.
Descripción: Santiago, Chile: Ediciones UC | Incluye bibliografías.
Materias: CCAB: Materiales dentales | Resinas dentales.
Clasificación: DDC 617.685 –dc23

Registro disponible en: https://buscador.bibliotecas.uc.cl/permalink/56PUC_INST/vk6o5v/alma997528289303396

FACULTAD DE MEDICINA

Adhesión Polimérica en Odontología

Alejandro C. Madariaga Aliaga

PONTIFICIA UNIVERSIDAD CATÓLICA DE CHILE

EDICIONES UC

CONTENIDOS

AGRADECIMIENTOS

Antes que todo, quisiera agradecer a mis esforzados padres por darme la vida, mucho amor y educación. Gracias a ellos soy lo que soy. También quisiera agradecer a mis profesores por sus enseñanzas, estímulo y orientación. A mis colegas de la clínica Integral del Adulto para V año de nuestra Escuela de Odontología, por su apoyo y colaboración para mi propio aprendizaje y la concreción de este libro. Un agradecimiento especial para los doctores Luis Cabrera Prestan, Matías Cofré Carvajal y Javier Toledo Sologuren, por su colaboración en la revisión y sugerencias para este manuscrito. A la doctora Fernanda San Martin Covacevich, por su gran apoyo en la producción de algunos de los diseños gráficos. Para todos, mis sinceros agradecimientos.

A todos ellos dedico este trabajo, pero de manera muy especial quisiera dedicarlo a mis hijos, Camila y Andrés, porque ellos son y serán siempre mi mayor motivo de inspiración y el capítulo más bello en el libro de mi vida.

Alejandro Madariaga Aliaga

Introducción

¿En qué punto estamos?

La odontología se ha apoyado en los polímeros desde que empezó a utilizar el caucho y la vulcanita como material para las bases de dentaduras protésicas removibles. Charles Goodyear diseñó en 1939 un método para producir caucho y en 1951 el proceso para fabricar caucho duro o vulcanita. El mismo Goodyear patentó en 1955 un proceso para utilizar bases de vulcanita para dentaduras postizas. La gutapercha como material termoplástico para restauraciones provisorias (otro derivado sintético de un polímero natural) fue introducida a la profesión también alrededor de 1850[(1)(2)(3)].

Hermann Staudinger es reconocido como el padre de la ciencia de los polímeros por haber demostrado en mayo de 1922 la existencia de macromoléculas de gran masa y alto peso molecular, las que caracterizó con el nombre de *polímeros*, como referencia a secuencias lineares de subunidades monoméricas. Por este trabajo fue galardonado con el premio Nobel de química el año 1953[(4)].

Pero en realidad, la historia de los actuales monómeros resinosos partió mucho antes, en el año 1843, cuando Josef Redtenbacher (químico alemán), descubrió un nuevo ácido; por oxidación de la acroleína en presencia de alcoholes inferiores, al que denominó ácido acrílico. El año 1900 ya se había sintetizado el ácido metacrílico y sus derivados éster como el metil metacrilato, el cual polimerizaba por una reacción de adición entre los dobles enlaces C=C, formando el poli metil metacrilato.

La resina acrílica con el desarrollo del ácido poli metacrílico como polímero sintético, fue utilizada en odontología por primera vez el año 1930, cuando Walter Bauer (químico) sacó la primera patente para usar el poli metil metacrilato (PMMA) como material de base para prótesis dentales. Este material, comercializado por Röhm & Haas y otras compañías, también se utilizó para fabricar restauraciones indirectas. Kulser, la marca fabricante alemana de productos dentales comercializó en el año 1936 un acrílico en forma de polvo (PMMA) y líquido (MMA o metil meta acrilato) para usos protésicos bajo los nombres de "Paladon und Palapont", e internacionalmente producido y distribuido como "Vernonita" (Vernon-Benshoff Co). Este producto fue desarrollado por Gottfried Roth, un laboratorista dental. Así comenzó a utilizarse rutinariamente el acrílico como base para prótesis removible y dientes protésicos. Más tarde, con el descubrimiento y la utilización del peróxido de benzoilo como amina terciaria para producir la polimerización en frio, también se empezó a utilizar en Alemania como material restaurador cosmético para reemplazar en esta función a los cementos de silicato durante la segunda guerra mundial. Al respecto se sabe que ya en 1939, el cirujano dentista Fred A. Slack comenzó a experimentar con restauraciones directas de endurecimiento lento basadas en resinas acrílicas[(5)(6)]. Posteriormente, en 1940, Ernst Schnebel (cirujano dentista) saca la patente para la polimerización intraoral de resinas de tipo acrílicas dentales que utilizaban polimerización activada por luz ultravioleta, catalizadores químicos (aminas terciarias) o una combinación de ambos. incluso estas resinas traían incorporado relleno mineral como precursor de los composites[(5)(7)].

El gran inconveniente de estos materiales utilizados para restauraciones directas era que tenía defectos significativos como: una alta contracción de polimerización, alto coeficiente de expansión térmica, alta absorción acuosa, alta decoloración, también provocaba severos daños pulpares y todo aquello influía para que tuviera una alta incidencia de caries secundarias[(8)(9)].

Hager inventó los adhesivos odontológicos y patentó su producto el año 1951[(10)(11)]. Para ello diseñó una resina fluida en base a GPDM (ácido glicerofosfórico dimetacrilato), la que era polimerizada utilizando como iniciador al ácido sulfínico. Este adhesivo se denominó Cavity Seal que desarrolló para ser usado con una resina acrílica de autocurado de nombre comercial Sevriton (Sevriton Cavity Seal). A continuación, Buonocuore inventó el tratamiento de superficie del esmalte para hacerlo más receptivo y retentivo a las resinas acrílicas restauradoras de la época y posteriormente a los sellantes de resina compuesta para fosas y fisuras de dientes temporales[(12)(13)]. Posteriormente, Bowen introduzco su fórmula para las resinas compuestas o composites, obtenida a partir de una combinación de la química de las resinas acrílicas con las resinas epóxicas[(14)(15)(16)(17)].

Desde ahí en adelante el desarrollo ha sido vertiginoso; impulsado por la necesidad de tener un adhesivo que sea eficiente, efectivo, de fácil manipulación y aplicable a todo tipo de superficies.

Aunque aparentemente similares; los mecanismos mediante los cuales se adhieren las resinas compuestas al esmalte y a la pulpo-dentina, difieren bastante en cuanto a su naturaleza. Mientras el esmalte está constituido principalmente de materia inorgánica que forma una estructura cristalina homogénea de hidroxiapatita (HAp), y cuyos cristales forman columnas hexagonales; la estructura de la dentina es heterogénea y los cristales de HAp son más pequeños y delgados, además, tienen una forma más redondeada. La heterogeneidad de la dentina se refiere a que en su estructura encontramos: 70% de materia inorgánica,18% de materia orgánica y 12% de agua; mientras que el esmalte está compuesto principalmente por materia inorgánica (95% de tejido mineral y el resto es tejido orgánico (2%) y agua (3%)). Pero, si debemos resumir en una palabra la principal característica de la dentina que constituye la esencia de su complejidad, podríamos decir con propiedad que se basa principalmente en su alto contenido orgánico e hídrico.

El estado actual del conocimiento acerca de los sistemas adhesivos utilizados en odontología; de su química, su conexión íntima con las estructuras dentarias (comprobada hasta un nivel nanométrico) y de su comportamiento clínico en el tiempo, demuestra un avance vertiginoso e impensado para quienes —hace varias décadas atrás— soñaban con realizar restauraciones que se vieran naturales y reemplazaran las estructuras dentarias alteradas o perdidas.

En general; todos los sistemas adhesivos para uso odontológico de que disponemos hoy son capaces de generar altos valores de adhesión; muy superiores a los obtenidos con las primeras formulaciones que pretendían mejorar la retención y el sellado de los acrílicos (como material restaurador estético que sustituía a los cementos de silicato) y de las incipientes *resinas compuestas* o *composites*.

Pero a pesar del gran avance y de los excelentes valores iniciales obtenidos con los adhesivos actuales, vemos que al cabo de 1 o 2 años, estos han descendido entre un 50 a 60%[(18)(19)].

El eventual desalojo de una restauración adherida hoy en día ya no debería ser un problema. Pero, aun así, debemos cambiarlas prematuramente debido a tinciones, infiltración marginal y caries recidivante. Y es debido a la naturaleza compleja de los tejidos dentarios (principalmente del complejo pulpo-dentinario), y a las características del medio bucal que constituyen un ecosistema hostil; que nos encontramos al cabo de 65 años de desarrollo e investigación, en un punto donde pareciera ser poco el avance en comparación al camino recorrido.

El alto interés que muestran los pacientes por el recambio de sus amalgamas (ya sea porque esta se considera como un potencial contaminante ambiental y del organismo debido a su alto contenido de mercurio, o simplemente por razones estéticas), ha llevado a un significativo aumento de la utilización de resinas compuestas o composites por parte de los odontólogos. Pero debemos ser cuidadosos al indicarlos porque repetidos recambios de restauraciones pueden incidir en un debilitamiento de la estructura dentaria debido al desgaste de las paredes cavitarias, lo que puede llevar a la larga a fracturas, injurias pulpares y en última instancia pérdida dentaria.

Las estadísticas dicen que los composites fallan 2 a 3,5 veces más que las amalgamas. Que el promedio de vida de un composite es alrededor de la mitad de la vida útil de una amalgama (5,7 años), y que fracasan generalmente por caries recidivante y/o fracturas[(20)(22)(23)]. Pero, aun así, las amalgamas no son consideradas estéticas por muchas culturas, afectan el ecosistema por su contenido de mercurio y tampoco se pueden hacer con ella restauraciones conservadoras o mínimamente invasivas porque al no ser adhesivas requieren una cavidad que las contenga, y por lo tanto es un hecho que su reemplazo en el mercado por las resinas compuestas ya es irreversible.

Los pacientes con alto riesgo de caries son más propensos al fracaso de los composites. Las restauraciones son afectadas por ácidos, enzimas y fluidos orales. Las bacterias se infiltran y sus ácidos atacan los tejidos dentarios mientras las enzimas erosionan el adhesivo, generando brechas (gaps) que son sitios ideales para la proliferación bacteriana[(22)(23)(24)].

Es por lo tanto de suma importancia que el odontólogo se instruya sobre el manejo de estos materiales; su comportamiento en el medio bucal y las dificultades que este ecosistema presenta para la adhesión de resinas. En definitiva: sus pros y contras, sus indicaciones y contraindicaciones además de sus ventajas y desventajas.

Este texto pretende presentar el estado del arte respecto a la naturaleza de los sistemas adhesivos actualmente utilizados en odontología y sus mecanismos de adhesión a los tejidos dentarios. Además, pretende presentar la naturaleza de las dificultades para obtener y mantener la adhesión a las estructuras dentarias: aquellas asociadas al sustrato dentario y las asociadas a los compuestos poliméricos adhesivos.

Desde Hager a la fecha hemos transitado por ocho generaciones de sistemas adhesivos y un sinnúmero de marcas y formulaciones químicas. Hemos pasado de no tratar el barro dentinario, a solo modificarlo, luego a removerlo completamente y ahora solo lo disolvemos parcialmente. De un adhesivo de un paso o "resina fluida", a dos pasos (primer y adhesivo), luego tres pasos (acondicionador, primer y adhesivo), a continuación, volvimos a dos pasos (acondicionador y primer/adhesivo), a los adhesivos autograbantes de dos pasos (acondicionador/primer y adhesivo), para retornar nuevamente a los adhesivos de un paso (universales y multimodales).

Lo que pretendo establecer es que, si bien hemos avanzado mucho en el desarrollo de nuevos polímeros y formulaciones de adhesivos; también en la comprensión del comportamiento de estos durante el almacenaje y su interacción con diversos sustratos; a veces pareciera que damos vueltas en círculo. Es como si estuviéramos envasando el mismo perfume, pero en un frasco más atractivo. Obviamente que no se trata de eso; pero sí es cierto que la problemática inherente al sustrato pulpo-dentinario aún no está resuelta.

Algunos de los primeros monómeros utilizados hace 65 años, aún se utilizan —ya sea con diferentes propósitos o formulaciones— como el ácido glicero fosfórico di metacrilato (GPDM) que actualmente es utilizado por el adhesivo Optibond FL/ XTR Universal de Kerr Co.), o el tan reconocido Bis-GMA y sus derivados de metacrilatos, que aún están presentes y forman parte de la química de la mayoría de los sistemas adhesivos actuales.

Mi intención es que el clínico que indique y aplique técnicas de adhesión con resinas compuestas en sus pacientes, sepa cómo obtener el máximo rendimiento de estos materiales y la mayor longevidad de sus restauraciones.

En fin; este texto pretende ser un apoyo para alumnos de pre-grado, postgrado y odontólogos que deseen actualizar sus conocimientos en estas materias y espero de corazón les sirva de motivación para seguir en un proceso de actualización continuo, por el bien de nuestros pacientes y de nuestra profesión.

Prof. Dr. A. Madariaga A.

BIBLIOGRAFÍA INTRODUCCIÓN

(1) Mirea Roxana B. Del neolítico al 3d: un vistazo a la evolución de la prótesis dental. Gaceta Dental 2021 N° 336:82-91.

(2) Johnson W. The history of prosthetic dentistry. *J. Prost. Dent.* 1959, 841-846.

(3) Pragya Bali, Pratibha Sharma, Natasha Bathla, Tanmay Kaprate, Harsh Bali, Shivangi Bali. Evolution on complete dentures: a review. *J Adv. Med. and Dent. Scienc.Res.* March 2021; Vol. 9(3):131-134.

(4) Rolf Mülhaupt. Hermann Staudinger and the origin of macromolecular chemistry. *Angewandte Chemie. Int.* Ed. 2004, 43(9):1054-1063.

(5) Staehle HJ and Sekundo C. The origins of acrylates and adhesive technologies in dentistry. *J Adhes Dent* 2021; 23:397-406.

(6) Slack F. Present research status of direct acrylic restorations. *J Am Dent Assoc* 1943; 30:1233-1238.

(7) Leinfelder KF, Taylor DF. A history of resin restorative materials. *N Carolina Dent J* 1976; 59:22-26.

(8) Afrashtehfar KI, Emami E, Ahmadi M, Eilayyan O, Abi-Nader S and Tamimi F. Failure rate of single-unit restorations on posterior vital teeth: a systematic review. *J Prost. Dent* 2017; 117, 345-353 e348.

(9) Pafeinbarger GC, Nelsin RJ, Sweeney WT. Direct and indirect filling resins. A review of some physical and chemical properties. *J Am Dent Assoc* 1953; 47:516-524. 25.

(10) Hagger O. Neue Katalysatoren zur Polymerisation der Äthene bei Raumtemperatur. *Helvetica Chimica Acta,* 1948:1624-1630.

(11) Hagger O. Swiss Patent 278946; British Patent 687299, 1951.

(12) Buonocore MG. A simple method of increasing the adhesion of acrylic filling materials to enamel surfaces. *J Dent Res* 1955; 34:849-53.

(13) Buonocore MG, Marsui A, Gwinnett AJ. Penetration of resin dental materials into enamel surfaces with reference to bonding. *Arch Oral Biol.* 1968; 13(1):61-70.

(14) Bowen RL. Dental filling material comprising vinyl silane treated fused silica and a binder consisting of the reaction product of bisphenol and glycidil acrylate. U.S. Patent No. 3066112, 1962.

(15) Bowen RL. A new restorative material. *J Dent Res.* 1955; 34:738-739.

(16) Bowen R.L Properties of a silica-reinforced polymer for dental restorations. *J Am Dent Assoc* 1963; 66:57.

(17) Bowen RL., Marjenhoff WA. Adhesion of composites to dentin and enamel. *J California Dent Assoc* 1993; 21:19-22.

(18) De Munck J., Van Landuyt K., Peumans M., Poitevin A., Lambrechts P. *et al.*; A critical review of the durability of adhesion to tooth tissue: methods and results. *J Dent Res* 2005; 84(2):118-132.

(19) Breschi L., Mazzoni A., Ruggeri A., Cadenaro M., Di Lenarda R. *et al.*; Dental adhesion review: Aging and stability of the bonded interface. *Dent. Mater.* 24, 2008; 90-101.

(20) Hickel R., Manhart J. (2001) Longevity of restorations in posterior teeth and reasons for failure. *J Adhes Dent* 3:45-6.

(21) Buonocore MG., Marsui A., Gwinnett AJ. Penetration of resin dental materials into enamel surfaces with reference to bonding. *Arch Oral Biol.* 1968; 13(1):61-70.

(22) Schwendicke F., Göstemeyer G., Blunck U., Paris S., Hsu L-Y and Tu Y-K.; Directly placed restorative materials: review and network meta-analysis. *J Dent Res* 2016; 95:613-22.

(23) Burke F.J.T., Wilson N.H.F., Cheung S.W., MjoÈr I.A. Influence of patient factors on age of restorations at failure and reasons for their placement and replacement. *J Dentistry* 2001(29):317-24.

(24) Coy HD. Direct resin fillings. *J Am Dent Assoc* 1953; 47; 532-537.

Capítulo 1

Polímeros: generalidades y su aplicación en odontología

Un polímero es un tipo de compuesto orgánico que se define como una sustancia compuesta por una larga cadena de unidades repetidas (macromoléculas), de una o más especies de átomos o grupos de átomos unidos entre sí por enlaces de tipo primario (principalmente uniones de tipo covalente). Estas macromoléculas (que para este efecto se denominan **monómeros**), se unen mediante reacciones químicas en un proceso denominado **polimerización**. La polimerización entonces se puede definir como el proceso químico mediante el cual las moléculas monoméricas de bajo peso molecular se unen mediante enlaces covalentes y forman una macromolécula de alto peso molecular denominada polímero(1).

Los **oligómeros** son moléculas de tamaño mediano de la serie polimérica homóloga y pueden ser dímeros (dos monómeros unidos), trímeros (3 monómeros), tetrámeros (4 monómeros), pentámeros (5 monómeros), etc. Ellos pueden ser lineales o cíclicos y son frecuentemente reconocidos como subproductos de la síntesis de polímeros(2).

La Unión Internacional de Química pura y aplicada (IUPAC) los define como una estructura molecular de gran tamaño y relativamente alto peso molecular, compuesta básicamente de la repetición de muchas moléculas pequeñas semejantes entre sí (unidades monoméricas o monómeros), derivadas de moléculas de relativamente bajo peso molecular, y que al reaccionar forman una estructura producto de la unión de dos o más moléculas que presenta propiedades muy diferentes a los componentes iniciales(3). Estos monómeros presentan dobles y triples enlaces, los que se rompen (o abren) cuando estas moléculas se unen entre sí.

El comienzo del desarrollo industrial de los polímeros sintéticos se considera a partir del siglo XIX donde se realizaron los primeros descubrimientos para modificar las propiedades de ciertos polímeros naturales como el caucho y la celulosa. De ahí en adelante vino el desarrollo de un sinnúmero de polímeros sintéticos como el poliestireno, nylon, polietileno, siliconas, poli tetrafluoretileno, el poli metilmetacrilato y las resinas epóxicas[(4)]. Hoy los encontramos cotidianamente en una variedad de artículos como plásticos sólidos, fibras, espumas, películas, recubrimientos y adhesivos, entre otros.

James Speight[(5)] refiere que entre los parámetros estructurales que determinan las propiedades de un polímero están:

- La **composición química** y la secuencia de unidades monoméricas en el caso de copolímeros,
- la **estereoquímica** de sus cadenas, es decir la distribución espacial de los átomos que las componen y cómo actúan estos sobre las propiedades químicas y físicas del polímero.
- la **configuración isométrica** o **isomería química**, o sea las propiedades de algunos compuestos químicos (principalmente cadenas de carbono), que, aunque tienen la misma fórmula molecular y las proporciones relativas de átomos, presentan estructuras químicas distintas (con configuración y propiedades diferentes).

Speight sostiene, además, que las propiedades de un polímero específico pueden ser alteradas modificando su proceso de síntesis, controlando su peso molecular, el tipo de grupos funcionales y la cantidad de cadenas de entrecruzamiento en su estructura. De esa manera se puede producir un polímero que tenga propiedades tan diferentes como un plástico rígido o como un elastómero.

La estructura de una unidad monomérica está determinada por las uniones químicas que existen entre sus átomos adyacentes y esto le asigna una determinada configuración espacial. Sin embargo, pueden existir diferentes configuraciones estereoquímicas para un determinado grupo de átomos. A estas moléculas o monómeros de estructura similar, pero de diferente configuración se les denomina **isómeros** y estas disimilitudes también confieren diferencias en la estructura y propiedades al polímero. Además, mientras más compleja es la molécula, mayor es el papel que el isomerismo juega como determinante de estas propiedades[(5)].

Entonces debido a las variaciones en la estructura de los monómeros, la estructura química de muchos polímeros se complejiza debido a que la reacción de polimerización no necesariamente produce moléculas idénticas y el polímero resultante puede presentar una distribución de tamaños e incluso formas moleculares diferentes[6][5].

Los átomos de carbono son constituyentes muy importantes de las cadenas de biopolímeros. Usualmente se encuentran unidos a cuatro átomos o grupos químicos ordenados como un tetraedro en el espacio. La biosíntesis de polímeros también se rige estrictamente por el control estereoquímico, así aquellas proteínas que son polímeros de α-aminoácidos, son sintetizados solo por L-α-aminoácidos y no por D-α-aminoácidos[7].

Entre muchas aplicaciones los polímeros también son ampliamente utilizados como **biomateriales**; es decir, como materiales para ser utilizados en humanos o animales entre otras cosas como órganos artificiales, cementos óseos, ligamentos y cementos o restauraciones de uso odontológico, debido a que son reconocidos como estructuras compatibles para la sangre y tejidos vivos. Para este tipo de aplicaciones se han utilizado materiales poliméricos derivados de animales o plantas como la celulosa, dextrano, agarosa y colágeno, pero también algunos polímeros sintéticos como el poli siloxano, poliuretano, poli éter y polimetilmetacrilato, porque son inertes dentro del organismo[6].

Un polímero diseñado para uso odontológico no debe ser tóxico y debe ser estable a largo plazo en un medio acuoso como la saliva y otros fluidos orales, así como resistente al ataque de enzimas propias y de la flora bacteriana. Además, debe resistir diferentes ciclos de carga funcional y ser estable frente a los diferentes cambios de temperatura que se puedan dar durante la ingesta de alimentos. Por último, deben ser de fácil manipulación y ofrecer un tiempo de trabajo adecuado.

El primer poliacrilato utilizado como material restaurador en odontología fue el cemento de *poli carboxilato de zinc*, introducido en 1968 por Dennis Smith. Para su uso se mezclaba un polvo de óxido de zinc con una solución de ácido poliacrílico, junto a algunos aditivos como el ácido itacónico, óxidos de magnesio, bismuto y aluminio para mejorar sus propiedades mecánicas. Los iones de zinc formaban cadenas de entrecruzamiento con las cadenas del ácido poliacrílico[8]. Otro caso similar lo constituyen los *cementos de vidrio ionómero*. En este caso el polvo está constituido por vidrio de flúor aluminosilicatos (compuesto típicamente por 25 mol% de SiO_2, 14-20% en peso de Al_2O_3, 13-35% en peso de CaF_2, 4-6% en peso de AlF_3, 10-25% en peso de $AlPO_4$ y 5-20% en peso de Na_3AlF_6[9][6]. Al reaccionar el polvo con el ácido poliacrílico, este degrada el vidrio y causa la liberación de iones de calcio y aluminio los que van formando una estructura salina por quelación y se van uniendo por entrecruzamiento con las cadenas prepolimerizadas del ácido poliacrílico. Pero materiales completamente poliméricos utilizados como constituyentes de resinas compuestas restauradoras son el metil metacrilato (MMA), Bisfenol-A glicidil metacrilato (Bis-GMA) y el trietilenglicol di metacrilato (TEGDMA). Estos materiales restauradores combinan resinas tanto hidrofílicas como hidrofóbicas y anfifílicas con la finalidad de formar un puente de unión entre las estructuras dentarias y el polímero restaurador principalmente hidrofóbico. También con la intención de mejorar la adhesión a los diferentes sustratos se incorporan monómeros como fenil-P (2 metacriloxi etil fenil hidrógeno fosfato), 4-META (4-metacriloxi etil trimelitato anhídrido) o 10-MDP (10-metacriloiloxidecil fosfato di hidrogenado).

1.1 FORMAS DE CLASIFICAR UN POLÍMERO

En la literatura podemos encontrar diferentes maneras de clasificar a las estructuras poliméricas. Estas pueden hacer referencia a su naturaleza, estructura, comportamiento u otras propiedades. A continuación mencionaremos las principales clasificaciones utilizadas.

1.1.1 Polímeros naturales, semisintéticos y sintéticos

Cuando se trata de clasificar a un polímero, una de las principales maneras de identificarlo es si se trata de un **polímero natural o sintético**. Los polímeros en su forma *natural* (**polímeros naturales o biopolímeros** que son sintetizados por organismos vivos), existen desde que hay vida en la tierra. Cualquier forma de vida está constituida en parte por biopolímeros. El DNA y RNA, los ácidos nucleicos encargados de la transmisión de la información genética son largas cadenas de nucleótidos (para este caso: monómeros) que se disponen conformando un código específico, que define y caracteriza a cada ente vivo. Las proteínas y los polisacáridos cumplen un rol fundamental para la vida del hombre, los animales en general y las plantas. Entre ellas podemos encontrar algunas formando tejidos o actuando como reguladores o catalizadores de reacciones químicas (enzimas) y a los polisacáridos como reservorios energéticos. Fibras naturales como la seda, lana y algodón también son biopolímeros.

Los **polímeros sintéticos,** por otra parte, nacen a mediados del siglo pasado a partir de la síntesis por parte del hombre, de los materiales que hoy conocemos comúnmente como plásticos. Hoy en día, el uso de estos y otros derivados sintéticos han permeado prácticamente todos los ámbitos de nuestras vidas a tal punto que se hace muy difícil concebirla sin la existencia de ellos.

Según refiere Robert Ebewele en su libro(10), La carrera por el desarrollo de los plásticos comenzó con John Wesley Hyatt el año 1868 quien sintetizó el nitrato de celulosa a partir de la combinación de *piroxina* (compuesto derivado del algodón, un polímero natural y *ácido nítrico con alcanfor*, el que denominó celuloide. Se dice que Alexander Parkes en 1862 ya había descubierto que el alcanfor era un buen plastificante para el nitrato de celulosa en su busca por el desarrollo de materiales aislantes eléctricos, pero fue Hyatt quien finalmente patentó este descubrimiento.

Pero el descubrimiento de Leo Hendrick Baekeland el año 1909 dio origen al primer plástico comercial totalmente desarrollado por el hombre, en base a fenol-formaldehído (plásticos fenólicos). Este compuesto, polioxibencil etilenglicol anhídrido denominado *baquelita* en referencia a su inventor, comenzó su uso como aislante eléctrico, pero luego amplió sus aplicaciones en muchas áreas de la industria como enchufes, mangos de planchas eléctricas y ollas, carcasas de teléfonos, etc. A partir de ahí, otros polímeros sintéticos y derivados plásticos se siguieron introduciendo para usos muy variados y cotidianos, como el acetato de celulosa para los mangos de cepillos de dientes y marcos de anteojos, el cloruro de polivinilo como aislante de cables eléctricos o cortinas de baño y el nylon en las cerdas de los cepillos, medias e hilos (por ejemplo, suturas)(10).

También se describen los **polímeros semisintéticos** como aquellos que son producidos artificialmente en laboratorios mediante la modificación de estructuras poliméricas naturales: como el acetato de celulosa (rayón) y el caucho vulcanizado, (caucho natural modificado por sulfuros para aumentar su entrecruzamiento de cadenas). Con una baja densidad de enlaces de entrecruzamiento (ej.: bajos niveles de sulfuro) el producto es un elastómero flexible, en cambio con un mayor grado de entrecruzamiento de cadenas (ej.: altos niveles de sulfuro) el caucho vulcanizado se torna rígido.

1.1.2 Polímeros termoplásticos y termoestables

Una segunda forma tradicional de clasificar un polímero es según la manera cómo este responde al ser sometido al calentamiento. En este sentido se pueden clasificar como **polímeros termoplásticos** o **termoestables**. Los polímeros termoplásticos se derriten al calentarlos y solidifican al enfriarse. Además, los ciclos de calentamiento y enfriamiento pueden repetirse varias veces sin afectar mayormente sus propiedades. En cambio, los polímeros termoestables solo se derriten una vez al ser calentados y luego se degradan y ya no recuperan sus propiedades.

Todos los polímeros termoplásticos son moléculas de estructuras lineales, donde las unidades repetidas van enlazadas por fuertes uniones de tipo covalente, mientras las moléculas (monómeros) diferentes se unen por uniones secundarias más débiles. Al ser sometidos al calor este aumenta el movimiento aleatorio de las moléculas, tratando de reducir las fuerzas secundarias. Una vez que estas fuerzas han sido controladas, las moléculas quedan libres para reordenarse y el polímero se derrite, lo que explica su naturaleza termoplástica.

1.1.3 Polímeros de cadena lineal, ramificada o reticular

Otra manera de clasificarlos es de acuerdo con su estructura molecular, y según esta clasificación se distinguen tres clases de polímeros:

- **Polímeros de cadena lineal**
- **Polímeros de cadenas ramificadas**
- **Polímeros reticulares o geles**

Para formar un polímero, los monómeros deben poseer dos o más grupos funcionales y dobles o triples enlaces. La funcionalidad de un monómero depende de la cantidad de grupos reactivos que posee. Si un polímero es sintetizado con monómeros que contengan dos grupos reactivos o funcionales, su estructura resultante será de tipo **lineal** con una larga cadena intermedia y un grupo reactivo en cada extremo[(7)(10)(11)].

Los polímeros lineales constituyen la conformación más simple. Generalmente están basados en la polimerización por adición de grupos vinílicos (CH_2). Son estructuras que forman largas cadenas superpuestas unidas por sus extremos, pero sin conexiones laterales. Vale decir; si durante el proceso de polimerización no existen reacciones secundarias, se obtienen polímeros lineales (no ramificados).

Todos los polímeros termoplásticos son moléculas de estructuras lineales, donde las unidades repetidas van enlazadas por fuertes uniones de tipo covalente, mientras las moléculas (monómeros) diferentes se unen por uniones secundarias más débiles. Al ser sometidos al calor, este aumenta el movimiento aleatorio de las moléculas, tratando de reducir las fuerzas secundarias. Una vez que estas fuerzas han sido controladas, las moléculas quedan libres para reordenarse y el polímero se derrite, lo que explica su naturaleza termoplástica(11).

Pero el lector no debe confundir la conformación lineal con una disposición de cadenas paralelas. Debido a que existe la posibilidad de rotación en cada uno de los enlaces que unen las diferentes cadenas; estas generalmente se presentan enmarañadas entre sí como si fuera un plato de spaghetti, lo que eleva su **punto de fusión** y aumenta su densidad.

El polietileno es el polímero sintético más utilizado y de más simple configuración. Su flexibilidad es alta debido a que solo existen fuerzas de Van der Waals conectando sus grupos polares. Este polímero puede sintetizarse en base a cadenas lineales (polietileno lineal) o ramificadas (polietileno ramificado) lo que en definitiva cambia sus propiedades físicas y permite ampliar su rango de posibilidades de aplicación.

Otro ejemplo común de esta clase de polímeros con estructuras de cadenas lineales es el PVC o cloruro de polivinilo, que es un material con amplias utilidades y aplicaciones en el mercado (construcción, salud, comercio, hogar), rígido como para conformar tuberías industriales o delgado y flexible como para fabricar bolsas de plástico. Esto nuevamente, depende del tipo de estructura esqueletal de polímero(12).

Por otra parte, si los monómeros presentan más de dos grupos funcionales y bajo ciertas condiciones de polimerización, se pueden obtener polímeros con una **estructura no lineal que puede ser de tipo ramificada o reticular** (con ramificaciones que pueden ser largas o cortas). Estas variabilidades determinan diferencias importantes en las propiedades polímero.

Los **polímeros ramificados** ofrecen cadenas laterales que se unen a la cadena principal en los denominados puntos de unión o puntos de ramificación y pueden quedar terminadas antes de que puedan conectarse con otras cadenas, o pueden hacerlo a través de estas proyecciones con otras cadenas formando estructuras tridimensionales denominados sistemas de **entrecruzamiento o polímeros entrecruzados** (*cross linked polymers*). Estos polímeros entrecruzados forman mallas o tramas poliméricas cuyas propiedades se definen de acuerdo con la densidad o grado de entrecruzamiento; las que están directamente relacionadas con el número de puntos de unión por unidad de volumen. Como ejemplos de este tipo de polímeros tenemos a las resinas epóxicas y las resinas compuestas de uso odontológico(11)(10).

Estos polímeros presentan monómeros con grupos funcionales o cadenas cortas laterales que emergen de las cadenas principales y que se conectan con otros monómeros. Esto reduce la movilidad y por lo tanto la flexibilidad del polímero; dificultando la aproximación de las cadenas, lo que disminuye la cohesión del material y deja espacios que se traducen en una disminución de su densidad. Si se trata de un polímero de tipo termoplástico (que, al ser sometido a la temperatura adecuada, puede fundirse y procesarse reversiblemente), estas conexiones entre cadenas también aumentan su temperatura de fusión(13).

Para producir un **polímero reticular** debemos iniciar con una molécula o monómero cuya funcionalidad sea mayor que dos, porque estos polímeros poseen una estructura lineal de base con ramificaciones que emanan aleatoriamente y le permiten desarrollarse en más de dos direcciones, y de esa manera se van construyendo redes poliméricas(11)(6). De hecho, al polimerizar un monómero multifuncional, el polímero evoluciona mediante una colección de cadenas lineales, a una de cadenas ramificadas, las que al final forman un reticulado o gel. Obviamente este tipo de polímeros es mucho más complejo y estable; y no se disuelven en ningún tipo de solventes, solo pueden expandir su volumen incorporando moléculas del solvente en su propia matriz(6).

Estas macromoléculas conforman estructuras tridimensionales donde todas sus ramas laterales se encuentran interconectadas en una secuencia de puntos de conexión (*junction points*) con ramas o cadenas principales de otras macromoléculas monoméricas mediante enlaces de tipo covalente. Estos polímeros se conocen como entrecruzados o polímeros de entrecruzamiento (*cross linked*), y sus propiedades dependen del grado o densidad de estas interconexiones por unidad de volumen. También pueden estar interconectados por puentes de hidrógeno (H-H), pero en ese caso la estructura polimérica no es tan fuerte. Los polímeros reticulares no se funden, debido a que el calor no es capaz de producir un movimiento significativo de sus cadenas y por lo tanto se les conoce como termoestables(13). Algunos ejemplos de polímeros que utilizan reacciones de curado se encuentran en adhesivos, pinturas, composites reforzados con fibras, etc.

Existen también aquellos denominados **polímeros cíclicos**; cuya conformación anular no incluye grupos reactivos en los extremos de su cadena. Esta diferente conformación, les infiere propiedades físicas y mecánicas propias y diferentes a las de sus contrapartes lineales; como un menor volumen hidrodinámico, menor viscosidad al derretirse, una mayor termo estabilidad y un perfil de degradación más lento(14)(15). Mientras que el movimiento de los grupos terminales es un factor importante en la dinámica de los polímeros lineales, este tipo de conformación cíclica tiene un gran impacto en los movimientos y limita las posibles conformaciones que el polímero puede adoptar. Al no tener grupos terminales, no pueden reptar, lo que limita y cambia su modo de desplazarse y de relacionarse, dándole propiedades físicas únicas determinadas por su comportamiento en delgadas capas o películas, soluciones y masas[15].

Las diferentes estructuras esqueletales le confieren al polímero diferentes propiedades físicas y químicas. Por ejemplo: el polietileno lineal presenta una temperatura de fusión que es 20 °C superior a la del polietileno ramificado. Por otra parte; los polímeros reticulares no se funden ni disuelven, pero pueden hincharse o aumentar de tamaño cuando son sometidos a solventes compatibles específicos porque absorben parte del solvente.

1.1.4 Homopolímeros, copolímeros y terpolímeros

De acuerdo al tipo de monómeros que conforman un polímero, hablaremos de:

Homopolímeros: En rigor se refiere a un polímero constituido por la repetición de un único tipo de monómero (polímero de cadena homogénea). Pero esta definición también se refiere con frecuencia a un polímero que contiene múltiples repeticiones de un único tipo de unidades repetidas que pueden estar conformadas por uno o más monómeros (reconocidas como unidades estructurales)[4][10].

Su estructura química se representa usualmente con la unidad repetida encerrada entre paréntesis y una *n* que representa el número de unidades enlazadas que conforman la macromolécula (Fig. 1).

Como los principales constituyentes de la fase orgánica de las resinas compuestas restauradoras en odontología, los monómeros de di metacrilatos más reconocidos y utilizados son: Bis-GMA, su variante etoxilada Bis-HEMA, TEGDMA y UDMA. Formando homopolímeros, estos compuestos o macromoléculas, presentan diferencias en su cinética de reacción (velocidad de endurecimiento), grado de conversión, resistencia, módulo flexural, absorción acuosa y solubilidad. En cambio, estos monómeros al ser combinados en un *blend* específico (casi como un perfume), conforman lo que conocemos como un copolímero, con el que se puede potenciar las diferentes características de cada monómero constitutivo, con la finalidad de favorecer las propiedades mecánicas, grado de conversión, resistencia a la hidrólisis, etc. del polímero resultante. Con frecuencia eso sí, esto no es posible de conseguir por medio de una simple mezcla de componentes, ya que muchos de estos homopolímeros son inmiscibles entre ellos[4].

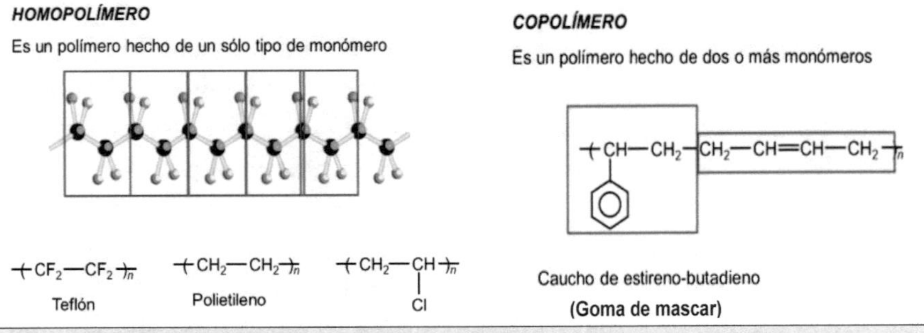

Figura 1. Esquema de un homopolímero y copolímero con su representación química.

Copolímeros: Polímero constituido por dos o más tipos de monómeros diferentes (cadena heterogénea). Al igual que advertimos en el caso de los homopolímeros, el término copolímero también se utiliza frecuentemente para describir una molécula conformada por dos o más diferentes tipos de unidades repetidas(10). Estas combinaciones de monómeros se realizan para modificar las propiedades de los polímeros y lograr nuevas aplicaciones. Lo que se busca es que cada monómero imparta una de sus propiedades al material final.

Sus estructuras químicas son más complejas que las de un homopolímero pues pueden tener más de una configuración y longitud de sus cadenas, debido a que están formados por más de un tipo de monómero. La cantidad de diferentes monómeros disponibles y la multiplicidad de reacciones químicas posibles para obtener su polimerización; hace que el número de polímeros sintéticos desarrollados sea extremadamente alto. Además, muchos de ellos se pueden obtener por más de un método de polimerización(16).

Estos copolímeros pueden subdividirse según distribuyen sus monómeros en:

Alternados: dos o más monómeros en secuencia alternada
Al azar o aleatorios: diferentes monómeros dispuestos aleatoriamente.
En bloque: con monómeros diferentes distribuidos en bloques alternados.
Injertados o ramificados: a partir de una cadena lineal de un homopolímero se le agregan cadenas laterales de otro tipo de monómeros.
Terpolímeros: son polímeros constituidos por tres compuestos químicos adicionales (en este caso tres tipos de monómeros). Por ejemplo: el ABS es un copolímero procedente del estireno, polimerizado junto con el acrilonitrilo y en presencia de polibutadieno; por lo que se puede definir como un terpolímero.

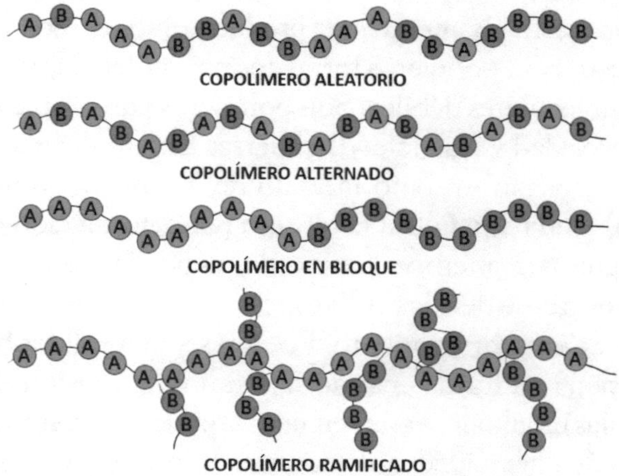

Figura 2. Esquema que ejemplifica la conformación de los diferentes tipos de copolímeros, utilizando dos monómeros diferentes (A y B).

1.1.5 Elastómeros, fibras y plásticos

Según las propiedades físicas de cada tipo de polímero, se pueden clasificar como: **elastómeros, plásticos o fibras**. Las diferencias dependen de cómo los átomos de sus moléculas están conectados entre sí. Los átomos emplean las valencias de electrones para formar enlaces y entonces, el tipo de enlace formado depende de la configuración electrónica de los átomos. Estos enlaces químicos pueden ser de tipo primario o secundario dependiendo de si involucran o no valencias de electrones.

En los enlaces primarios, los átomos están unidos formando moléculas mediante la valencia de sus electrones y en general son uniones muy resistentes. Entre ellos se distinguen los enlaces de tipo iónico, metálico y covalente. En el caso de los polímeros, la mayoría de estos enlaces son de tipo covalente. Los enlaces secundarios por otra parte no involucran la valencia de electrones y debido a esto son uniones más débiles. Al formar una masa, todas las moléculas se agregan cohesivamente mediante fuerzas físicas de atracción o enlaces de tipo secundario; entre los que distinguimos las fuerzas de Van der Waals, dipolos y puentes de hidrógeno. Para que se produzcan este tipo de uniones se requiere que las moléculas se acerquen lo más estrechamente posible y esta habilidad depende de su estructura. Aquellas moléculas con estructuras más regulares se pueden acercar más estrechamente para producir uniones secundarias efectivas.

Elastómeros: Son polímeros formados por moléculas de forma irregular y uniones intermoleculares débiles. Son polímeros con propiedades viscoelásticas (tienen viscosidad y elasticidad) y fuerzas intermoleculares muy débiles, generalmente presentan un bajo módulo de Young (módulo de tensión o módulo elástico) y una alta falla a la tensión por deformación comparado con los plásticos. Algunos segmentos de sus cadenas pueden tener un alto grado de movilidad, pero el grueso de ellas está restringido, usualmente por la adición de algunos puentes de entrecruzamiento. Pueden ser extendidos hasta un 1000% para luego recuperar su forma cuando se elimina la tensión. En ausencia de estrés sus moléculas usualmente asumen una disposición en espiral. Suelen tener un bajo módulo de elasticidad y al estirarlos se tornan menos flexibles, pero al calentarlos aumenta su módulo de elasticidad. Los elastómeros (o Hules), son polímeros amorfos que presentan una estructura ligeramente reticulada y existen arriba de su punto de transición vítrea lo que lo hace relativamente suaves y deformables a temperatura ambiente.

Fibras: Según refiere Ebewele en su libro(10); los polímeros de estructura **fibrilar** son poseedores de una alta simetría molecular y fuertes energías cohesivas entre sus cadenas, las que usualmente provienen de la presencia de grupos polares. Además, poseen un alto grado de cristalinidad, caracterizada por la presencia de grupos inflexibles en su estructura y por puentes de hidrógeno intermoleculares. También se caracterizan por carecer de ramificaciones laterales o grupos irregulares espacio-dependientes que puedan afectar la estructura cristalina. Las fibras, son polímeros fundidos y pasados por matrices para luego ser estirados y darles forma de largos hilos o hebras para hacer tejidos de gran resistencia. Estas macromoléculas se orientan linealmente de tal manera de resistir el esfuerzo o las tensiones de forma axial (en el sentido de la fibra). Como ejemplos tenemos algunos polímeros naturales como el algodón, la lana y la seda. Entre los polímeros sintéticos de estructura fibrilar tenemos como ejemplo al nylon y los poliésteres.

Plásticos: Son un tipo de polímeros rígidos de alto peso molecular y una apreciable resistencia mecánica, compuestos principalmente por resinas sintéticas o polímeros de origen natural modificados y otras sustancias para modular su comportamiento físico, aspecto y/o también para reducir costos. Estos polímeros se pueden moldear bajo presión y temperatura, y así se logra modificar su forma fácilmente y de manera permanente. También pueden ser fabricados por colado, moldeado o polimerizados directamente. Como ejemplos tenemos el policarbonato, la poliamida y el poli metil metacrilato.

Las resinas son polímeros muy estables y resistentes; usualmente conocidos como **plásticos**. Los composites son materiales que presentan dos o más fases constitutivas con la finalidad de favorecer sus propiedades mecánicas como resistencia, dureza, rigidez o el comportamiento frente a altas temperaturas. Presentan una matriz de resina la que es reforzada con vidrio, cerámica, carbón, fibras, Kevlar y materiales duros pero quebradizos como tungsteno, cromo o molibdeno. En los composites los materiales más comunes de refuerzo son las partículas de vidrio o sílice y las fibras. Hablaremos de composites reforzados por partículas o por fibras, dependiendo del estado del material de refuerzo. Usualmente se aplica al relleno un tratamiento de superficie con la finalidad de aumentar su afinidad y compatibilidad. En el caso de las partículas de sílice, estas se tratan con un g-amino propil-etoxi silano, el que forma un recubrimiento orgánico mediante enlaces covalentes entre este y los grupos OH de la superficie de la sílice, lo que ayuda también a reducir el efecto deletéreo de algunas condiciones ambientales como la humedad. Los grupos funcionales amino laterales en el vidrio o sílice reaccionan también con la matriz del polímero dándole mayor compatibilidad con el relleno y aumentando la resistencia de este(11).

1.1.6 Polímeros de estructura amorfa y cristalina

Polímeros amorfos: referido a aquellos polímeros constituidos por moléculas morfológicamente irregulares y que son incapaces de formar una estructura u orden estructural definido (del griego «a» sin y «morfos» forma). Estos polímeros vitrifican y forman un sólido amorfo vítreo con cadenas desordenadas e incluso enredadas. Es este desorden el que le define sus propiedades físicas. Las resinas amorfas son en su mayoría transparentes debido a que entre los huecos que dejan las cadenas en su desorden pasan los haces de luz. Estas resinas amorfas tienen muy buena estabilidad dimensional ya que al no acomodarse las cadenas no hay mucho ajuste o contracción de las piezas moldeadas. Más que un punto de fusión definido, presentan un rango de reblandecimiento y a excepción del policarbonato en general no tienen muy buenas propiedades mecánicas. Son generalmente suaves y débiles arriba de su temperatura de transición vítrea. Por ejemplo; un polímero amorfo a bajas temperaturas es un material duro y vidrioso, pero cuando se calienta se derrite quedando como un líquido viscoso para luego pasar a un estado gomoso. La temperatura en que el polímero pasa desde su estado sólido y vidrioso hacia un estado gomoso se denomina temperatura de transición vítrea. También hay una zona difusa de temperatura para la transición entre la fase gomosa y líquida en los polímeros cristalinos y se le denomina temperatura de fluidez[(10)(11)(17)].

Como ejemplos tenemos al policarbonato y el poli metil metacrilato (PMMA) mejor conocido para nosotros como acrílico. Ambos polímeros amorfos pueden existir en diferentes estados dependiendo de su peso molecular y la temperatura. En general a forma definitiva que adopta una macromolécula polimérica depende de las fuerzas intra e intermoleculares, las que a su vez dependen del estado del sistema. Por ejemplo, las moléculas poliméricas en soluciones diluidas, en estado sólido o derretidas experimentan en cada estado diferentes fuerzas. Las conformaciones más comunes para los polímeros de estructura amorfa y de muchos polímeros en solución es la de estructuras en espiral o bucles[(10)(17)].

Polímeros cristalinos: Cuando un polímero solidifica, sus moléculas se atraen entre sí y tienden a agruparse lo más estrechamente posible, formando estructuras llamadas cristalitos, para conformar un sólido con la mínima energía potencial posible. Algunos agrupan sus cadenas de una manera tridimensional ordenada, formando un polímero sólido y cristalino cuyas moléculas se estructuran ordenadamente gracias a su forma regular y a su polaridad; lo que facilita la unión y la acomodación de sus cadenas adyacentes y, por ende, la atracción que las mantiene firmemente unidas conformando el cristal. Las cadenas más cortas se mueven y acomodan más fácilmente para formar cristales, comparadas con cadenas de mayor longitud y cuando se facilita el empaquetamiento se pueden formar polímeros cristalinos. Aunque, debido a que las cadenas poliméricas generalmente son muy largas, les es imposible mantener un perfecto ordenamiento como se observa en materiales de estructuras moleculares pequeñas y siempre existe un porcentaje de imperfecciones (alrededor de un 10%) dependiendo de las condiciones de cristalización[(10)]. Entonces un polímero realmente nunca logra ser completamente cristalino, y la medida de su cristalización es definida por el **porcentaje de cristalinidad**. Las resinas cristalinas son opacas ya que no hay espacio para que pase la luz entre las moléculas y además tienen un buen porcentaje de contracción al polimerizar. También tienen, por lo general, buenas propiedades mecánicas y térmicas y presentan un punto de fusión definido. Algunos ejemplos de este tipo de polímeros son el polietileno, el poliacrilonitrilo y el poli tetrafluoretileno.

Origen
Naturales
Sintéticos
Semi Sintéticos

Ordenamiento de cadenas
Amorfos
Cristalinos

Comportamiento térmico
Termoplásticos
Termofijos

Propiedades físicas
Hules
Plásticos

Composición
Homo polímeros
Co polímeros
Ter polímeros

Estructura
Lineal
Ramificado
Reticulado

Figura 3. Diferentes formas de clasificar un polímero.

1.2 DIFERENTES NOMENCLATURAS PARA IDENTIFICAR UN POLÍMERO

La denominación de la estructura química de un polímero puede generar algún tipo de confusión, debido a que muchos polímeros tienen más de una forma correcta para ser denominados y otros son reconocidos por la marca comercial(4). El nombre que se le da a un polímero usualmente depende de la estructura química de los grupos que se repiten (monómeros) y no refleja detalles de su estructura (lineal, ramificado, reticular, etc.).

En términos generales, hay dos tipos de nomenclatura que son los más utilizados para identificar la estructura química de un polímero.

1.2.1 Nomenclatura basada en la fuente

La mayor parte de los nombres técnicos para identificar a un polímero, se basan en la denominación común del monómero reactante, anteponiendo el prefijo "*poli*"; por ej.: el polietileno se deriva del monómero etileno, el poli (cloruro de vinilo) del monómero cloruro de vinilo, y el poli (metil metacrilato) del metacrilato de metilo(18).

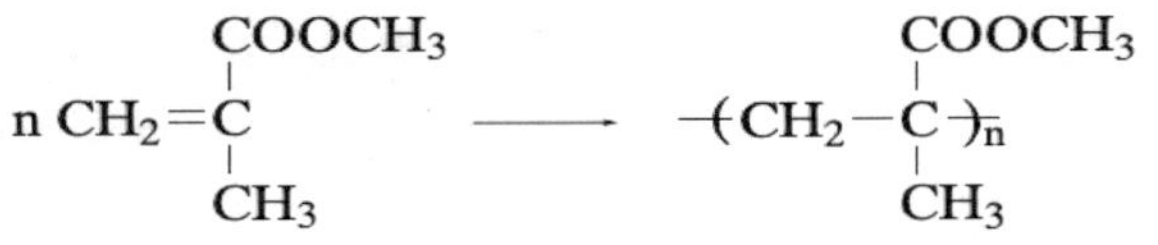

Metacrilato de metilo Polimetacrilato de metilo

Figura 4. Un ejemplo de escritura de la fórmula de Metacrilato de metilo y polimetacrilato de metilo utilizando la fuente o denominación común del monómero reactante.

Según explica Seymour en su libro; en el caso de un copolímero; que está constituido por la repetición de dos o más monómeros, esta nomenclatura utiliza un término apropiado entre los nombres de cada monómero constituyente. Para aquellos copolímeros cuya estructura monomérica es conocida, existe una media docena de términos que se pueden utilizar en razón de lo que se sepa de sus monómeros constitutivos. Por otro lado; en el caso de aquellos polímeros donde no se tenga información acerca de la secuencia de sus monómeros, se utiliza el prefijo co- (poli [A-co-B) donde A y B son los nombres de cada monómero. Por ej.: Un copolímero sin especificar de estireno y metacrilato de metilo se nombraría poli [estireno-co-(metacrilato de metilo)][(18)].

Los paréntesis se indican para denominar polímeros de más de una palabra (como poli [vinil siloxano]), pero no para aquellos de una palabra (como polietileno); aunque muchos autores no utilizan esta regla.

1.2.2 Nomenclatura basada en la estructura

Para los polímeros más complejos; la IUPAC (International Union of Pure and Applied Chemistry)[(3)], el organismo internacional responsable de la denominación sistemática de productos químicos ha propuesto una nomenclatura que está basada en los componentes de la unidad repetitiva siguiendo un orden específico. El lector que quiera profundizar el estudio de este tipo de nomenclatura puede revisar estas especificaciones en publicaciones anteriores de la IUPAC. (Report on nomenclature in the field of macromolecules *Journal of Polymer Science*, 8, 257 (1952); Report on nomenclature dealing with steric regularity in high polymers, *Pure and Applied Chemistry*, *12*, 645 (1966); "Basic definitions of terms relating to polymers" *IUPAC Information*

Poliestireno | Polimetilmetacrilato

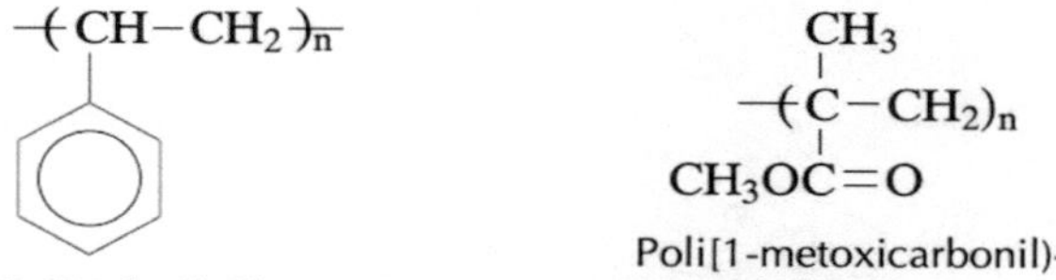

Poli(1-feniletileno) | Poli[1-metoxicarbonil)-1-metiletileno]

Figura 5. Ejemplo de dos diferentes polímeros identificados según su fórmula y denominaciones de origen y estructura.

Cuadro 6. Ejemplo comparativo de diferentes nominaciones de algunos polímeros.

Nominación según la fuente	**Nominación según la estructura**
Poli (metil metacrilato)	Poli [(1-metoxicarbonil)-1-metiletileno]
Poliacrilonitrilo	Poli (1-cianoetileno)
Poli (isobutileno)	Poli (1,1-dimetiletileno)
Polivinil acetato	Poli (1-acetoxietileno)
Poliestireno	Poli (1-feniletileno)
Poli tetrafluoretileno	Polidifluormetileno

Bull. App., *13*, 1 (1971); y "Nomenclature of regular single-strand organic polymers", *Macromolecules*, 6(2), 149 (1973)).

1.2.3 Nomenclatura según grupos vinculados

Algunos autores clasifican familias de polímeros según el nombre del grupo en particular que los une; vale decir para aquellos polímeros que contengan enlaces de carbono, la familia será policarbonatos y aquellos que contengan enlaces tipo éter, la familia será nominada poli éter, etc.

Por ejemplo:

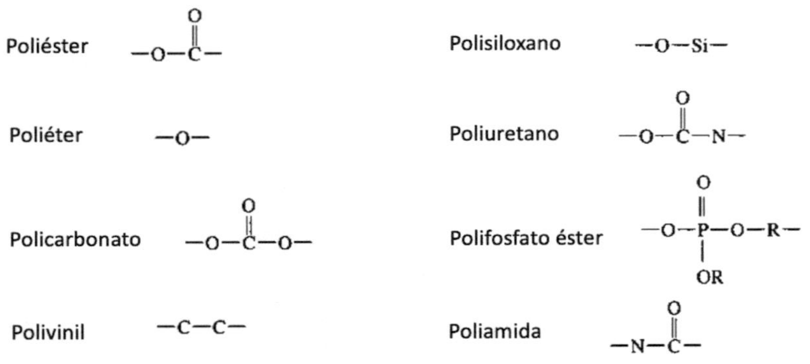

1.2.4 Nomenclatura basada en un resumen de tópicos químicos (*chemical-abstracts*)

Según Seymour y Carrahers(18) la clasificación más completa es esta basada en los Chemical-Abstracts (CA). Casi todas las actuales herramientas de búsqueda en química dependen de esta clasificación en al menos algunos aspectos de esta base de datos. Esta clasificación organiza los compuestos químicos en doce grandes grupos que abarcan en conjunto alrededor de unos doscientos subtópicos.

Estos doce tópicos principales son:

- Sistemas de nomenclatura y principios generales
- Estructura molecular
- Grupos químicos principales
- Clases de compuestos
- Estereoquímica y estéreo familias
- Sustancias especializadas
- Nomenclatura química de búsquedas retrospectivas
- Lista ilustrativa de los sustituyentes prefijos
- Bibliografía selectiva de nomenclatura de sustancias químicas
- Prefijos químicos
- Diagramas de la estructura química del índice de CA (*chemical-abstracts*)
- Índex

Cuadro 7. Resumen de las diferentes formas de clasificar un polímero.
Diferentes nomenclaturas para identificar polímeros
Basada en la fuente
Según la estructura
Según los grupos vinculados
Según resumen de tópicos químicos
Según la marca registrada o nombre comercial

1.2.5 Nomenclatura según la marca o nombre comercial

La denominación comercial (nombres y abreviaturas) también se utilizan frecuentemente para describir materiales poliméricos. Puede usarse para identificar el producto de un fabricante, o para describir un grupo específico de materiales que son producidos por una compañía o bajo una licencia de ella. Por ejemplo, el poli tetrafluoretileno es más conocido como teflón que es el nombre comercial que inscribió DuPont. La baquelita es el nombre comercial del polímero de fenol formaldehído desarrollado por Baekeland(19).

1.3 SÍNTESIS DE POLÍMEROS

Para que un monómero tenga la capacidad de polimerizar, debe poseer un doble o triple enlace en su grupo funcional (generalmente un doble enlace de carbono; C=C), que se pueda abrir para interactuar con otro monómero, o que posea dos o más grupos funcionales (bifuncional o multifuncional), capaces de reaccionar entre sí.

Tradicionalmente se ha descrito que la síntesis de polímeros puede desarrollarse utilizando alguno de los siguientes mecanismos de polimerización:

a) Polimerización por adición o poli adición
b) Polimerización por condensación o policondensación
c) Polimerización por apertura de anillos

1.3.1 Polimerización por adición

En la reacción de **polimerización por adición** (poliadición o en cadena); los polímeros se forman por la adición secuencial de un monómero bi o polifuncional y las cadenas se van formando sin la pérdida de alguna parte de la molécula del monómero o la generación de subproductos(6)(11). Vale decir, que desde un inicio se generan polímeros de alto peso molecular con unidades repetidas que poseen la misma cantidad de átomos que los monómeros constituyentes. Entonces el polímero formado es una repetición del monómero que lo constituye a lo largo de toda la cadena. Esta reacción se da entre moléculas de monómeros insaturadas que poseen al menos un doble enlace, ya sea de carbono o de otro tipo. De esta manera en el polímero quedan integrados todos los átomos iniciales(4).

Esta reacción se representa como:

$$Pn + M \rightarrow Pn + 1$$

donde Pn es la cadena de polímero en crecimiento y M representa a la molécula de monómero que se adiciona. Usualmente este tipo de reacciones ocurren muy rápidamente en el tiempo.

La polimerización por adición (o en cadena) puede darse a su vez de tres maneras: por radicales libres, catiónica o aniónica

Para iniciar una polimerización en cadena se requieren moléculas con dobles enlaces de C=C que se rompan tanto homolítica o heterolíticamente; esto es, dependiendo de lo que ocurra con los dos electrones que forman el enlace: en el caso de la homólisis va un electrón a cada fragmento y en la heterólisis ambos electrones van al mismo fragmento. En la homólisis cada uno de los átomos que se separan lleva uno de los electrones enlazantes, y cada uno de los átomos que se juntan, proporciona uno de los electrones de enlace. En la heterólisis en cambio, uno de los átomos que se separa lleva ambos electrones de enlace, y uno de los átomos que se une proporciona el par

Como sea, la ruptura de estos enlaces va dando lugar a centros reactivos que pueden ser del tipo radical libre o iónicos (anión o catión), que van favoreciendo el acoplamiento en cadena de monómeros para formar finalmente el polímero.

1.3.1.1 Polimerización por la vía de radicales libres

Este tipo de polimerización es iniciada por especies reactivas R* producidas por algún compuesto denominado iniciador. Estas especies reactivas

Cuadro 8. Diferentes mecanismos de síntesis de polímeros.

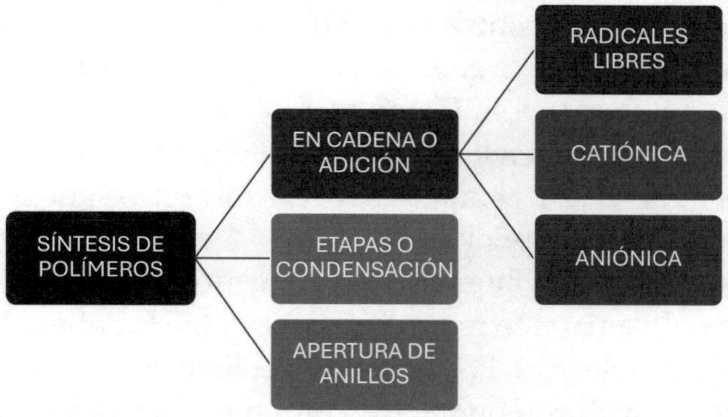

pueden ser un radical libre, un catión o anión adicionado a una molécula de monómero mediante la apertura de un enlace covalente (en química enlace-pi) para formar un nuevo centro reactivo: radical, catión o anión y el proceso continúa en la medida en que otras moléculas de monómeros son sumadas sucesivamente propagando continuamente el centro reactivo.

En este tipo de polimerización los monómeros se reconocen como alquenos, los que se van consumiendo rápidamente desde el inicio de la reacción y se van adicionando a la cadena del polímero en crecimiento. La generación de radicales libres implica una ruptura homolítica del iniciador (como el peróxido de benzoílo) para que se libere el radical primario. Esta ruptura es provocada por radiación UV, de luz visible, calor, química, rayos gamma, etc.

1.3.1.2 Polimerización de tipo iónica

Las reacciones de **polimerización iónica** también ocurren en cadena y sigue las mismas etapas que la iniciada por radicales libres, pero en este caso el iniciador es un ion y este puede ser un catión o un anión.

La **polimerización catiónica** es iniciada generalmente por un catión de hidrógeno que es cedido por un ácido fuerte. Este catión se une a una molécula monomérica recibiendo un par de electrones y se forma un nuevo catión. Este tipo de reacción solo se puede dar si las condiciones cinéticas y termodinámicas permiten que el carbocatión reaccione con otros monómeros.

En la **polimerización aniónica** la disociación de bases fuertes como hidróxidos, alquil-litio o alcóxidos forma aniones que reaccionan con el monómero formando un centro reactivo aniónico. Los monómeros se van adicionando al extremo de la cadena que tenga este centro activo y así se va propagando la polimerización. Como van quedando los extremos con estas cargas negativas, la terminación solo se puede dar por una transferencia de cargas que puede ser desde el monómero, del solvente o por la adición de un agente neutralizador a la reacción.

La gran mayoría de monómeros que contienen dobles enlaces C=C experimentan polimerización radicalaria, en cambio la polimerización de tipo iónica es altamente selectiva. Por ejemplo: la polimerización catiónica se limita esencialmente a aquellos monómeros con grupos liberadores de electrones como alcoxi, fenilo, vinilo y 1,1-dialquilo. La polimerización de tipo aniónica se da en monómeros que poseen grupos removedores de electrones como nitrilo, carbonilo, fenilo, y vinilo. La selectividad de este tipo de polimerización iónica se debe a los estrictos requerimientos para estabilizar la propagación de especies aniónicas y catiónicas.

1.3.1.3 Etapas de la polimerización por adición

La polimerización por adición entonces es una reacción en cadena que convierte unidades monoméricas en polímeros por cualquiera de las reacciones que hemos visto, y en ella es posible distinguir cuatro fases:

Activación
Iniciación
Propagación
Terminación

Si tomamos como ejemplo la reacción de polimerización de una resina compuesta o composite restaurador: en la primera etapa de **activación** se descompone el agente iniciador (camforoquinonas o complejo amino/peróxido) ya sea por una causa física (foto activación o térmica) o química (autocurado). Durante la **iniciación** el radical liberado reacciona con el metacrilato y abre su doble enlace de carbono para que este reaccione sucesivamente con otros monómeros pasando a la siguiente etapa de **propagación** donde comienzan a formarse dímeros, trímeros, tetrámeros etc. En la última etapa de **terminación**, finaliza la reacción ya sea porque se acaban los centros de activación o por la presencia de inhibidores como la capa superficial de oxígeno, quedando siempre

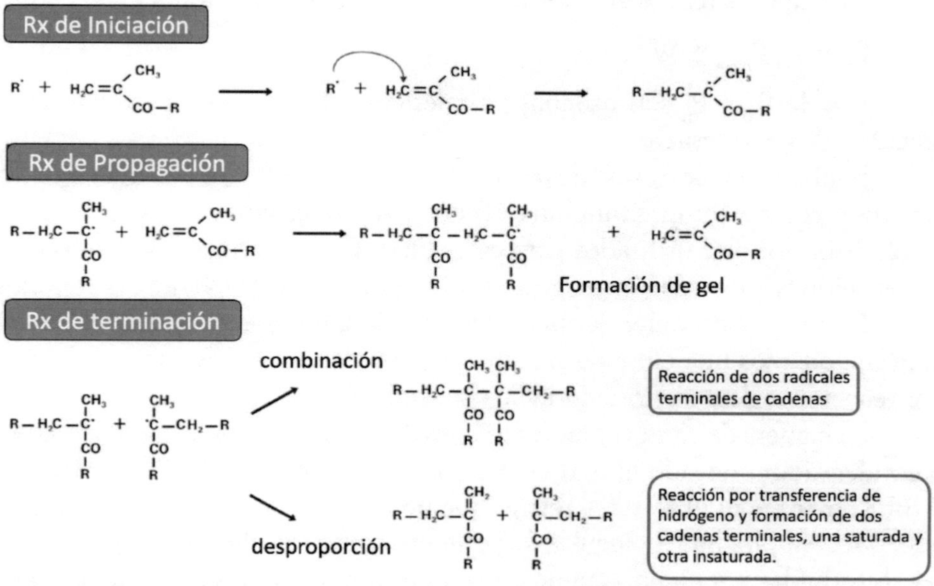

Figura 9. Reacción de polimerización de los metacrilatos. Esta reacción se subdivide en etapas de activación (que puede ser de tipo física o química, dependiendo de cómo se catalice la reacción), iniciación, propagación y terminación. Esta última etapa (terminación), se refiere a una reacción bimolecular por combinación o desproporción que llevan a la desactivación de la propagación radical de los terminales de cadenas.

Adaptado de (31).

algo de monómero sin reaccionar. Otro ejemplo de este tipo de reacción en odontología lo podemos observar en la polimerización de las siliconas por adición[20].

1.3.2 Polimerización por condensación

En las reacciones de **polimerización por condensación** (o por etapas), se generan polímeros con unidades repetidas que poseen menor cantidad de átomos que los contenidos en los monómeros que lo conforman. Esto se debe a que en la reacción se produce la eliminación de pequeñas moléculas o subproductos como agua, alcohol, metanol, ácido o amoniaco.

Este tipo de reacción se representa de la siguiente manera:

$P_m + P_n \; P_{m+n} + W$

Donde P_m y P_n son cadenas poliméricas y W es un subproducto de la reacción de condensación.

Implica un mecanismo de reacción entre dos moléculas con al menos dos centros reactivos (grupos funcionales) entre sí. Los grupos carboxilo, amino y alcohol son los más utilizados para estos fines. Como ejemplo podemos citar las reacciones que se dan entre grupos ácido y alcohol o grupos ácido y aminas.

Entre los materiales dentales que reaccionan por este tipo de polimerización, podemos mencionar a las siliconas para impresiones que polimerizan por reacciones de condensación y los polisulfuros(20).

La manera de clasificar las reacciones de polimerización como por adición o condensación ha sido la más tradicional y también la más difundida; pero Anil Kumar en su libro(11)(6), refiere que no es del todo consistente debido a que, por ejemplo, hay moléculas de polímero como el polietileno, que pueden ser sintetizadas por cualquiera de estas reacciones. O el poliuretano, cuya reacción de polimerización sigue la cinética de una reacción por condensación pero que sin embargo no produce subproductos.

Entonces debido a este tipo de inconsistencias con la clasificación anterior, sugiere una nueva manera para definir los mecanismos de polimerización en dos modalidades diferentes:

- **Polimerización en cadena**: otra manera químicamente más consistente para definir la polimerización por adición.
- **Polimerización por etapas**: este grupo incluye las reacciones de polimerización reconocidas como condensación, pero también otras en las que no se produce eliminación de pequeñas moléculas como subproductos.

1.3.3 Polimerización por apertura de anillos

La reacción de **polimerización por apertura de anillos** es aquella en la que un monómero cíclico es convertido en un polímero que no contiene anillos; o bien, contiene menos anillos que las unidades monoméricas. En la reacción, el anillo reactivo del copolímero es abierto por un iniciador catiónico y a continuación, como catión puede atacar y abrir otros anillos creándose un efecto dominó y extendiéndose a lo largo de la cadena polimérica(20). Este tipo de reacción de polimerización en odontología se da, por ejemplo, en los poli éteres, material

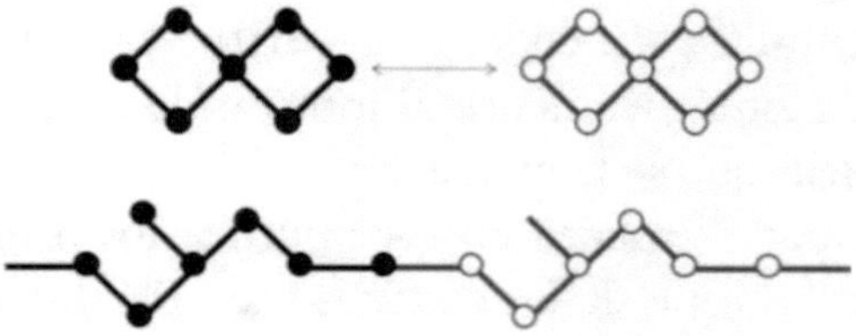

Figura 10. Esquema de polimerización por apertura de anillos según Carlos Cuevas S.[20]

de impresiones introducido a mediados de los sesenta pero que ha sucumbido casi totalmente por el uso de las siliconas.

Este tipo de reacciones han probado ser una ruta sintética para obtener tecnológicamente polímeros con propiedades muy específicas y controladas (como el índice refractario), para optimizar polímeros biodegradables para la agricultura y aplicaciones farmacéuticas o para preparar variantes sintéticas de polímeros naturales. Entre los monómeros cíclicos podemos mencionar a las olefinas, éteres, tioéteres, aminas, lactonas, tiolactonas, disulfuros, anhídridos carbonatos, siliconas, fosfacenas y fosfonatos[21].

1.4 ESTRUCTURA Y PROPIEDADES DE LOS POLÍMEROS ORGÁNICOS

Las propiedades físicas de un polímero están determinadas principalmente por su tamaño molecular y por las fuerzas de atracción de sus enlaces de tipo primarios y secundarios, pero también por la simetría o uniformidad de sus estructuras moleculares y por la disposición de sus moléculas en estructuras amorfas o cristalinas. Todos estos aspectos constituyen variables que afectan directamente las propiedades físicas del polímero como la solubilidad, temperatura de ablandamiento, resistencia elástica, tensil y de elongación, etc.

Como se trata de moléculas de gran tamaño molecular; las fuerzas de unión de tipo secundarios (Van der Waals, puentes de hidrógeno), tienen mayor influencia en la determinación de sus propiedades físicas que en el caso de las moléculas de menor tamaño.

Entonces las propiedades de un polímero están determinadas por la disposición estructural de sus cadenas constitutivas, la manera en que los átomos se ordenan geométricamente al interior de las cadenas poliméricas y las funciones químicas que se le atribuyan[22][23].

Francisco López[12] refiere en este punto: los átomos se distribuyen geométricamente en el seno de las cadenas individuales, principalmente por interferencias estéricas de los grupos sustituyentes y la repulsión electrostática de grupos con la misma polaridad generando isomerismo.

Las **interferencias estéricas** en química orgánica se refieren a la modulación o interferencia que en una reacción química ejercen grandes grupos funcionales adyacentes al sitio de reacción. Estos sustituyentes voluminosos pueden interferir con la reacción al estar ubicados junto a un centro de reacción, afectando la conformación o las interacciones intermoleculares.

El **isomerismo** o **estereoisomerismo**, se refiere a compuestos (en especial compuestos orgánicos) que presentan la misma fórmula molecular, con la misma proporción relativa de átomos, pero con diferente distribución y estructura química, lo que les confiere propiedades distintas.

Las fuerzas intermoleculares que conectan a los monómeros entre sí afectan la rigidez del polímero. Cuando estas fuerzas son débiles (1 o 2 kcal/mol), las cadenas poliméricas tienden a ser flexibles, respondiendo rápidamente ante un estrés mecánico, exhibiendo un comportamiento típico de elastómero. Por otra parte, cuando esas fuerzas de atracción son fuertes (5 o más Kcal/mol), el polímero se torna duro y resistente ante un estrés mecánico y en general presenta buenas propiedades mecánicas.

1.4.1 Determinantes de las propiedades físicas y mecánicas de un polímero

Hasta aquí hemos hecho una breve síntesis de lo que son los polímeros y hemos tratado de examinar de una manera didáctica como la arquitectura molecular de un polímero está relacionada con el tipo de monómeros que contiene y con el mecanismo de polimerización con que fue sintetizado. Como se ve, las características estructurales como ramificaciones, extensiones de entrecruzamiento, la naturaleza del copolímero y la distribución del peso molecular son determinantes para describir las propiedades físicas de un polímero. Además, otros aspectos de la geometría de la molécula como el isomerismo y las interferencias estéricas también son factores determinantes de estas propiedades.

Cuadro 11. Determinantes de las propiedades físicas y mecánicas de un polímero.
• La estructura molecular de los monómeros
• El grado de polimerización y el peso molecular
• La longitud de sus cadenas
• El número de ramificaciones
• El grado de entrecruzamiento de cadenas
• La presencia de plastificantes o rellenos
• El tipo de fuerzas secundarias que posea

Todos estos aspectos se conocen como determinantes de la configuración de las cadenas poliméricas.

En síntesis, la estructura molecular de los monómeros, el grado de polimerización y peso molecular, la longitud de sus cadenas, así como con el número de ramificaciones, el grado de entrecruzamiento, la presencia de plastificantes o rellenos y el tipo de fuerzas secundarias que posea determinan las propiedades físicas y mecánicas de un polímero[20].

De todos estos aspectos, la estructura molecular es la más influyente. Aquellos polímeros que contengan grupos fenilo en su cadena principal son más rígidos. Por otra parte, aquellos que contienen enlaces de carbono-oxígeno o carbono-azufre son polímeros más flexibles.

Uno esperaría que, a un mayor grado de conversión del polímero, hubiera valores superiores de dureza (ej. dureza Vickers) pero si el mayor grado de conversión es en base a co-monómeros flexibles ellos no aportan mayor rigidez al entramado polimérico. La densidad de monómeros de cadenas cruzadas y la estructura de estos parecen ser la clave para obtener un polímero resistente y duro.

La dureza se incrementa con el peso molecular dada la gran tendencia para las interacciones moleculares. Efectivamente; en relación con el peso molecular, este aumenta con un mayor grado de polimerización y un mayor tamaño de la cadena polimérica, lo que se traduce en un incremento en la resistencia, dureza y fragilidad del polímero. El tamaño de las cadenas, el número de ramificaciones y el grado de entrecruzamiento también afectan las propiedades mecánicas del polímero. Por ejemplo, cadenas más cortas pueden actuar como plastificantes disminuyendo la rigidez, polímeros lineales simples pueden ser afectados por el calor presentando un comportamiento termoplástico y la presencia de complejas cadenas entrecruzadas los hacen insolubles y estables térmica y mecánicamente(13)(24).

1.4.2 Transición vítrea de un polímero

Existe un concepto que solo se aplica en los polímeros y que se reconoce como la **transición vítrea.** Esto se refiere a que cada polímero presenta una temperatura frente a la cual se deforma o se trastorna quebradizo, y a esa temperatura se le denomina temperatura de transición vítrea, o Tg (que es diferente para cada polímero). Algunos presentan utilidad por su rigidez a temperatura ambiente (vale decir; en su estado vítreo, como el polimetilmetacrilato o PMM que es la base de los acrílicos que utilizamos en clínica como para provisorios o prótesis removibles) ya que su temperatura de transición vítrea está por sobre los 100 °C. Otros polímeros como los elastómeros; son usados a una temperatura por encima de su Tg, lo que hace que se presenten como materiales flexibles y blandos(25).

Esto se debe a que algunos polímeros son capaces de reordenar su estructura (reacomodar sus cadenas poliméricas) con el fin de aliviar las tensiones que se ejercen sobre ellos cuando la temperatura está por sobre su Tg, debido a que la temperatura elevada pone sus moléculas en movimiento y estas no tienen problema en reacomodarse. Tal efecto, es producto de un tipo de energía cinética; generada por la agitación térmica de estas moléculas, lo que produce el movimiento o desplazamiento de las cadenas.

Ojo, que este concepto es distinto al de temperatura de fusión, debido a que este último ocurre solo en aquellos polímeros que presentan una estructura u ordenamiento cristalino; mientras que la Tg se da en aquellos polímeros de estructura amorfa, cuyas cadenas están dispuestas en forma desorganizada, aún en estado sólido.

Es este precisamente el tipo de polímeros con los que mayormente trabajamos en nuestro quehacer clínico.

Como hemos explicado anteriormente; los polímeros de tipo lineal son más flexibles que aquellos que presentan cadenas laterales, las que dificultan su desplazamiento.

1.5 MONÓMEROS

Esta palabra proviene del griego (mono=uno y meros=parte), y se refiere a una molécula de tamaño reducido capaz de unirse con otras moléculas similares; generalmente por la formación de fuertes enlaces de tipo covalente, y formar compuestos macro moleculares denominados polímeros.

1.5.1 Funcionalidad de una molécula de monómero

Para definir el concepto de **funcionalidad** debemos aclarar que aún en condiciones ideales, no todas las moléculas orgánicas pequeñas tienen la misma capacidad para unirse mediante enlaces de tipo covalente y formar polímeros. Para comprender mejor este aspecto definiremos el concepto de funcionalidad de una molécula como la capacidad que esta tiene para formar conexiones con otros pares o el número de sitios que tenga disponible para unirse con otras moléculas bajo condiciones específicas de polimerización. Así, se le puede clasificar como mono funcional, bifuncional o polifuncional dependiendo de si tiene uno, dos o más sitios disponibles para unirse con otras moléculas. El punto es que a pesar de que la funcionalidad de una molécula monomérica puede resultar aparente por su estructura molecular desde el punto de vista de la química orgánica, en lo que se refiere a las reacciones de polimerización, es específica para cada reacción. Por ejemplo, una diamina como la hexametilendiamina, tiene una funcionalidad de dos en reacciones formadoras de amidas, pero en una reacción tipo esterificación la diamina tiene una funcionalidad de cero(10). Esto tiene que ver con que, en algunas reacciones de polimerización, una molécula por ejemplo puede tener dos dobles enlaces; uno que esté involucrado en la reacción de polimerización y el otro enlace residual o no reactivo queda formando parte de la cadena principal y es incapaz de continuar la polimerización bajo esas condiciones. Sin embargo, en un ambiente adecuado como altas temperaturas o reacciones de entrecruzamiento de cadenas, esa insaturación residual puede continuar la reacción hasta lograr una polimerización más completa. Aquellos monómeros que poseen grupos que pueden reaccionar frente a diferentes condiciones de polimerización se dice que poseen una **funcionalidad latente**(10).

Los monómeros pueden ser clasificados según su funcionalidad y sus características. La primera distinción de acuerdo a su funcionalidad los clasifica en dos grupos:

1.5.1.1 Monómeros mono o bifuncionales

Son macromoléculas orgánicas, que poseen uno o dos grupos funcionales que les asignan diferentes propiedades; por ejemplo, hidrofilicidad, acidez o les permite establecer uniones con los tejidos dentarios. Además, poseen una cadena espaciadora y un grupo metacrilato. Mediante este último es capaz de formar las uniones poliméricas. Los monómeros monofuncionales solo pueden producir moléculas de bajo peso molecular y los monómeros bifuncionales producirán polímeros de estructura lineal. Si se utilizan monómeros complejos con tres o más grupos funcionales o centros reactivos, se pueden obtener polímeros reticulares con enlaces cruzados en varias direcciones espaciales.

El concepto de **grupo funcional** implica un conjunto de átomos, enlazados de una determinada forma, que presentan una estructura y propiedades fisicoquímicas determinadas, que caracterizan a los compuestos orgánicos que la poseen. Estos compuestos orgánicos tienen cadenas de carbono e hidrógeno (cadena espaciadora) a la que se les puede unir uno o más grupos funcionales. La cadena espaciadora permite separar grupos funcionales y le puede asignar al monómero, características de flexibilidad, humectabilidad, hidrofilicidad y solubilidad

El grupo funcional, en términos generales, puede estar conformado por algún derivado del ácido carboxílico o del ácido fosfórico y reaccionar con los tejidos dentarios liberando uno o más protones lo que puede producir desmineralización o verdadera adhesión con la hidroxiapatita, a través de la formación de enlaces de tipo iónico por medio de la formación de sales insolubles (o de muy baja solubilidad), que se mantienen firmemente adheridas a la superficie dentaria.[26] Esto corresponde al proceso de adhesión/desmineralización visto anteriormente.

Monómeros como hidroxi etil-metacrilato (HEMA), bis fenil di metacrilato (BFDM), y 4-metacriloiloxietil trimelitato anhídrido (4-META) son moléculas bifuncionales que contienen un grupo funcional hidrofílico con afinidad por el sustrato, una cadena espaciadora y otro grupo metacrilato (hidrofóbico) afín con la resina. Este tipo de moléculas son características de los *primers* en los sistemas adhesivos[26].

1.5.1.2 Monómeros de cadenas cruzadas o monómeros multifuncionales

Son monómeros de di metacrilato que pueden tener dos o tres grupos polimerizables. Ellos son los encargados principales de formar el entramado tridimensional de polímero. Son insolubles en agua. Poseen un grado de polimerización superior y las propiedades mecánicas de sus redes poliméricas son mejoradas en comparación con las formadas por polímeros lineales. Como ejemplos de estos monómeros, podemos citar:

Bis-GMA (bisfenol A diglicidil metacrilato) **Bis-HEMA** (Bisfenol A dimetacrilato etoxilado) **UDMA** (di metacrilato de uretano) **GDMA** (glicerol dimetacrilato) **TEGDMA** (trietilenglicol di metacrilato) **3D-SE** (monómero tridimensional autoreforzante)

Como se dijo anteriormente; el monómero más comúnmente utilizado es Bis-GMA. Con un alto peso molecular (512 g/mol); la presencia de grupos hidroxilo en su estructura, le propician fuertes uniones intermoleculares, y las interacciones no covalentes que se dan entre sus anillos aromáticos le infieren un aumento en la viscosidad inicial al punto que el homopolímero no es capaz de alcanzar un alto grado de conversión. Curiosamente, aunque presenta un alto grado de absorción acuosa, su solubilidad es baja. Debido a esto y también para mejorar sus características de manipulación, se combina frecuentemente con otros monómeros de baja viscosidad como TEGDMA (286 g/mol), aunque esto le otorga una disminución de sus propiedades mecánicas y un aumento de la absorción acuosa[(27)(28)].

Con la finalidad de eliminar los inconvenientes de Bis-GMA, la industria ha trabajado en la síntesis de moléculas análogas de Bis-GMA, pero con diferentes propiedades físicas. Dos mecanismos particularmente interesantes para sintetizar estos análogos son:

a) mediante la reacción de reemplazo de dos grupos hidroxilo por un radical alquilo o un átomo de hidrógeno.
b) mediante el desarrollo de di metacrilatos con cadenas espaciadoras de diferente longitud y peso molecular, lo que afecta el comportamiento físico y mecánico del polímero.

En particular, uno de los análogos de este tipo, que es muy utilizado en las formulaciones de polímeros constituyentes de materiales restauradores odontológicos, es la variante etoxilada de esta molécula o **Bis-HEMA**. De mayor peso molecular (540 g/mol), pero sin los grupos hidroxilo (OH) y con fuertes interacciones moleculares de tipo secundarias, presenta menor viscosidad y un mayor grado de conversión, lo que le otorga propiedades mecánicas superiores. La **etoxilación** es un proceso químico donde se agrega óxido de etileno a diferentes sustancias, como ácidos grasos, alcoholes, aminas y fenoles, con la finalidad de hacerlos más solubles en agua. El resultado es un compuesto tensioactivo que disminuye la tensión superficial en la superficie de contacto entre dos fases; por ejemplo, para obtener una emulsión de dos líquidos insolubles entre sí (como aceite y agua). Lamentablemente; el óxido de etileno es considerado como generador potencial de graves daños para la salud (principalmente para los operadores), y el medio ambiente. También se ha reportado la liberación de trazas de óxido de etileno en productos cosméticos que contienen compuestos etoxilados por lo que este tipo de moléculas(16)(28)(29).

Como otra alternativa a Bis-GMA también se ha utilizado el di metacrilato de Uretano (UDMA). Esta macromolécula (470g/mol) presenta una baja viscosidad lo que le confiere una mayor flexibilidad que Bis-GMA y, por ende, un mayor grado de conversión monomérica. Sus copolímeros presentan un mayor módulo de elasticidad y resistencia mecánica, junto a una mayor resistencia flexural(28).

Es debido a estas características particulares de cada monómero que las formulaciones de sistemas adhesivos no se basan en homopolímeros sino más bien se sustentan en una combinación de diferentes monómeros. Como si se tratara de un *blend* para un perfume, estas combinaciones determinan estructuras de copolímeros que aprovechan el potencial de cada monómero constituyente para optimizar la adhesión. Entonces, las características individuales de los homopolímeros de di metacrilato influyen en la cinética de polimerización, el módulo flexural, la solubilidad y absorción acuosa. Su conocimiento justifica el uso de copolímeros con el objetivo de facilitar un mayor grado de conversión (DC), superiores propiedades mecánicas y una mayor resistencia a la degradación hidrolítica(28).

El monómero 10-MDP no entra en el grupo de esta clasificación. Si bien este monómero favorece la hibridización y la resistencia adhesiva al sustrato, debido a su buena difusión y a su capacidad de establecer una unión de tipo química con la dentina; la integridad mecánica del estrato adhesivo puede verse comprometida porque tiende a producir un tipo de polimerización lineal, producida por la interacción de sus dos extremos funcionales con sus sustratos target, formando nano capas de polímero, pero carece de enlaces cruzados debido a su extensa cadena intermedia que no es capaz de interactuar con otros monómeros(29).

Otro monómero que puede llamar la atención por ser menos conocido es 3D-SR, contenido en el adhesivo All in One, de Tokuyama Dental Co. Su comportamiento en cuanto a resistencia a la solubilidad es similar a 10-MDP.

Su estructura sugiere que este monómero fosfatado puede auto organizarse al interior del adhesivo y formar estructuras de monómeros multifuncionales con múltiples grupos fosfato y grupos polimerizables. Estos grupos fosfatados son capaces de interactuar con el calcio en múltiples sitios y formar uniones iónicas con ellos. Se piensa que este monómero 3D-SR puede mejorar el fenómeno de polimerización incompleta y con ello, el menor grado de conversión de la resina, lo que es común en muchos adhesivos autograbantes de un envase[30].

BIBLIOGRAFÍA CAPÍTULO 1

(1) Ali M.F., El Ali B.M., Speight J.G.; *Handbook of industrial chemistry: organic chemicals*. McGraw-Hill, New York, 2005.

(2) Braun D., Cherdron H., Rehahn M., Ritter H., Voit B. *Polymer synthesis: theory and practice. Fundamentals, Methods, Experiments.* 5th edition. Springer-Verlag Berlin Heidelberg. 2013.

(3) IUPAC Compendium of Chemical Terminology. The Gold Book. edición online http://goldbook.iupac.org/

(4) Young RJ. y Lovell PA. *Introduction to polymers*. 3 th edition. Taylor & Francis Group, LLC, 2011.

(5) Speight James G., *Handbook of industrial hydrocarbon processes*. Chapter 14. Gulf Professional Publishing. Elsevier Inc., 2011.

(6) Anil K, Rakesh G. *Fundamentals of polymer engineering*. 3 th edition Taylor & Francis Group. Boca Ratón, 2019.

(7) Meyers RA. *Encyclopedia of physical science and technology*. 3 th edition 2002. Polymers. Chapter I. Biopolymers. (by E. Ann MacGregor).

(8) Smith DC. Development of glass-ionomer cement systems. *Biomaterials* 1988; 19:467-478.

(9) McLean JW., Wilson AD. Glass ionomer cements. *Br Dent J* 2004; 196(9):514-5.

(10) Ebewele R. O. *Polymer science and technology*. CRC Press, Boca Ratón, Nueva York, 2000.

(11) Anil K, Rakesh G. *Fundamentals of polymer engineering*. 2 th edition. Marcel Dekker, Inc. New York, 2003.

(12) López Serrano F., Mendizábal Mijares E. y Ortega Mudiño P. *Introducción a la ciencia de los polímeros*. 1ª edición. Centro Universitario de Ciencias Exactas e Ingeniería, Universidad de Guadalajara, 2015.

(13) Seymour RB., Carraher CE; *Polymer chemistry*. 7th edition. 2006 by Taylor & Francis Group, LLC.

(14) Kricheldorf. HR. Cyclic polymers: synthetic strategies and physical properties. *J. Polym. Sci*. Part A: Polym. Chem.: Vol. 48,2010.

(15) Iliev G., Hardan L., Kassis C., Bourgi R., Cuevas-Suárez CE., Lukomska- Szymanska M., Mancino D, Youssef Haikel Y and Kharouf N. Shelf life and storage conditions of universal adhesives: A literature review. *Polymers* 2021, 13 Aug., 2708.

(16) Beltrán Rico M. y Marcilla Gomis A. *Tecnología de polímeros. Procesado y propiedades.* Universidad de Alicante. Editorial Antártica, 2012.

(17) Rudin, A. *The elements of polymer science and engineering: an introductory text for engineers and chemists.* Elsevier Science, 1982.

(18) Seymour Raymond C. y Carraher Charles F Jr. *Polymer chemistry.* 6th edition. Marcel Dekker, Inc. New York, 2003.

(19) Baekeland PH. The synthesis, constitution and uses of bakelite. *J of Indust.and Engin. Chem.* Mar., 1909:149-161.

(20) Cuevas S. Carlos. "Preparación y valoración de resinas compuestas para uso dental basadas en nuevas matrices orgánicas". Tesis para obtener el grado de: Maestría en Ciencias Biomédicas y de la Salud. Universidad Autónoma del Estado de Hidalgo - Instituto de Ciencias de la Salud. 2012.

(21) Nuyken O. and Pask SD. Ring-opening polymerization-An introductory review. *Polymers* 2013, 5, 361-403.

(22) Pethrick RA. *Polymer structure characterization: from nano to macro organization in small molecules and polymers.* Royal Society of Chemistry Publishing, 2013.

(23) Pethrick, RA., EM. Pearce y GE. Zaikov. *Polymer products and chemical processes: techniques, analysis y applications.* Apple Academic Press. CRC Press. Toronto, New Yersey, 2013.

(24) Papadogiannis D., Dimitriadi M., Zafiropoulou M., Gaintantzopoulou MD. y Eliades G. Universal adhesives: setting characteristics and reactivity with dentin. *Materials* 2019, 12:1720.

(25) Saiter JM., Grenet J., Dargent E., Saiter A., Delbreilh L. Glass transition temperature and value of the relaxation time at tg in vitreous polymers. *Macromol. Symp.* 2007, 258, 152-161.

(26) Moncada G, García Fonseca R, De Oliveira OB, Fernández E, Martín J y Vildósola P; Rol del 10-metacriloxidecilfosfato dihidrogenado en el cambio de paradigma de los sistemas adhesivos integrados en la dentina. *Rev. Clin. Period. Impl. Rehab. Oral.* 2014 (7) 3:194-99.

(27) Ogliari FA, Ely C, Zanchi CH, Fortes CBB, Samuel SMW, Demarco FF *et al.*; Influence of chain extender length of aromatic dimethacrylates on polymer network development. *Dent. Mater.* 24 (2008) 165-171.

(28) Gajewski Vinícius E. S., Pfeifer Carmem S., Fróes-Salgado Nívea R. G., Boaro Letícia C., Braga Roberto R. Monomers used in resin composites: degree of conversion, mechanical properties and water sorption/solubility. *Brazilian Dental Journal* (2012) 23(5):508-514.

(29) Zhou J, Wurihan, Shibata Y, Tanaka R, Zhang Z, Zheng K, Qing Li Q, Ikeda S, Gao P, Miyazaki T. Quantitative/qualitative analysis of adhesive-dentin interface

in the presence of 10-methacryloyloxydecyl dihydrogen phosphate. *J Mech. Behav. Biomed. Mat.* 2019, abril, Vol 92 (71-78).

(30) Yoshihara K, Yoshida Y, Nagaoka N, Fukegawa D, Hayakawa S, Mine A *et al.* Nano-controlled molecular interaction at adhesive interfaces for hard tissue reconstruction. *Acta Biomat.* 2010; 6:3573-3582.

(31) Van Landuyt K L, Snauwaert J, De Munck J, Peumans M, Yoshida Y *et al.* Systematic review of the chemical composition of contemporary dental adhesives. *Biomaterials* 2007; 28:3757-3785.

Capítulo 2

Introducción a la adhesión

La palabra adhesión deriva del latín *adhaesio* (ad = hacia; haerere = pegar y ción = que indica acción o efecto). En efecto, adhesión es aquella propiedad de la materia que permite unir a dos sustancias de igual o distinta índole; a través de diferentes mecanismos; de naturaleza física o química, desarrollando fuerzas intermoleculares de atracción entre sí.

Se han descrito cinco enfoques diferentes para lograr adhesión:

- **Adhesión mecánica**: que se puede dar a nivel macro y micromecánica, e inclusive a nivel nanométrico. En este caso el monómero adherente penetra en las macro y/o micro retenciones de la superficie a adherir y al polimerizar, el material queda atrapado en las anfractuosidades de la superficie adherente.
- **Adhesión química**: se produce cuando los átomos de los compuestos químicos de ambas superficies adherentes se fusionan entre sí mediante enlaces iónicos (intercambio de átomos), covalentes (donde hay compartición de electrones) o por puentes de hidrógeno (la más débil; donde un átomo de hidrógeno de un compuesto es atraído por iones de oxígeno, nitrógeno o flúor de otro compuesto).
- **Adhesión dispersiva**: donde dos compuestos se unen por fuerzas electrostáticas o de Van der Waals (la carga positiva atrae a la negativa). Este tipo de atracción se origina por las fuerzas dipolo-dipolo entre átomos y moléculas sin carga; y son la principal causa de cohesión en la materia condensada (líquidos y sólidos).
- **Adhesión electrostática**: unión entre materiales conductores que generan una diferencia de potencial al unirse. Se basa en la formación de

una doble capa eléctrica cuando dos materiales entran en contacto e intercambian electrones.

- **Adhesión difusiva o por difusión**: cuando las moléculas de ambos compuestos son móviles y solubles entre sí. En este tipo de adhesión un compuesto a adherir es capaz de difundir o penetrar otra superficie adherente sin perder sus características que le son inherentes. En este caso puede producirse una adhesión notable si ambos materiales son capaces de "fusionarse" en un verdadero reticulado físico.

Este mecanismo es especialmente eficaz en las cadenas de polímeros; principalmente los de tipo lineal, que son capaces de conectarse cuando un extremo de una molécula de monómero difunde y se fusiona con otra. Esto se debe a que los monómeros en solución son capaces de difundir la superficie del sustrato adherente, al tiempo que van acomodando sus extremos reactivos mediante atracción y repulsión electrostática, y de esa manera se va formando el polímero. La libertad de movimiento de los monómeros es un determinante de su habilidad para conectarse entre sí. Aquellos monómeros de mayor peso molecular y ramificaciones laterales tienen menos movilidad y no pueden torcerse o girar fácilmente debido a la mayor cantidad de sitios activos para formar uniones durante el proceso de polimerización. Todos estos aspectos serán tratados en detalle más adelante, pero no puedo dejar de mencionar que cuando hablamos de adhesión en odontología, nos referimos a una reacción que involucra a todos estos procesos y no se da solo con uno en particular.

2.1 CARGA O ESFUERZO FÍSICO

Toda estructura física y sus elementos, debe soportar además de su propio peso, otras fuerzas que actúan sobre ella. Dependiendo de su configuración, de la localización, intensidad y el sentido de la fuerza (carga o esfuerzo físico) que se le aplique, será la deformación que se obtenga. Estas cargas pueden tener diferentes orígenes:

- Cargas debidas a su propio peso (toda estructura debe soportarse a sí misma).
- Debidas al movimiento o vibraciones de sus elementos constitutivos.
- Debidas a agentes externos a la propia estructura.

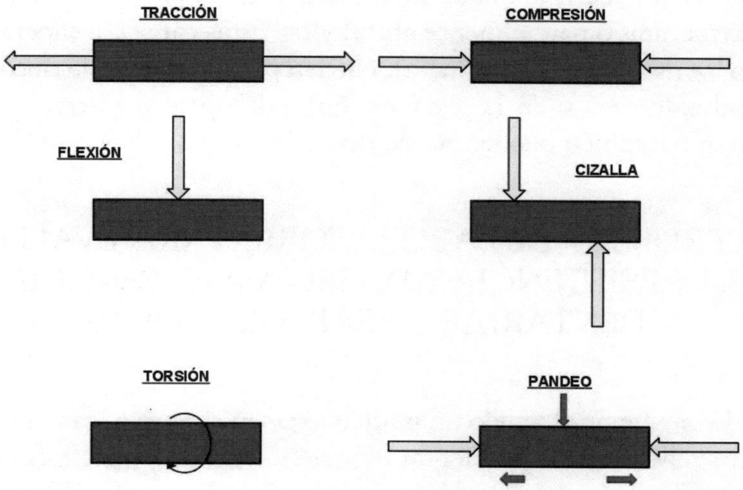

Figura 12. Tipos de esfuerzo físico simplificados.

Las cargas son aquellas fuerzas exteriores que actúan sobre un elemento. El esfuerzo o tensión de una estructura es la fuerza que esta opone para no ser deformada por una carga. La resistencia es la capacidad de un cuerpo o material para soportar una carga (aun cuando haya deformación) hasta claudicar como fractura.

Las cargas desde un punto de vista purista pueden ser clasificados de la siguiente manera:

- Tracción
- Compresión
- Flexión
- Cizalla
- Torsión
- Pandeo

En la boca, las restauraciones, coronas y puentes fijos son estructuras que constantemente están siendo sometidas a cargas tanto funcionales como para funcionales. Lo que vemos en la función es que estas cargas aplicadas no son esencialmente puras, sino que más bien son descompuestas en el punto de aplicación como vectores de fuerza, los que a su vez pueden ser transmitidos a otras estructuras o parcialmente absorbidos. Estas cargas, si superan la tolerancia de los materiales (resistencia), pueden producir fallas de tipo cohesivas (del esmalte/dentina o en la restauración), adhesivas al sustrato dentario o restaurador, o también pueden ser de tipo mixtas.

2.2 PRUEBAS DE LABORATORIO PARA EVALUAR LA RESISTENCIA ADHESIVA A SUPERFICIES DENTARIAS Y RESTAURADORAS

A pesar de que hemos logrado un gran avance en cuanto a los materiales restauradores y las técnicas para lograr adhesión, la interfase adhesiva aún sigue siendo el eslabón más débil para las restauraciones de este tipo. El tipo de fallo: adhesivo o cohesivo, la superficie adherente claudicada y la fuerza aplicada requerida para producir el fracaso adhesivo nos dan una valiosa información para interpretar los resultados y producir mejoras en los materiales y las técnicas adhesivas. Las pruebas clínicas son las más precisas para evaluar el comportamiento de las restauraciones adhesivas, sin embargo y desafortunadamente, con ellas es casi imposible identificar la razón exacta de la falla debido a la acción simultánea de múltiples factores de estrés que interactúan en el medio bucal.

Aunque la relación entre los test de resistencia adhesiva y el comportamiento clínico de un adhesivo todavía pueda ser cuestionable, existe evidencia que prueba que hasta cierto punto pueden ser correlacionados basándonos en los resultados de laboratorio[(1)(2)]. Dada la multiplicidad de test de laboratorio disponibles para evaluar el comportamiento de los actuales sistemas adhesivos, cabe la necesidad de que estos sean bien estandarizados para poder comparar los resultados con los de otros materiales testeados en las mismas condiciones de laboratorio. Debe tenerse especial precaución con no utilizar dichos resultados para inferir directamente como será su comportamiento clínico ya que existen muchos factores que no pueden ser totalmente controlados lo que deja lugar a variaciones y a mal interpretaciones de los datos obtenidos.

Las pruebas o test de resistencia adhesiva se pueden dividir inicialmente en pruebas estáticas y dinámicas. Estos dos tipos de pruebas, a su vez pueden ser divididos nuevamente en varios tipos de macro y micro test dependiendo el tamaño del área de adhesión que se está evaluando. Las muestras utilizadas para los macro test en general presentan una superficie de medición de $3mm^2$ o

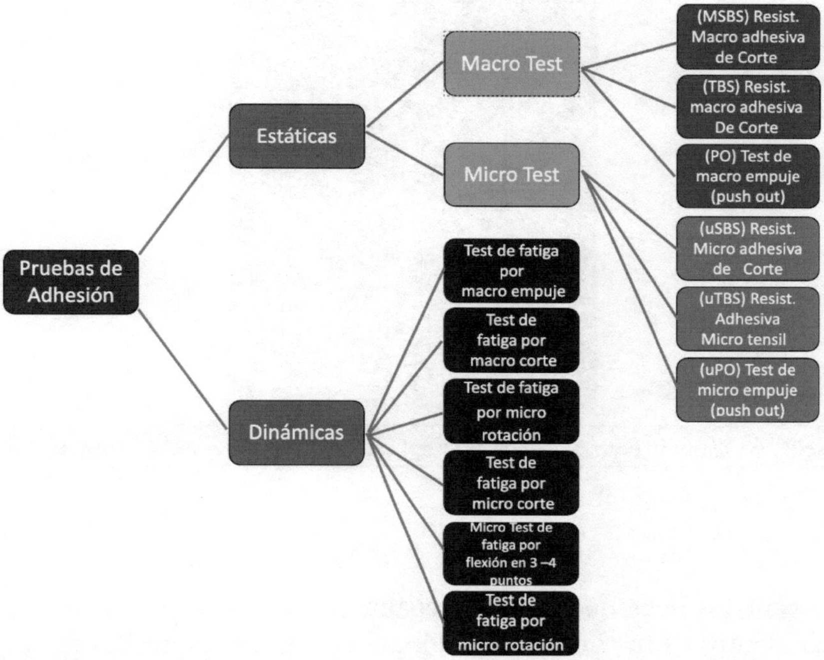

Figura 13. Cuadro resumen con los diferentes test disponibles para medir resistencia adhesiva.

Cuadro adaptado de Aminah M. El Mourad, 2018[4].

más; en cambio los micro test utilizan muestras cuya área de medición es menor a 2mm^2 [3]. Los macro test incluyen las pruebas de cizallamiento (*macro shear bond strenght*), tracción (*macro tensile bond strenght*) y empuje (*push out test*).

2.2.1 Macro test de resistencia al cizallamiento

Este tipo de test de cizallamiento pretende medir el máximo estrés que el material puede resistir frente a una carga de cizalla. En este test se conectan dos materiales mediante un agente adhesivo y se aplica una carga de cizallamiento progresiva hasta que se produzca una fractura o la pérdida de la adhesión.

Debido a su simplicidad, los test de **resistencia al cizallamiento** (*shear bond strenght*), han sido por mucho tiempo el método de prueba de resistencia adhesiva más comúnmente utilizado y el más reportado en la literatura.

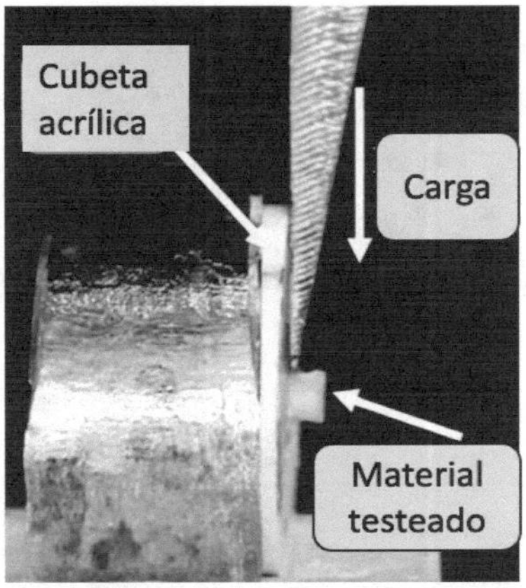

Figura 14. Posicionamiento de la muestra y aplicación de la carga en el test de cizallamiento.

Como ventajas tiene que es fácil preparar las muestras o especímenes, bajos requerimientos de instrumentalización, el protocolo de pruebas es simple, la ubicación de las muestras en la máquina de carga es simple y la incidencia de fallas pretest es baja. La existencia de múltiples protocolos de carga, diferentes velocidades de aplicación de las fuerzas, sustratos, protocolos adhesivos, condiciones de almacenamiento, etc., hacen extremadamente difícil la comparación de estudios como para ser incluidos en un metaanálisis. Por otra parte, algunos autores han manifestado algunas preocupaciones concernientes con la validez de los resultados debido a que con frecuencia se observaban fallas cohesivas del sustrato dentario o en el composite al probar nuevos adhesivos más resistentes(5). Esto se debía a que el estrés se había concentrado en el composite o en el tejido dentario más que en la interfase de adhesión. Este elevado estrés tensional puede iniciar cracs que van divergiendo monolíticamente en el espesor de la dentina lo que causa un fracaso prematuro del sustrato antes que de la interfaz adhesiva misma. Algunos investigadores especularon que esto se debía a que los adhesivos de la época habían superado la resistencia cohesiva de ambos sustratos adherentes, pero el consenso final, allá por los noventas, fue que con este tipo de pruebas no era posible determinar la real fuerza retentiva de una interfaz adhesiva y que los fracasos cohesivos eran consecuencia de la biomecánica del test que no aseguraba una distribución uniforme del estrés como consecuencia de las cargas aplicadas(6)(7)(8).

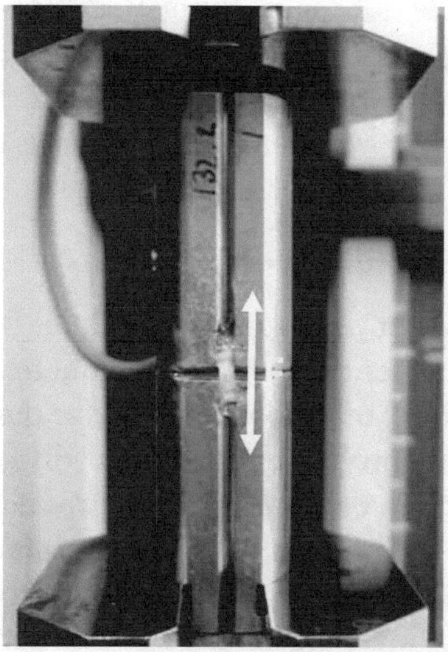

Figura 15. Test de resistencia traccional utilizando muestras de bastones.

Van Noort el año 1988-1989 y más tarde Van Noort y Della Bona el 1995, alertaron a la comunidad científica no solo de que existían estas concentraciones masivas de estrés en el sustrato, sino que además la resistencia nominal de adhesión podía variar de acuerdo con la geometría del espécimen de prueba, la configuración de la carga o el módulo de elasticidad del material. Estas conclusiones las obtuvieron en parte matemáticamente, utilizando análisis de elementos finitos para comparar test de tracción y de cizallamiento[(9)(5)(8)].

Debido a que este tipo de distribución no uniforme del estrés es más sensible en el test de cizallamiento, se consideró que los test de tracción podían ser más confiables. Además, se comprobó también que, aunque se aplique una carga de cizalle, es la tensión de tracción provocada por la deflexión de la muestra la que finalmente provoca el inicio de la fractura[(10)].

2.2.2 Macro test de resistencia tensil

Este tipo de pruebas es considerablemente menos utilizado que las pruebas de cizalle; pero debido a que se considera que presenta una mejor distribución del estrés, este test puede dar una medición más precisa de la fuerza requerida para el rompimiento de la adhesión. En la ejecución de esta prueba la fuerza es aplicada a ambos lados de la muestra. El correcto posicionamiento de la interfaz adhesiva de la muestra, de forma perpendicular al eje traccional es muy importante para evitar la generación de fuerzas de flexión.

2.2.3 Macro test de empuje (*push out*)

Esta prueba es de utilidad para el testeo de selladores de conducto y para probar la retención de postes cementados en los conductos radiculares. Se basa en generar una fuerza de cizallamiento en la interfaz diente-cemento y también entre poste-cemento. Para probar la resistencia adhesiva a dentina, se utilizan cortes de dentina de 1-2mm de grosor y se les provoca una profundización de forma troncocónica. La superficie interna de la profundización se trata con el adhesivo y el hueco es rellenado con composite. Luego el cilindro de composite es empujado desde el lado más delgado del corte de dentina (extremo de menor diámetro) y la resistencia adhesiva se calcula dividiendo la fuerza de extrusión por el área lateral del cilindro troncocónico. Este tipo de pruebas ofrecen datos bien precisos acerca del fallo adhesivo y simula bien el comportamiento de los materiales en boca, pero lamentablemente no es considerado como un criterio universal debido a que es un test que consume más tiempo y trabajo[(4)].

2.2.4 Test de resistencia al microcizallamiento

Como hemos visto anteriormente los macro test de resistencia adhesiva que generalmente miden superficies de 3 a 6mm de diámetro (aproximadamente a unos 7 a 28mm^2), fueron cuestionados por su validez debido principalmente a la distribución heterogénea del estrés en las superficies adhesivas que se pretendía medir, la frecuente ocurrencia de fracturas cohesivas y porque en sus resultados influyen otros factores como configuración geométrica, variantes de la aplicación de la carga y algunas propiedades físicas de los materiales. Con todo aquello, surgió la necesidad de crear nuevos sistemas de ensayo, con áreas reducidas a medir (ej.: inferiores a 2mm^2) y que de alguna manera superaran las anteriores limitaciones, dando origen a los llamados test de micro tensión y micro cizallamiento[(11)(12)].

Con estos nuevos test los investigadores podían constatar que los valores de adhesión aumentaban al disminuir el área de la medición (p. ej.: 0,4mm^2), que a este nivel todas las fallas eran adhesivas (mayor especificidad del test) y que se podían realizar múltiples mediciones en un mismo diente[(12)].

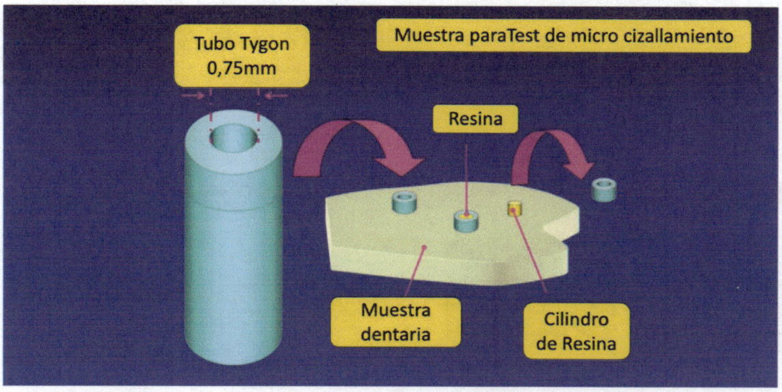

Figura 16. Obtención de cilindro de resina adherido a la muestra dentaria para test de resistencia al micro cizallamiento.

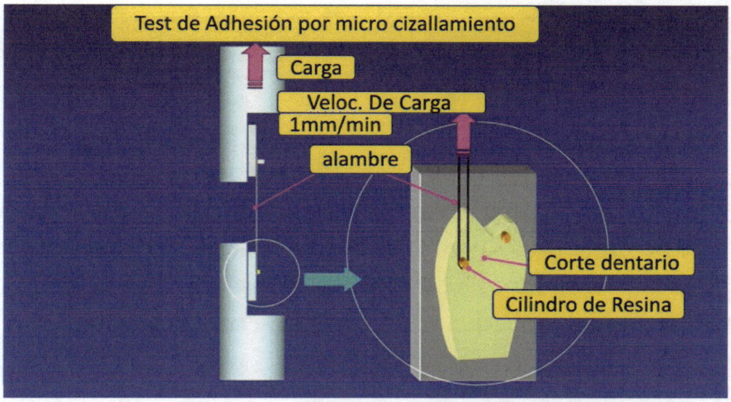

Figura 17. Obtención de cilindro de resina adherido a la muestra dentaria para test de resistencia al micro cizallamiento.

El test de micro cizallamiento puede realizarse aplicando una carga compresiva con una punta con forma de cincel o traccionando la muestra con un asa de alambre. Con el alambre se observa mayor cantidad de fallas mixtas adhesivas y cohesivas en dentina. Esto se debe principalmente a la inevitable flexión inducida por la carga del alambre. Por otra parte, también hay otros factores que complican esta medición: como la deformación del alambre debido

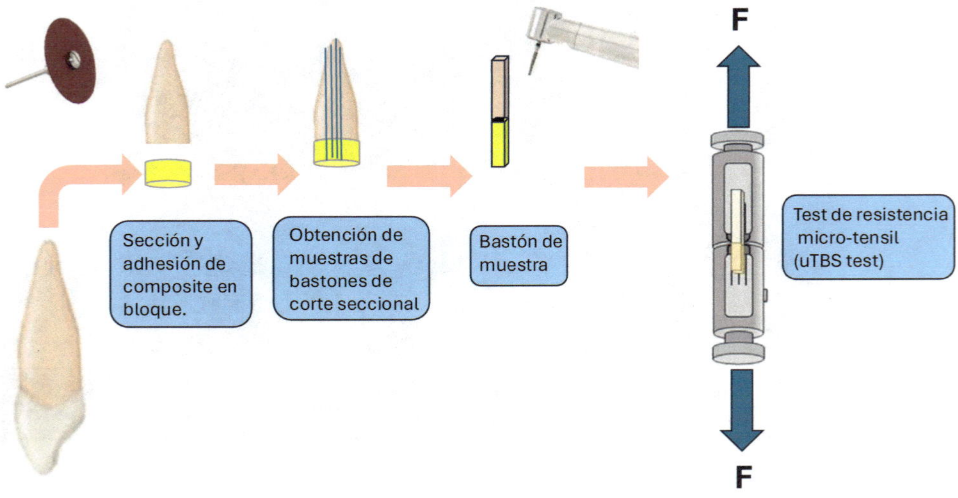

Figura 18. Esquema representativo de la confección de una muestra para el test microtensil.

a su flexibilidad o su eventual corte durante la medición, que afloje la tensión del alambre, y las dificultades para alinear y fijar estandarizadamente la muestra en la máquina de medición. Debido a esto el test de carga con una punta de cincel es más recomendable que el de tracción con el alambre[13].

2.2.5 Test de resistencia microtensil

Este test desarrollado por Sano *et al.*, en el año 1994, trata de preparar una superficie de corte plano y perpendicular al eje mayor de un diente (en dentina) para luego adherir un composite, el que tras ser polimerizado se almacena en agua junto a las otras muestras.

Después se hacen múltiples cortes verticales con un disco de diamante de baja velocidad. Con ello se obtienen bastones con la mitad superior en composite y la inferior en dentina. Por último, estos bastones se reducen con una fresa ultrafina en el centro a nivel de la interfaz adhesiva, dándole una forma de reloj de arena al bastón para asegurar la máxima concentración de estrés en esta región. La mayor ventaja es que se obtienen solo fallas adhesivas del material si el área de medición es inferior a 1mm^2 porque ahí se concentra el estrés. Como otras ventajas de esta prueba tenemos un mejor control de las diferencias regionales y geométricas que se pueden ver en una cavidad, una mayor cantidad de especímenes de prueba obtenidos por cada diente, y un mejor control y distribución del estrés. Entre las desventajas podemos citar que es un test más complicado, que requiere mayor preparación después del procedimiento de adhesión, que es difícil obtener especímenes con una geometría consistente, es una técnica sensible al operador, es difícil registrar resistencias adhesivas menores a 5MPa y es fácil dañar los especímenes. A pesar de ser una prueba con la que se puede obtener una buena discriminación, por todas las dificultades anteriormente descritas no es un test que se aplique sistemáticamente(13)(4).

2.3 INTERPRETACIÓN DE LOS TEST DE ESFUERZO

Como hemos mencionado, la naturaleza de las cargas aplicadas sobre las estructuras dentarias no es simple. En términos generales los esfuerzos pueden ser de tensión o tracción, compresión, cizalle, flexión, torsión, clivaje o una combinación de todos.

Cuando una carga se aplica sobre un plano inclinado, el esfuerzo aplicado se descompone en vectores de fuerza y las estructuras responden de acuerdo a la magnitud y sus propiedades físicas. Otro ejemplo: si aplicamos un esfuerzo tensional sobre un material, este no solo se deforma en el sentido y dirección de la carga aplicada, sino que también se contrae en una dirección perpendicular al esfuerzo y esta contracción es proporcional a la tensión ejercida. En esta última situación no solo importa la magnitud y el sentido de la carga, sino que también influyen otros factores como el módulo de elasticidad (Young's modulous) y el límite elástico de elongación del material (*elongation to brake point*). Cuando aplicamos una carga de tipo compresivo, traccional y tensional sobre una junta adhesiva; en general este tipo de esfuerzos son resistidos por toda la superficie de adhesión. Las fuerzas de clivaje en cambio solo son resistidas por la zona adherida que se encuentra más próxima al punto de aplicación de la carga. Esta situación se puede ver en la clínica, en el caso de un puente adhesivo tipo Maryland cuyo diseño no cumpla con el requisito básico para este tipo de puentes, que es la envoltura del pilar (mayor a 180° de cobertura del área de circunferencia de cada diente pilar); y se le aplique una carga deflectiva únicamente a nivel del póntico. Este tipo de carga denominada de

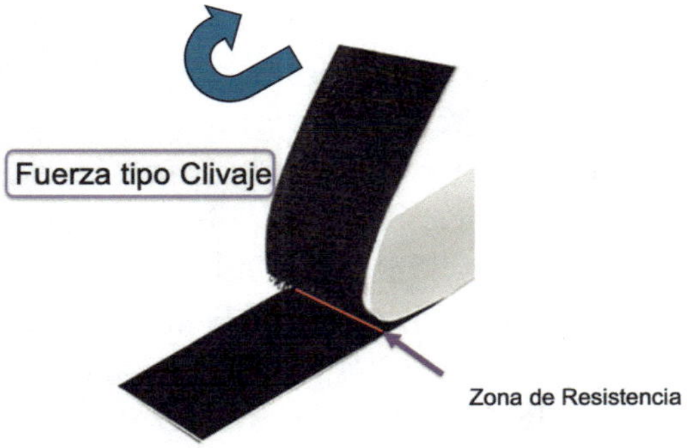

Figura 19. Ejemplo de despegado de una cinta adhesiva con una fuerza tipo clivaje. La zona que resiste que se despegue está representada por la línea inmediata a la zona de acción de la fuerza (línea roja).

clivaje (como quien pela la cáscara de un plátano) es muy mal soportada por la adhesión, debido a que es resistida solamente por un aspecto lineal de la misma y es por ello que se debe considerar el diseño en envoltura de los pilares en este tipo de puentes y en general, evitar las guías excursivas en los pónticos o intermediarios.

2.4 EVOLUCIÓN DE LOS ADHESIVOS A ESMALTE/DENTINA

Según refieren Hans Jörg Staehle *et al.*[(14)]: "El descubridor del ácido acrílico fue el químico Josef Redtenbacher y el ácido metacrílico fue descrito en 1865 por los químicos Edward Frankland y Baldwin Francis Duppa. Más aún; la conversión del ácido metacrílico desde su estado líquido a una resina sólida se reportó el año 1877 por los químicos Rudolph Fittig y Ludwig Paul. En 1880 el químico Georg Wilhelm August Kahlbaum produjo el metil éster 'polimérico del ácido acrílico por primera vez. El descubrió que esta sustancia que se podía mantener almacenado como una gelatina por varios meses podía ser solidificado mediante la aplicación de calor y luz. Al exponerlo a la luz solar directa usando un prisma de vidrio, este solidificaba en pocas horas y se endurecía completamente en unos pocos días".

Posteriormente, en 1922 se da inicio a la ciencia de la química de los polímeros cuando Hermann Staudinger introdujo los conceptos de macromoléculas, polímeros y polimerización. El definió a un polímero como una larga cadena de unidades pequeñas (poli= muchas, meros=partes) unidas por enlaces de tipo covalente. Entre las décadas de 1920 y 1930 creció la industria de los acrilatos. En su desarrollo destaca la síntesis del ácido metacrílico y su esterificación con metanol para producir un líquido incoloro de metil metacrilato (MMA) el cual ha sido utilizado en grandes cantidades como precursor del poli metil metacrilato (PMMA); un material (acrílico) que tiene múltiples aplicaciones en la industria y también las ha tenido y continúa vigente en la odontología(14)(15).

2.4.1 Adhesivos de primera generación

La primera generación de adhesivos dentinarios contenía el monómero GPDM como principal ingrediente. El primer adhesivo desarrollado para adherir resinas en odontología fue desarrollado por el químico Suizo Oskar Hagger, que trabajaba para De Trey Amalgamated Dental Company, en el año 1949. Las investigaciones de Hager buscaban mejorar la retención de los acrílicos al diente como material de restauración cosmético. Para ello diseñó una resina fluida en base a GPDM (ácido glicero-fosfórico dimetacrilato), la que era polimerizada utilizando como iniciador al ácido sulfínico. Este adhesivo se denominó Cavity Seal® que desarrolló para ser usado con una resina acrílica de autocurado de nombre comercial sevriton (*sevriton cavity seal*)(16).

Este monómero GPDM es un monómero acídico capaz de grabar e interactuar iónicamente con el sustrato dentario. Tiene potencial para unirse iónicamente al calcio de la hidroxiapatita de la dentina por la vía de su grupo funcional fosfatado, pero ese potencial aún no era suficiente ya que por sí solo no ofrecía uniones estables. Para ello se agregaron co-monómeros activadores de superficie como el NPG-GMA de Bowen (N-(2 hidroxi-3-metacriloxipropil)-N-fenilglicina. De hecho, en 1952 Maclean y Krammer publicaron que este adhesivo cavity seal mejoraba la adhesión a dentina "penetrando su superficie y formando una capa intermedia" y una unión química a las estructuras dentarias. Estas observaciones se deben considerar como precursoras para el desarrollo de lo que hoy conocemos como hibridización o capa híbrida(17)(18). En la actualidad, este monómero todavía es utilizado por el adhesivo Optibond FL/ XTR Universal de Kerr Co.

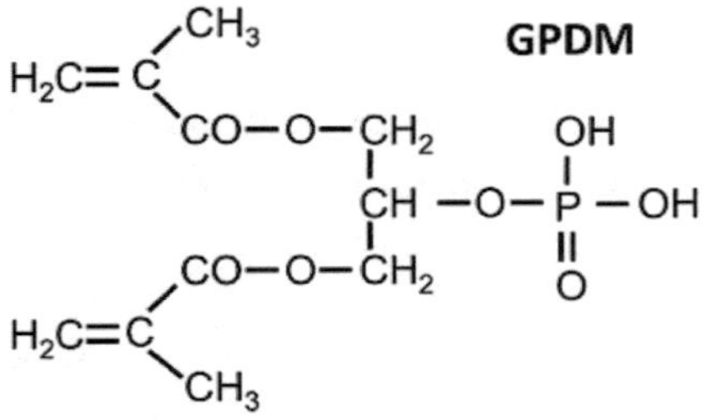

Figura 20. Estructura molecular del monómero funcional GPDM.

El trabajo de Buonocuore para producir micro retenciones al esmalte llegó seis años más tarde así que el objetivo original de Hager estaba enfocado a mejorar la retención de la resina acrílica a la dentina y todavía no al esmalte, aunque obviamente no lo logró[19][20].

Buonocuore publicó el año 1955 los resultados de sus experimentos para aumentar la retención del esmalte, sometiéndolo a un proceso de desmineralización o grabado con ácido fosfórico al 85% (adaptación de un proceso industrial que se utilizaba para aumentar la retención de pinturas en metales). Con ello se obtenía una superficie del esmalte limpia, con microporosidades retentivas y con una alta energía superficial que la hacía mucho más adecuada para la adhesión. La comprensión del verdadero mecanismo que actuaba para favorecer la adhesión demoró un tiempo y formalmente fue publicada en 1968 por Buonocuore junto a Matsui y Guinnett, donde describieron la formación de tags de resina que se infiltraban entre los prismas del esmalte[20][21].

El trabajo de Buonocuore no obtuvo reconocimiento inmediato, y su impacto en la odontología restauradora en un principio fue bajo debido a que las restauraciones en ese momento eran en base a resinas acrílicas, las que experimentaban una elevada contracción de polimerización y decoloración, por lo que tenían un pobre desempeño a largo plazo. Hasta el momento, solo se consideraba la retención al esmalte como mecanismo de retención efectivo; y cuando este se grababa con ácido fosfórico, era mandatorio cubrir la dentina con un liner o una base cavitaria como protección para evitar que el ácido pudiera entrar en contacto con la pulpo-dentina y tuviera efectos negativos en ella (inflamatorios o necróticos). Hasta allí existía el conocimiento generalizado de que —aparte de la infección bacteriana por caries— la acidez de los materiales restauradores era una de las principales causas de las inflamaciones pulpares.

Buonocuore y alumnos, publicaron posteriormente en 1956[22], que las resinas en base a dimetacrilatos del ácido glicerofosfórico, también podían adherirse a la dentina tratada con ácido clorhídrico, pero lamentablemente esa adhesión no era duradera ya que en medios acuosos se hidrolizaba fácilmente. Con todo, Buonocuore se considera como el "padre de la adhesión en odontología" debido a su trabajo para mejorar la retención de las restauraciones de la época mediante el grabado ácido del esmalte.

La primera fórmula desarrollada por Bowen, **Bis-GMA** (Bis fenil glicidil dimetacrilato) en 1956, dio inicio a la era de las resinas compuestas o composites. Las primeras resinas compuestas para obturación venían dispuestas en dos pastas que se mezclaban y polimerizaban mediante una reacción química. Esto tenía inconvenientes como tiempo de trabajo reducido, polimerización incompleta por desigualdades en la dosificación y degradación del color en el tiempo debida al principio de iniciación de la reacción de polimerización (amina terciaria).

Para superar este problema, Bowen en 1965; diseñó un co-monómero surfactante activo denominado N-fenilglicina glicidil metacrilato (NPG-GMA o (N-(2-hidroxi-3-metacriloxi-propil)-N-fenilglicina)), el que podría generar enlaces entre los grupos fosfatados y el calcio que fueran más resistentes a la hidrólisis y con esto surgió el primer adhesivo comercializado por SS White, denominado Cervident®. Lamentablemente su desempeño tampoco era bueno al estar expuesto a un medio acuoso y en restauraciones cervicales o clase V[23].

En los setentas aparecieron las resinas activadas por radiación electromagnética: inicialmente por luz ultravioleta en un espectro lumínico de 365nm. Pronto los efectos negativos de la luz UV y la poca profundidad de polimerización, dieron paso al cambio de fotoiniciadores activados por luz visible (427-491nm).

Las resinas compuestas en base a Bis-GMA foto activadas por luz visible son hasta hoy la base de la mayoría de las resinas utilizadas en odontología. El Bis-GMA posee alta viscosidad, y para poder incorporar relleno inorgánico, es necesario combinarlo con otros monómeros de menor peso molecular, y el más utilizado es el TEGDMA (tri etilen glicol dimetacrilato) con lo que se logra aumentar su fluidez[24].

También en los setentas Eick describe el barro dentinario; identificado por microscopía electrónica de barrido, como una barrera para lograr adhesión efectiva a la dentina. Todavía persistía el concepto del barro dentinario como barrera para la difusión de agresiones hacia la pulpa y el principio de esta primera generación consistía en impregnarlo, pero sin removerlo completamente[(25)]. Este barro dentinario es una mezcla de material orgánico (colágeno desnaturalizado, restos de procesos odontoblásticos, bacterias, etc.) e inorgánico (principalmente calcio) y que son residuos del desgaste de la dentina en el proceso de eliminación de caries. Tanto su consistencia, como su espesor no permitían que los monómeros de resina lo infiltraran profundamente para lograr su objetivo de unirse químicamente al colágeno o al calcio de la dentina. En consecuencia, la adhesión obtenida dependía directamente de la resistencia adhesiva o cohesiva de la capa de barro dentinario. Así entonces; con las bases cavitarias de por medio, la fuerza de adhesión a dentina era del orden de apenas 1-3 MPa[(26)].

2.4.2 Adhesivos de segunda generación

Con la **segunda generación** de adhesivos, entre finales de los setentas y la década de los ochentas, los esfuerzos se enfocaron en generar monómeros que pudieran alcanzar una unión química, con los constituyentes orgánicos (colágeno) o inorgánicos (HAp) de la dentina. Estos adhesivos entonces fueron catalogados entre aquellos que enfocaban su adhesión al colágeno y los que se unían al calcio de la HAp[(27)(28)(29)]. El enfoque para estos adhesivos utilizaba monómeros fosfatados y también monómeros derivados de oxalatos. Uno de los primeros adhesivos de esta generación que salió al mercado en 1983 fue Scotchbond® (3M Dental); un derivado de un éster halo fosfórico de Bis-GMA que se presentaba en dos componentes: a) la resina hidrofóbica constituida por dicloro fosfato de Bis-GMA al 57%, un 43% de TEGDMA (tri etilenglicol di metacrilato) y el iniciador peróxido de benzoilo y b) el componente liquido constituido por 98% de etanol y aceleradores (canforoquinonas al 0,06% en los fotopolimerizables y sulfoccinato sódico de benceno, para los foto y autopolimerizables). Se pensaba que el monómero fosfatado debía unirse al calcio del barro dentinario mediante la acción de un proceso de humectación superficial y la formación de enlaces iónicos entre el calcio y los grupos cloro fosfatados del adhesivo[(16)]. La fuerza adhesiva que se lograba fluctuaba entre los 4-6 MPa; lo que aún era insuficiente y se asociaba con un mal desempeño clínico[(26)].

El barro dentinario (BD) todavía no se removía con estos adhesivos, lo que contribuía a debilitar la adhesión debido a que esta última se sustentaba básicamente en la resistencia cohesiva y la adhesión del BD. Este tipo de unión se degradaba rápidamente en presencia de humedad, lo que influía directamente en el fracaso prematuro de las restauraciones evidenciado por hipersensibilidad postoperatoria, brechas y tinciones marginales, caries recurrente y desalojo prematuro de las restauraciones[(30)].

Entre los adhesivos fosfatados de esta generación podemos reconocer aparte de Scotchbond® (3M Dental) a: Bondlite® (Kerr/Sybron), Universal Bond® (Caulk Dentsply), Dentin Bonding Agent® (Johnson & Johnson Dental), Synter Bond® (Teledyne Getz) y Creation Bond® (Dent Mat).

Entre 1984 y 1989, se comercializa el Clearfil New Bond® y el Clearfil Fotobond® de Kuraray, los que introducen un nuevo monómero fosfatado denominado 10-MDP (10-metacriloiloxidecil dihidrógeno fosfato) que ha sido utilizado en muchos adhesivos hasta el día de hoy y es la base de la mayoría de los adhesivos de autograbado actuales, pero que, en aquella época y contexto, no significó una gran mejora en el performance de esos adhesivos.

El segundo grupo de adhesivos de esta generación; derivados de oxalatos, fue introducido por Bowen y Cobb mucho antes, pero su mayor desarrollo fue en esta década de los ochentas, siendo su principal exponente el adhesivo tenure (Den-Mat). Este adhesivo se presentaba como un acondicionador que contenía oxalato de aluminio al 3,5%, ácido nítrico al 2,5% y un 94% de agua, una solución A con NPGGMA en acetona al 94% y una solución B que era un 10% de polimetil dimetacrilato. Su mecanismo de acción pretendía despegar el barro dentinario para que la resina pudiera fluir por los túbulos y formar tags.

2.4.3 Adhesivos de tercera generación

La **tercera generación** de adhesivos llegó durante los ochentas. Entre los productos comerciales más reconocidos de esta generación figuran el Scotch Bond II® (3M-ESPE), Glumma® (Bayer/Miles), Tenure® (Den-Mat), Prisma Universal Bond III® (Caulk/Dentsply), Syntac® (Ivoclar/Vivadent), y XR Bond® (Kerr). Esta generación pretende obtener una verdadera adhesión con la dentina de tipo micromecánica. Para ello remueven o disuelven parcialmente el barro dentinario de la superficie, pero sin remover el tapón de barrillo a la entrada de los túbulos; con la finalidad de evitar posibles lesiones pulpares susceptibles de ser inducidas por el pH de soluciones ácidas más concentradas y de dejar una barrera contra la infiltración bacteriana en la entrada de los canalículos dentinarios. Esta era la principal creencia de la época en los Estados Unidos y Europa[(16)(21)].

Se utilizaron primers ácidos de baja concentración como el ácido maleico al 2,5% (mezclado en solución acuosa con 55% de HEMA (2-hidroxi etil metacrilato); ésta era la fórmula del conocido scotch prep utilizado como primer del adhesivo scotchbond II de 3M. El monómero HEMA se utiliza como un promotor de adhesión, ya que por sus características hidrofílicas permite aumentar la difusión a través del sustrato dentinario y con ello la penetración del adhesivo.

El sistema adhesivo Glumma® (Bayer/Miles) fue introducido en 1985 y requería grabado con ácido fosfórico al 37% en el esmalte. Para la dentina se utilizaba un agente quelante (EDTA al 17%) el cual se lavaba posteriormente. A continuación, se usaba un imprimante de glutaraldehído al 5%, HEMA al 35% y agua 65%. Por último, se aplicaba una resina fluida y se polimerizaba. Su mecanismo de acción es la unión con el colágeno de la dentina más que el barro dentinario o el sustrato mineralizado[(31)]. El fabricante recomienda secar la dentina después de lavar el agente acondicionador, pero también establece que la dentina puede dejarse ligeramente húmeda.

Versiones posteriores de Gluma 3-Step® (acondicionador 1 y 2) y Gluma 2000® (Solución 1) contienen 1.6% de ácido oxálico, 2,6% de nitrato de aluminio y 2.7% de N-fenilglicina en agua. Bowen *et al.*[(32)], sugirieron la incorporación de oxalatos y nitratos en el agente acondicionador. El ácido oxálico reacciona con el calcio formando oxalatos de calcio y de esa manera forma uniones iónicas entre la HAp y el comonómero del adhesivo puesto encima. Sin embargo, este acondicionamiento producía un grabado débil y una zona de dentina impregnada con resina de 1.5 a 3.0m, lo que generaba valores relativamente bajos de resistencia adhesiva[(33)(34)].

Aunque los valores de adhesión obtenidos aumentaron significativamente en relación con las dos generaciones anteriores (ahora alcanzaban de 8 a 11 MPa); aún continuaban siendo insuficientes para contrarrestar las fuerzas de contracción de polimerización de las resinas compuestas que pueden ser del orden de 17-20 MPa. Nuevamente el desempeño clínico de este tipo de adhesivos continuaba siendo inaceptable.

2.4.4 Adhesivos de cuarta generación

El gran salto de la industria de los adhesivos vino de la mano de la **cuarta generación**. Con ellos se lograba obtener los valores de adhesión más elevados a la vez que se obtenía un buen anclaje a la dentina pretratada.

El nuevo concepto unía los trabajos de los investigadores japoneses, liderados por Takao Fusayama[(35)] con su concepto de "grabado total" y los del doctor Nobuo Nakabayashi[(36)], que describía la nueva interfase adhesiva como "**capa híbrida**" o "**zona de interdifusión resina-dentina**" y que después fueron corroborados por Shigehisa Inokoshi y colaboradores[(37)(38)(39)(40)(41)].

La estrategia de grabado total de Fusayama fue de a poco ganando aceptación en el mundo y dio pie para la comercialización del adhesivo diseñado para tal efecto por la empresa japonesa Kuraray el año 1984, al que denominaron Clearfil New Bond®. Este adhesivo utilizaba la filosofía del grabado total con ácido fosfórico, seguida de la aplicación del adhesivo de dos componentes y curado químico. También introducía el nuevo monómero funcional desarrollado igualmente por Kuraray, denominado 10-MDP (10 metacriloiloxidecil dihidrógeno fosfato) y que hasta el día de hoy es considerado uno de los monómeros funcionales más efectivo. Como veremos más adelante, este monómero fosfatado tiene el potencial de formar puentes de tipo iónico con la HAp, pero hasta ese momento ese potencial no se aprovechaba ya que tras el grabado total se remueve toda la HAp en la superficie dentinaria en una profundidad de 5 a 8 micrones y por lo tanto no quedan sitios receptores de calcio disponible para interactuar con el monómero 10-MDP.

Cabe mencionar que el concepto de grabado total de Fusayama no fue adoptado inmediatamente por los clínicos de occidente, principalmente de Estados Unidos y Europa, debido a que les preocupaban las eventuales complicaciones pulpares que podían ocurrir por invasión bacteriana o penetración de agentes químicos a través de los túbulos expuestos por el grabado total. Al respecto, Inokoshi en 1982 desarrolló una investigación en perros sobre los efectos pulpares a nivel histopatológico como respuesta al clearfil bond system-F. Él encontró que, frente a la aplicación del adhesivo tras el grabado total, la respuesta pulpar fue mínima y no hubo penetración bacteriana desde las paredes cavitarias hacia los túbulos dentinarios[(41)].

Nakabayashi demostró que era posible tratar con ácido fosfórico la dentina con la finalidad de eliminar el barro dentinario, y que, tras este procedimiento, este sustrato podía infiltrarse con resina y se formaba una zona de matriz dentinaria/resina reforzada por fibras colágenas. A esta nueva estructura de *biocomposite* la denominó "capa híbrida" y fue considerada como el principal mecanismo para obtener adhesión a la dentina[36].

Básicamente este proceso se trata de un intercambio en superficie de los tejidos inorgánicos de la dentina vía remoción superficial de fosfato de calcio de su superficie por medio del grabado ácido, por una capa de resina infiltrada que polimeriza in situ y que se retiene por adhesión micromecánica y eventualmente también de tipo química al sustrato dentinario y al colágeno. Este mecanismo constituye uno de los primeros casos de bio-ingeniería desarrollados y depende directamente de la capacidad de difusión del complejo primer-adhesivo[36].

Pashley *et al.*, define la adhesión de la resina como: "una forma única de ingeniería tisular, que involucra una serie de modificaciones en la dentina y el esmalte, cambiando sus propiedades fisicoquímicas desde una estructura hidrofílica, cristalina e impermeable a una matriz permeable que se vuelve más dura y ácido-resistente"[42][43].

En palabras de Van Meerbeeck: "La zona de interdifusión resina-dentina ofrece sitios de enlace para la copolimerización con la resina compuesta al tiempo que puede tener un efecto potencial como protector pulpar"[44].

En esta generación los tres componentes del sistema adhesivo vienen separados en diferentes contenedores y son aplicados secuencialmente (ácido, primer y adhesivo). Utiliza la estrategia del grabado total, donde la dentina y el esmalte son grabados simultáneamente con ácido fosfórico al 37% por un período de 15-20 segundos. Luego el ácido se hace escurrir con agua y posteriormente esta debe ser removida con una suave corriente de aire aplicada desde la jeringa triple. El esmalte debe quedar totalmente seco y la dentina visiblemente húmeda (*wet bonding*) para evitar el colapso de las fibras colágenas que han quedado expuestas sin sustento. Este es un aspecto crítico y a la vez muy sensible de esta técnica. El procedimiento continúa con la aplicación de un primer que contenga monómeros hidrofílicos (usualmente HEMA), y que difunde entre las fibras colágenas para luego ser secado con el fin de eliminar el exceso de solvente.

HEMA, (o 2-hidroxi etil metacrilato), es un monómero mono funcional de bajo peso y tamaño molecular, que presenta alta hidrofilicidad gracias a su corta cadena de carbón y un grupo hidroxilo terminal. Actúa efectivamente como promotor de adhesión y difusión a la vez que es un efectivo co-solvente para otros monómeros actuando en la prevención del fenómeno de separación de fases (entre monómeros y agua) que será tratado más adelante. Como desventajas HEMA presenta problemas de biocompatibilidad al ser potencialmente alergénico, una baja tasa de polimerización y resistencia mecánica a la vez que un alto potencial de absorción acuosa[45].

Como solventes principales utilizan etanol, acetona, agua o alguna combinación de estos, y su labor principal es favorecer la difusión de los monómeros funcionales hidrofóbicos del tercer componente adhesivo entre la trama colágena expuesta y las micro retenciones provocadas por el grabado ácido en el sustrato esmalte/dentina. Otra labor importante que cumplen estos solventes es que actúan como capturadores de agua (*water chasers*) y ayudan a evaporarla gracias a su presión de vaporización. Los adhesivos en base a acetona son especialmente útiles para la técnica *wet bonding* debido a su alta capacidad para desplazar los excesos de agua. El problema con este procedimiento es la dificultad para el discernimiento por parte del clínico de cuál es el óptimo grado de humedad requerido para obtener una óptima adhesión. Ya sea que el sustrato esté desecado en exceso o hiper hidratado, invariablemente habrá una afectación de la adhesión. En este sentido, aquellos adhesivos que contienen primers en base a alcohol/acetona han demostrado ser más eficientes debido a que parecieran ser menos sensibles a las variaciones del porcentaje de humedad del sustrato dentinario. Un ejemplo de este tipo de adhesivo que utiliza un primer en base a etanol/agua, es el Optibond FL® del fabricante Kerr.

El último paso de la aplicación de este tipo de adhesivos de grabado y lavado en tres pasos es la aplicación del adhesivo hidrofóbico propiamente tal, el cual se seca nuevamente y polimeriza. La fuerza adhesiva obtenida con estos materiales es del orden de los 20 MPa y con ello se reduce significativamente la microfiltración marginal de las restauraciones[16]. La retención principal del adhesivo al esmalte es obtenida por su infiltración en las micro retenciones provocadas por el grabado ácido. En cuanto a la dentina, se obtiene por la hibridización que traba a la resina del adhesivo con las fibras colágenas expuestas de la dentina inter tubular y por la formación de tags de resina infiltrada en los canalículos dentinarios expuestos.

2.4.5 Adhesivos de quinta generación

Los sistemas adhesivos de **quinta generación** se basan en los mismos principios o estrategia adhesiva que los de cuarta generación, vale decir: grabado total, la formación de tags de resina con ramificaciones laterales y de una zona híbrida en esmalte y dentina ínter prismática. Lo que la caracteriza es que pretendía simplificar los procedimientos reduciéndolos a tan solo dos pasos, uniendo en un solo frasco los componentes del primer y del adhesivo, debido a que el protocolo original de tres pasos puede ser algo confuso y demanda mayor atención y tiempo clínico. Esta simplificación los hizo más hidrofílicos que los de cuarta generación y con ello, más hidrolíticamente inestables. Otra diferencia es que su aplicación es menos permisible ya que los errores o imprecisiones que puedan ocurrir durante la aplicación del procedimiento ahora casi no tienen margen para corregidos. La mayor diferencia es que en los de cuarta generación, el primer hidrofílico es posteriormente cubierto por una capa de adhesivo hidrofóbico, lo que aumenta la permeabilidad del estrato adhesivo. Esta condición no se da en los adhesivos de quinta generación y favorece gran parte de los problemas que podemos encontrar en ellos.

Si pudiéramos resumir en una pauta los principales inconvenientes que presentan los adhesivos simplificados de quinta generación (2 E&R) con respecto a los de cuarta generación (3 E&R) podríamos decir:

- Mayor proporción de solventes vs. resina
- Mayor hidrofilicidad, absorción acuosa y permeabilidad
- Menor espesor de película adhesiva con menor potencial de absorción de estrés
- Menor resistencia mecánica de la película adhesiva
- Resistencia adhesiva inferior
- Comportamiento clínico inferior a largo plazo

Con todo, las fuerzas adhesivas que podemos obtener con estos sistemas de quinta generación podrían llegar hasta los 25 MPa. iniciales(16); pero la mantención de esos valores y la integridad de los márgenes de la restauración en el tiempo son de especial preocupación. Uno de los aspectos más débiles de la técnica de grabado total y los adhesivos de grabado y lavado (E&R) de cuarta y quinta generación, es la discrepancia que se produce entre la profundidad del frente de ataque ácido y la infiltración resinosa, lo que deja fibras colágenas denudadas sin cubrir por el adhesivo. Esto sumado con la activación de enzimas colagenolíticas por el pH ácido que habían quedado en estado latente desde la dentinogénesis, desencadena una serie de eventos que se reconocen como *nanofiltración* (término acuñado por Sano *et al.* en 1995)(46)(47), y que al ser asociado a absorción acuosa e hidrólisis llevan en conjunto a la *degradación enzimática e hidrolítica de la interfaz adhesiva*(48)(49).

Como ejemplos de adhesivos de 5ª generación tenemos: Prime & Bond 2.1 NT® (Dentsply Caulk), Single Bond® (3M), Optibond Solo® (Kerr), One Step® (Bisco) y XP Bond® (Dentsply).

2.4.6 Adhesivos de sexta generación

La **sexta generación**, introducida entre fines de los noventas y principios de los 2000; introdujo un cambio sustantivo en la técnica adhesiva, eliminando el grabado total para el esmalte-dentina e introduciendo el autograbado mediado por la incorporación de monómeros acídicos incluidos en el primer. Vienen dispensados como dos componentes líquidos: un primer acídico más el adhesivo propiamente tal. Se utilizan aplicando el primer al esmalte-dentina con un micro *brush* frotándolo suavemente contra la dentina para disolver el barro dentinario y favorecer la difusión de los monómeros. Luego sin lavarlo, debe secarse durante 30-40 segundos con aire para eliminar los excesos y evaporar los solventes. A continuación, se aplica de la misma manera el adhesivo y tras el secado se polimeriza de 30 a 40 segundos. Otra forma de presentación para algunos adhesivos de esta generación es la mezcla previa de ambos componentes (una gota de cada frasco o en un blíster unidosis) la que debe realizarse inmediatamente al momento de su aplicación debido a la alta volatilidad de los solventes y a las interacciones químicas no deseables que se desencadenan inmediatas a la mezcla de los componentes.

Como ventaja para estos adhesivos tenemos una técnica simplificada, que consume menos tiempo, que no depende del grado de humedad del sustrato dentina debido a que el primer no debe ser lavado sino que solamente se seca con aire de la jeringa triple, que en general no activa metaloproteinasas si se usan adhesivos de pH suave o débil, tampoco debiera provocar sensibilidad post operatoria ya que con estos adhesivos de suave acidez no se exponen los túbulos dentinarios y que en teoría, la difusión del adhesivo penetra a la misma profundidad que el primer acídico acondicionó. Como inconvenientes podemos decir que si bien la adhesión a dentina con este tipo de adhesivos da valores más que aceptables (41MPa a las 24 hrs.), no es lo mismo cuando se trata del esmalte. Esto probablemente se deba al hecho de que este tipo de primers acídicos no poseen la acidez necesaria para grabar adecuadamente al esmalte y es más difícil mantenerlos en una posición, debiendo ser refrescados constantemente[(16)]. Esto ha llevado a muchos clínicos a adoptar la filosofía del grabado selectivo del esmalte con ácido orto fosfórico al 30-40% como etapa previa a la aplicación del primer del adhesivo autograbante. Estos adhesivos de autograbado se clasifican entre otras cosas por su grado de acidez y van desde los ultrasuaves (pH ± 2,5), suaves (pH ± 2), moderadamente ácidos (pH ± 1.5) hasta los fuertemente ácidos (pH ± 1).

Uno de los primeros adhesivos autograbantes comercializados fue Adper Prompt-L Pop® (de 3M ESPE), el que venía dispensado en un sistema unidosis y se hizo popular rápidamente por su fácil y rápida aplicación. En su formulación contenía como monómero funcional ésteres metacrílicos del ácido fosfórico disueltos en agua (por su sistema de blíster unidosis se producía la mezcla justo antes de la aplicación del adhesivo) y diHEMA fosfato. Al ser aplicado actuaba como un adhesivo de fuerte acidez y generaba un frente de grabado profundo con denudación de las fibras colágenas y un patrón similar al obtenido con el acondicionamiento con ácido fosfórico con una capa híbrida de un grosor de 3 a 4 mm. Como estos adhesivos de autograbado no se lavan, las sales de fosfato de calcio disueltas por el acondicionamiento ácido quedan incorporadas en el estrato adhesivo y se consideran contaminantes de la superficie adherente ya que presentan una retención débil y no son hidrolíticamente estables, lo que a la larga afecta el comportamiento clínico de la restauración. En síntesis, los adhesivos de autograbado de fuerte acidez presentan los siguientes inconvenientes: un patrón de grabado muy agresivo, que deja colágeno descubierto, activa enzimas colagenolíticas y no deja calcio disponible para una unión química del monómero funcional con el sustrato. Además, la resina infiltrada puede no polimerizar adecuadamente y es altamente hidrofílica. Por último, las sales de fosfato de calcio quedan como contaminantes de superficie y son hidrolíticamente inestables.

El mejor comportamiento adhesivo para esta generación es el obtenido por aquellos sistemas de suave acidez, ya que obtienen su retención en base al anclaje micro mecánico y a su interacción química con el calcio de la hidroxiapatita parcialmente expuesta. Esto se debe a un patrón de grabado menos agresivo que remueve parcialmente el calcio, provocando micro retenciones, pero sin dejar a las fibras colágenas sin soporte y manteniendo suficiente material inorgánico como para la formación de anclajes químicos de tipo iónico entre el monómero funcional y el sustrato dentario.

Estos adhesivos de suave acidez (y especialmente aquellos de ultrasuave acidez) presentan el mayor inconveniente de que no son capaces de grabar adecuadamente el esmalte. Según Bart Van Meerbeek *et al.*[(45)], esto se puede deber a una combinación de factores:

a) El menor potencial de retención micromecánica relacionado con un patrón de grabado menos agresivo obtenido por los monómeros acídicos de estos adhesivos.

b) Una menor reactividad química de estos monómeros (incluso 10-MDP) con los cristales de HAp, que son más largos y presentan una mayor cristalinidad en el esmalte que aquellos presentes en la dentina; lo que provoca que el calcio objetivo sea más difícil de alcanzar.
c) La orientación entrecruzada de los prismas en la dentina comparada con la organización paralela de estos cristales en los prismas del esmalte facilita alcanzar el calcio en dentina y obtener una mayor interacción con él.

Como ejemplos de adhesivos de 6ª generación tenemos a Clearfill SE Bond® (Kuraray), AdheSE® (Vivadent), Simplicity® (Apex), One Touch Bond® (Kuraray), Xeno III® (Dentsply), SE Bond® (Coltene) y Touch & Bond® (Parkell).

2.4.7 Adhesivos de séptima generación

Los adhesivos de la **séptima generación** introducidos también a fines de los noventas y principios de los dos mil, fueron evolucionando de manera casi simultánea con los de sexta generación. Continuaron con la filosofía de autograbado, pero la simplificaron aún más, reuniendo todos los componentes del adhesivo en un solo frasco. El producir un adhesivo de estas características; vale decir, monómeros acídicos hidrofílicos mezclados con monómeros hidrofóbicos y con un alto contenido de solventes, particularmente agua (necesaria para ionizar estos monómeros), trae consigo una serie de dificultades para el almacenamiento, transporte y vida útil (el alto contenido de agua los hace propensos a sufrir hidrólisis de sus monómeros y degradación química del polímero durante el almacenamiento)[(50)(51)].

También presentan otros inconvenientes clínicos como exceso de solvente residual, película altamente hidrofílica, separación de fases, etc.

Los reportes clínicos y de laboratorio de esta generación de adhesivos prueban que ellos son demasiado hidrofílicos y se degradan más rápidamente; que no son estables y que su acidez puede interferir con el sistema iniciador de los composites de autocurado[(51)].

Como ejemplos de adhesivos de 7ª generación tenemos: Single Bond Universal® (3M ESPE), Clearfil S3 Bond® (Kuraray), Clearfil Universal Bond® (Kuraray), Opti Bond All In One® (Kerr), G-Bond® (GC), I Bond® (Heraeus Kulzer) y Xeno IV® (Dentsply).

2.4.8 Adhesivos de octava generación

La **octava generación** o la última generación de adhesivos se les denomina como "adhesivos universales", "all in one" o "multimodales" y fueron introducidos el año 2011. Son adhesivos autograbantes dispensados como mono botella, que pueden ser utilizados según la estrategia de autograbado, grabado selectivo (autograbado en dentina y grabado/lavado en esmalte), o grabado y lavado. Cualquiera de estas estrategias ofrece valores de adhesión adecuados en dentina, pero en lo que refiere al esmalte, la estrategia de autograbado genera valores de adhesión subóptimos; muy inferiores a los obtenidos con el grabado con ácido fosfórico, por lo que este último procedimiento continúa siendo el *gold standard* para obtener adhesión a este tipo de sustrato(16)(32)(33). Además, esta clase de adhesivos simplificados están indicados para desarrollar prestaciones en cualquier técnica restauradora adhesiva directa o indirecta.

Esta generación vino de la mano con la introducción de nano relleno en el adhesivo Futurabond DC (Voco), el año 2010. Estas partículas de nano relleno de unos 12 nm aumentaron la penetración de los monómeros de resina y el grosor de la capa híbrida, lo que favoreció las propiedades mecánicas del adhesivo. En teoría se obtendría adhesión mejorada a esmalte y dentina, mayor absorción de estrés y una mayor vida útil. Según dice el fabricante, estas nanopartículas actúan como refuerzo (como agentes de entrecruzamiento) y reducen los cambios dimensionales de la película adhesiva. El tipo de nanopartículas y el método como se incorporan éstas al adhesivo, afectan la viscosidad y la penetración de los monómeros. Cabe mencionar también, que las nanopartículas de un tamaño mayor a 15-20 nm o cuyo contenido sea superior al 1% en peso, pueden provocar una disminución de la fuerza adhesiva al aumentar la viscosidad del adhesivo y reducir la penetración de este entre las fibras colágenas al tener un tamaño mayor que los espacios interfibrilares(52). Bajo estas circunstancias se pueden causar acumulaciones del relleno en la superficie húmeda, las que, para algunos, pueden actuar como defectos e inducir a la formación de cracks y debilitamiento de la adhesión(52).

Aunque muchos de estos adhesivos contienen el monómero funcional 10-MDP, que como dijimos anteriormente es considerado hoy en día como uno de los más efectivos para lograr una adhesión química con el sustrato dentario, todavía es posible observar diferencias en el comportamiento clínico de aquellos productos que contienen este monómero. Esto se debe a diferencias de concentración de 10-MDP en la formulación y también referentes a la pureza o calidad del mismo ya que ambos factores pueden influir significativamente

Cuadro 21. Ejemplos de diferentes marcas de adhesivos universales, su composición y pH notificados por cada fabricante.

Marca comercial	Clasificación	Componentes	Fabricante
All Bond Universal	Ultrasuave (pH 3.1)	10-MDP, 2-HEMA, BisGMA, etanol, agua y fotoiniciador	Bisco. Shaumburg. IL. USA
Adhese Universal	Suave (pH 2.8)	10-MDP, 2-HEMA, BisGMA, MCAP, D3MA, silica altamente dispersada, etanol, agua y fotoiniciadores	Ivoclar-Vivadent, Schaan, Liechtenstein
Prelude One	Suave (pH 2.8)	10-MDP, Metacriloiloxialkyl ácido carboxilato, 2-HEMA, BisGMA y etanol	Danville Materials S. Ramón, CA, USA
Scotch Bond Universal	Suave (pH 2.7)	10-MDP, 2-HEMA, BisGMA, DCDMA, MPTMS, VP copolímero.silica, etanol, agua y fotoiniciadores	3M ESPE, St. Paul, MN, USA
Clearfil Universal Bond Quick	Suave (pH 2.3)	10-MDP, 2-HEMA, BisGMA, metacrilato amida hidrofílico, MPTMS, NaF, silica coloidal y fotoiniciadores	Kuraray Noritake Dental Tokio, Japón
G-Premio Bond	Fuerte (pH 1.5)	10-MDP, 4-MET, MTDP, ester de ácido metacrílico, silica, acetona, agua y fotoiniciadores	GC Corp., Tokio, Japón.

10-MDP= 10-metacriloiloxidecil dihidrogeno fosfato, 2-HEMA= 2 hidroxietil metacrilato, BisGMA= Bisfenol-A Glicidil dimetacrilato, MCAP= Polímero ácido carboxílico metacrilatado, D3MA= Decandiol dimetacrilato, MPTMS= v-Metacriloxipropil Trimetoxisilano, 4-MET= ácido 4-Metacriloxietil Trimelitico.

en la efectividad de la adhesión y estos datos usualmente no son reportados por el fabricante. Otro aspecto de la formulación que puede hacer variar el comportamiento adhesivo de aquellos productos que contienen 10-MDP son las variaciones en cuanto a la acidez del producto, lo que determina el tipo de patrón de grabado y las consecuencias que esto conlleva vistas anteriormente.

También es importante considerar con estos adhesivos universales es que algunos también incorporan monómeros como agentes acoplantes con grupos silano en su formulación para ser utilizado como promotor de adhesión o agente de acoplamiento. Los silanos son muy efectivos para conectar materiales de diferente naturaleza (p. ej.: orgánica e inorgánica), promoviendo la adhesión de materiales de base de sílice como la porcelana y las resinas compuestas. Se utilizan ampliamente para la cementación de restauraciones indirectas de porcelana con cementos resinosos y para eventuales reparaciones directas en boca de porcelanas con resinas compuestas. También se utilizan para incorporar refuerzos de fibras de vidrio y rellenos vítreos en resinas compuestas, o para favorecer la adhesión entre composites y aleaciones metálicas o metales con recubrimiento de sílice.

La utilización de silanos como agentes de acoplamiento para las resinas compuestas de cementación o restauradoras, es una forma simple de introducir grupos funcionales en las superficies adherentes de naturaleza inorgánica. Los agentes acoplantes de silano contienen grupos funcionales y alcoxi (un grupo alquilo unido a un radical de oxígeno), juntos en una molécula. Al hidrolizarse el grupo alcoxi se forma el grupo silanol (*grupo* funcional en la química del silicio con la conectividad Si-O-H). De esa manera el grupo orgánico funcional interactúa con los polímeros y el grupo silano forma enlaces covalentes con la superficie inorgánica, lo que mejora la adhesión en la interface inorgánica/polímero(53).

Los primers de silano utilizan comúnmente el 3-metacriloxiproiltrimetoxisilano (MPS). Ellos se aplican pre-hidrolizados en una mezcla de solventes de etanol y agua y con un contenido de silano usualmente es aproximado al 1-5% en porcentaje de volumen. Una botella pre hidrolizada de solución de silano en general tiene una vida media relativamente corta. Con el tiempo, la solución se va poniendo turbia o lechosa y en esas condiciones ya no debe ser utilizada. Debido a ello se introdujeron los sistemas de silano en dos botellas, donde una contiene silano no hidrolizado y etanol y la otra botella contiene una solución acuosa de ácido acético. En este caso se mezclan las dos soluciones para permitir la hidrólisis del silano a un bajo pH antes de usarlo. Con esta presentación en dos botellas se aumenta el tiempo de vida útil en comparación a los sistemas de una botella(54).

La combinación de silano en conjunto con todos los componentes del adhesivo y en un solo frasco genera debate en la profesión en cuanto a la estabilidad del mismo en el producto y su real efectividad al ser aplicado como un todo junto al adhesivo. Al respecto, y por todo lo mencionado anteriormente, pareciera ser que todavía es más recomendable su aplicación como un primer premezclado previo al adhesivo.

El siguiente paso lógico en la simplificación corresponde a los materiales restauradores autoadhesivos que ya no necesiten un pretratamiento de la superficie (ni la aplicación de un adhesivo). Me refiero a los cementos de resina y los composites restauradores auto adhesivos que, aunque ya han salido al mercado hace algunos años, y todavía su comportamiento clínico y de laboratorio no ha sido satisfactorio, pareciera ser que seguiremos escuchando más acerca de ellos en los próximos años[55][56]. Sin duda, el objetivo final para un sistema restaurador ideal sería la obtención de un material auto adhesivo y "bioactivo" con efecto antibacterial, antienzimático y remineralizante.

Para resumir la adhesión de materiales restauradores basados en resinas compuestas a las estructuras dentarias, hoy se obtiene básicamente por los sistemas adhesivos que siguen la filosofía de grabado y lavado (Etch & Rinse o ER), ya sea en dos o tres etapas; y por aquellos adhesivos de autograbado (Self Etch o SE) que trabajan en uno o dos pasos.

Los adhesivos ER de dos pasos y los SE de una botella son altamente hidrofílicos y actúan como membranas semipermeables que permiten la nanofiltración de agua y se degradan más rápido que aquellos adhesivos de carácter hidrofóbico.

Los adhesivos ER de tres pasos que utilizan como solventes una solución de etanol y agua, han demostrado su mayor versatilidad y mejor comportamiento clínico; lo que los llevó por mucho tiempo a ser reconocidos como el *gold standard* de los sistemas adhesivos en términos de permanencia de la adhesión. Actualmente los sistemas SE de dos pasos han demostrado ser más efectivos que aquellos de un paso (un frasco), ofreciendo mayor estabilidad química y un mejor comportamiento clínico. De hecho, el adhesivo Clearfil de Kuraray (autograbado en dos pasos) ha sido considerado como el nuevo *gold standard*, por su excelente desempeño clínico[31][34]. Estos adhesivos simplificados contienen monómeros hidrofílicos, monómeros adhesivos de alta viscosidad, monómeros diluyentes y solventes como agua, alcohol o acetona, todos mezclados en un solo frasco. Esto puede traer consigo el inconveniente de la reactividad que puedan tener sus componentes monoméricos entre sí, que los haga pre polimerizar durante su almacenamiento, la pérdida del equilibrio de la emulsión por evaporación de sus componentes y el mayor contenido acuoso necesario para producir la ionización de sus monómeros acídicos. Cabe mencionar eso sí, que muchos clínicos prefieren los adhesivos de un solo paso (que ejercen la función de acondicionador, primer y adhesivo propiamente tal), debido a la simplicidad, facilidad de uso y ahorro de tiempo clínico.

Hoy damos por segura la retención de las restauraciones adhesivas por un tiempo razonable; pero la mantención del sellado periférico, la micro y nano filtración junto a la degradación enzimática del colágeno aún son causales potenciales de un fracaso clínico prematuro[57][58].

2.5 PRINCIPALES MECANISMOS DE ADHESIÓN

Los principales mecanismos involucrados en la adhesión de cualquier material de estructura polimérica o no, a las estructuras dentarias son:

1. Humectabilidad
2. Micro retención
3. Interacción química

2.5.1 Humectabilidad

La **humectabilidad** es un requisito básico para cubrir adecuadamente una superficie y obtener un buen contacto interfacial entre adhesivo y adherente. Para que el líquido se distribuya uniformemente es preciso que su tensión superficial sea menor que la energía disponible en la superficie del sustrato adherente. El potencial de un líquido para humectar se asocia con la medición del ángulo de contacto que se produce entre una gota de este y la superficie. A mayor humectabilidad este ángulo se acerca idealmente a cero.

Según Bart Van Meerbeek existen diversos factores que pueden jugar un rol determinante en el proceso de humectabilidad:

a) Rugosidad superficial
b) Energía superficial del sustrato
c) Efectos que promueven la adhesión (como fuerzas capilares)
d) Hidrofilicidad / hidrofobicidad de la superficie
e) Poros interfaciales que afectan la integridad de la adhesión (aire o agua)

Por ejemplo, el barro dentinario (BD), interfiere directamente con la adhesión al impedir el contacto directo entre el adhesivo y la superficie dentinaria. Este BD constituye el principal inconveniente para los cementos y composites auto adhesivos que no tienen un tratamiento previo para el sustrato y deben actuar sobre él en virtud de su propia química. El sellado hermético de la dentina es una tarea prácticamente imposible, dada su alta porosidad y la infinidad de canalículos dentinarios que comunican con la pulpa y están cargados de un constante flujo centrífugo de fluido dentinario. Para adherirse a la dentina esencialmente húmeda, se requiere un primer que sea altamente afín con esta (hidrofílico) y luego un adhesivo altamente hidrofóbico para que produzca un sellado eficiente y resistente a hidrólisis. Es decir, los adhesivos deben balancear ser hidrofílicos previo a la polimerización e hidrofóbicos posteriormente.

2.5.2 Microretención

La **microretención** o retención micromecánica es el principal mecanismo de anclaje a los tejidos dentarios mineralizados. Esta se puede potenciar por micro rugosidades provocadas por el tallado de la fresa, por micro arenado con óxido de aluminio o por desmineralización (grabado químico con un ácido). El esmalte invariablemente requiere del grabado con ácido fosfórico para obtener una adhesión durable. Con ello se remueve la placa bacteriana, se aumenta la superficie adherente, la energía superficial y se generan micro rugosidades donde penetra la resina fluida y queda trabada mecánicamente en lo que se denomina zona de hibridización. En dentina el tratamiento con ácido fosfórico hoy es menos preferido ya que elimina completamente el contenido mineral hasta una profundidad de 5 a 8 micrones y las fibras colágenas quedan expuestas en un medio acuoso y sin sustento. Un secado excesivo las haría colapsar y uno insuficiente promueve la separación de fases del adhesivo, la incorporación de burbujas de líquido en la interfaz adhesiva, una polimerización incompleta del mismo y con ello el debilitamiento de la adhesión y la propensión a su degradación hidrolítica. Al infiltrarse la resina adhesiva tampoco penetra completamente a la profundidad de la desmineralización y quedan unos micrones (2-3u) de fibras colágenas expuestas susceptibles a la degradación enzimática.

2.5.3 Interacción química con el sustrato

La **interacción química** requiere un íntimo contacto a nivel molecular y atómico entre el adhesivo y el sustrato. Estas uniones químicas se piensan que son especialmente contribuyentes para la durabilidad de la adhesión, no tanto para incrementar la fuerza adhesiva, sino para prevenir la disminución de los valores de adhesión en el tiempo[(59)]. Este tipo de interacción (iónica) se produce principalmente con el calcio de la hidroxiapatita (Hap). La interacción química con el colágeno por otra parte es un gran desafío y lo que usualmente se obtienen son fuerzas interatómicas de tipo secundario como fuerzas de Van der Waals y puentes de hidrógeno que en general ofrecen poca resistencia contra la degradación[(45)].

2.6 LOS TRES ENFOQUES ACTUALES PARA LOGRAR ADHESIÓN EN ODONTOLOGÍA

En la actualidad se describen tres enfoques para obtener adhesión a los tejidos dentarios, con el objetivo de simplificar los diferentes mecanismos involucrados:[16][48]

1. El proceso de auto adhesión de los ionómeros de vidrio
2. La técnica de grabado total o Etch & Rinse
3. La técnica de autograbado o Self Etch

Cuando hablamos de adhesión en odontología, invariablemente asumimos que nos estamos refiriendo al mecanismo mediante el cual se unen las resinas compuestas (de cementación o restauradoras) a las estructuras dentarias, a otras resinas, metales y porcelanas. Incluso algunos se refieren a este hecho como "adhesión verdadera". Pero no debemos descalificar el mecanismo a través del cual, se adhieren los ionómeros vítreos, ya que estos últimos utilizan un proceso único, pero que se basa en los mismos principios de adhesión que las resinas (adhesión micromecánica (nanométrica), física y química).

De hecho, estos ionómeros vítreos, también presentan una armazón polimérica; que forma un constructo de sostén para la estructura poli salina. Es así en los polialquenoatos de vidrio tradicionales, en los cementos de vidrio ionómero modificados con resinas y en los compómeros. La diferencia entre cada uno de estos materiales básicamente está en la cantidad de monómeros de resina (y algunas modificaciones de estas), dispuestos en cada formulación.

Los cementos de vidrio ionómero (CVI) están constituidos por un polvo de cristal de flúor aluminosilicatos basados en sílice, flúor, aluminio y calcio y un líquido de copolímeros y homopolímeros de ácido acrílico formando así el ácido poliacrílico. Al mezclar el polvo con el líquido, se produce el ácido polialquenoico. Este, al entrar en contacto con el sustrato dentario, genera micro retenciones (grabado ácido), al tiempo que disocia su grupo carboxilo y forma puentes de unión del tipo iónicos con el calcio de la hidroxiapatita, mediante la formación de sales de carboxilato de calcio sostenidas por una estructura polimérica que inicialmente es de poliacrilato de calcio y finalmente de poliacrilato de aluminio[60].

Lo correcto, en mi opinión, sería hacer una distinción más precisa entre la adhesión de polímeros de resinas compuestas y la de los polialquenoatos de vidrio (denominación correcta para identificar a los cementos de vidrio ionómero) porque en sí, como hemos visto, estos últimos también en parte están constituidos por polímeros. Pero de ninguna manera deberíamos excluirlos del término global de adhesión.

Los polialquenoatos de vidrio tienen propiedades beneficiosas para ser aprovechadas en la clínica con nuestros pacientes: son autoadhesivos y presentan un efecto bacteriostático, debido a la capacidad que tienen de recargar y liberar flúor en su entorno al medio bucal. Además, presentan una buena tolerancia pulpar y una adhesión estable en el tiempo. Como inconvenientes presentan propiedades mecánicas, físicas y estéticas inferiores a las resinas compuestas por lo que su uso se restringe a bases (cada vez más en desuso), cementos y restauraciones temporales.

Por ese motivo, no es el objetivo de este texto analizar en profundidad este tipo de materiales, aunque lo volveremos a mencionar más adelante en el contexto de la adhesión al sustrato dentario.

Mi intención es tratar los diferentes mecanismos de adhesión polimérica de las resinas compuestas a los principales tejidos dentarios (esmalte y dentina). Este enfoque debe basarse en los sistemas adhesivos en base a resinas sintéticas, que permiten la unión entre el cemento/restauración y los diferentes sustratos adherentes. Esto debido al gran interés que representan para nuestra profesión y para nuestros pacientes, que cada día están más informados de las alternativas terapéuticas y demandan estética en sus restauraciones.

En estos últimos veinte años hemos presenciado un avance vertiginoso en cuanto al desarrollo de nuevas formulaciones de adhesivos, polímeros más complejos y con múltiples propiedades, nuevos aditivos y cambios radicales en la forma de enfrentar principalmente el tratamiento de la pulpo-dentina; debido a que es este tejido el que presenta los mayores inconvenientes para obtener buenos resultados de adhesión a largo plazo.

Tanto la técnica Etch & Rinse (ER o grabado total), Self Etch (SE o autograbado) y el mecanismo de auto adhesión de los polialquenoatos de vidrio (VI), son enfoques para obtener adhesiones totalmente diferentes. Mientras ER utiliza el grabado total (dentina y esmalte) con ácido orto fosfórico y basa su anclaje en la infiltración de resinas entre las fibras colágenas y los túbulos dentinarios; la técnica SE utiliza monómeros acídicos que se ionizan e infiltran el barro dentinario (sin removerlo completamente), desmineralizando solo la capa más superficial de dentina, y uniéndose a ella mediante la formación de sales de baja solubilidad que se adhieren químicamente a la hidroxiapatita (HA). Los polialquenoatos de vidrio, por último, son autoadhesivos (no requieren un pretratamiento de superficie ni utilizan una resina fluida de enlace) y se adhieren también micromecánica y químicamente a la dentina a través de un proceso de quelación y formación de sales unidas iónicamente al sustrato.

Los tres enfoques poseen pros y contras que también serán analizados. Por ahora solo adelantaremos que mientras la principal debilidad de la técnica ER radica en el tratamiento para la adhesión del sustrato dentinario; SE las tiene en la formulación, naturaleza y combinación de los componentes del adhesivo, y los ionómeros vítreos presentan propiedades físicas y mecánicas disminuidas (en sí, no es un material que posea una estética aceptable).

Comenzaremos con una revisión de las características del sustrato dentario, que pueden influir en el proceso adhesivo. También revisaremos la evolución de los sistemas adhesivos y sus dos principales enfoques para lograr adhesión a las estructuras dentarias. Nos apoyaremos de una extensa y vasta revisión bibliográfica que nos dará sustento para comprender por qué, transcurridos más de sesenta años de investigación y desarrollo en la materia, pareciera que estamos dando vueltas en círculo y aunque avanzamos aún no logramos salir del bosque.

BIBLIOGRAFÍA CAPÍTULO 2

(1) Braga, R.R.; Meira, J.B.; Boaro, L.C.; Xavier, T.A. Adhesion to tooth structure: A critical review of "macro" test methods. *Dent. Mater.* 2010, *26*, e38-e49.

(2) Hebling J., Castro F.l.A., Costa C.A.S.. Adhesive performance of dentin bonding agents applied in vivo and in vitro. Effect of Intrapulpal Pressure and Dentin Depth. *J Biomed Mater Res Part B: Appl Biomaterials* 2007; 83B:295-303.

(3) Van Meerbeek B., Peumans M., Poitevin A., Mine A., Van Ende A., Neves A and De Munck J.. Relationship between bond strength tests and clinical outcomes. *Dent Mater* 2010; 26(2):e100-21.

(4) El Mourad A.M. Assessment of bonding effectiveness of adhesive materials to tooth structure using bond strength test methods: a review of literature. *The Open Dent. J.* 2018, Volume 12:664-678.

(5) Van Noort R., Noroozi, S., Howard L.C. and Cardew G.. A critique of bond strength measurements. *J. Dent.* 1989; 17:61-67.

(6) Tantbiroinl D., Cheng Y-S., Versluis A., Hodges J.S., and Douglas W.H.. Nominal shear or fracture mechanics in the assessment of composite-dentin adhesion? *J Dent Res* 2000; 79(1):41-48.

(7) Versluis, A., Tantbirojn D. and Douglas W.H. Why do shear bond tests pull out dentin? *J Dent Res.* 1997. 76(6):1298-1307.

(8) Soares, C.J.; Santana, F.R.; Castro, C.G.; Santos-Filho, P.C.; Soares, P.V.; Qian, F.; Armstrong, S.R. Finite element analysis and bond strength of a glass post to intraradicular dentin: comparison between microtensile and push-out tests. *Dent. Mater.* 2008, 24, 1405-1411.

(9) Della Bona A. and Van Noort R.; Shear vs. Tensile Bond Strength of Resin Composite Bonded to Ceramic. *J Dent Res.* September 1995; 74(9):1591-1596.

(10) Rasmussen S. T.; Analysis of dental shear bond strength tests, shear or tensile? *Int. J. Adhesion and Adhesives.* 1996, 16:147-154.

(11) McDonough WG, Antonucci JM, He J, Shimada Y, Chiang MY, Schumacher GE, *et al.* A microshear test to measure bond strengths of dentin-polymer interfaces. *Biomaterials.* 2002; 23:3603-8.

(12) Sano H., Shono T., Sonoda H., Takatsu T., Ciucchi B., Carvalho R., *et al.* Relationship between surface area for adhesion and tensile bond strength - evaluation of a micro-tensile bond test. *Dent Mater.* 1994; 10:236-40.

(13) Ahmed M. Ismail, Christoph Bourauel, Ahmed ElBanna and Tarek Salah Eldin. Micro versus macro shear bond strength testing of dentin-composite interface using chisel and wireloop loading techniques. *Dentistry* J. 2021, 9, 140.

(14) Staehlea HJ. and Sekundo C. The origins of acrylates and adhesive technologies in dentistry. *J Adhes Dent*. 2021; 23:397-406.

(15) Leinfelder KF., Taylor DF. A history of resin restorative materials. *N Carolina Dent J* 1976; 59:22-26.

(16) Sofan E., Sofan A., Palaia G., Tenore G., Romeo U. y Migliau G. Classification review of dental adhesive systems: From the IV generation to the universal type. *Annali di Stomatologia*, 2017; 8(1):1-17.

(17) Mclean JW., Kramer IRH. A clinical and pathological evaluation of a sulphinic acid-activated resin for use in restorative dentistry. *Br Dent J*. 1952; 93:255-269, 291-293.

(18) Yoshihara K., Nagaoka N., Hayakawa S., Okihara T., Yoshida and Van Meerbeek B.. Chemical interaction of glycero-phosphate dimethacrylate (GPDM) with hydroxyapatite and dentin. *Dent Mater*. 2018, Vol.34 (7), p.1072-1081.

(19) Buonocore MG. A simple method of increasing the adhesion of acrylic filling materials to enamel surfaces. *J Dent Res*. 1955; 34:849-53.

(20) Buonocore MG, Marsui A, Gwinnett AJ. Penetration of resin dental materials into enamel surfaces with reference to bonding. *Arch Oral Biol*. 1968; 13(1):61-70.

(21) Swift E Jr, Perdigao J, Heymann H. Bonding to enamel and dentin: a brief history and state of the art. *Quintessence Int*. 1995; 26:95-110.

(22) Buonocuore MG, Wileman W, Brudevold F. A report on a resin composition capable of bonding to human dentin surfaces. *J Dent Res* 1956, 35:846-851.

(23) Bowen R.L. Adhesive bonding of various materials to hard tooth tissues. II. Bonding to dentin promoted by a surface active comonomer. *J Dent Res*. 1965; 44:895-902.

(24) Asmussen E y Peutzfeldt A. Influence of UEDMA BisGMA and TEGDMA on selected mechanical properties of experimental resin composites. *Dent Mater*. 1998; 14(1):51-6.

(25) Eick J, Wilko R, Anderson C, Sorensen S. Scanning electron microscopy of cut tooth surfaces and identification of debris by use of the electron microprobe. *J DentRes*. 1970; 49:1359-1368.

(26) Broome JC, Duke ES, Norling BK. Shear bond strengths of composite resins with three different adhesives [Abstract]. *J Dent Res*. 1985; 64:244.

(27) Asmussen E y Uno S. Adhesion of restorative resins to dentin: chemical and physicochemical aspects. *Oper Dent* 1992; Suppl 5:68-74.

(28) Asmussen E., Antonucci J.M. and Bowen R.L.. Adhesion to dentin by means of Gluma resin. *Scand J Dent Res* 1987; 95:584-89.

(29) Erikson R L. Surface interactions of dentin adhesive materials. *Oper Dent* 1992; Suppl 5:81-94.

(30) Kugel G, Ferrari M. The science of bonding: from first to sixth generation. *J Am Dent Assoc.* 2000; 13:20-25.

(31) Camps Alemany I. La evolución de la adhesión a dentina. Av. Odontoestomatology 2004; 20-1:11-17.

(32) Bowen R L, Cobb E N, Rapson J E. Adhesive bonding of various materials to hard tooth tissues: improvement in bond strength to dentin. *J Dent Res* 1982 61:1070-1076.

(33) Van Meerbeek B, lnokoshi S, Braem M, Lambrechts P, Vanherle G. Morpholo g ical aspects of the resin-dentin interdiffusion zone with different dentin adhesive systems. *J Dent Res* 1992 71:1530-1540.

(34) Asmussen E, Bowen R L. Effect of acidic pretreatment on adhesion to dentin mediated by Gluma. *J Dent. Res.* 1987 66:1386-1388.

(35) Fusayama T. "Total Etch Technique and Cavity Isolation". *J Esthet Dent.* Jul-aug 1992; 4(4):105-9.

(36) Nakabayashi N, Kojima K, Masuhara E. "The promotion of adhesion by the infiltration of monomers into tooth substrates". *J Biomed Mater Res* 1982; 16:265-73.

(37) Moszner, N., Salz, U., Zimmermann, J., 2005. Chemical aspects of self-etching enamel-dentin adhesives: a systematic review. *Dent Mater.* 21 (10), 895-910.

(38) Inokoshi S.: A study on the resin impregnated layer of dentin. Part 1. A comparative study on the decalcified and undecalcified sections and the application of argon ion beam etching to disclose the resin impregnated layer of dentin. *Jpn J Conserv Dent* 1990 (33):427-442.

(39) Van Meerbeek B., Inokoshi S., Braem M., Lambrechts P. and Vanherle G.; Morphological aspects of the resin dentin interdiffusion zone with different dentin adhesive systems. *J Dent Res* 1992; 71:1530-40.

(40) Van Meerbeek B, Dhem A., Goret-Nicaise M., Braem M., Lambrechts P. and Vanherle G. Comparative SEM and TEM examination of the ultrastructure of the resin-dentin interdiffusion zone. *J Dent Res* 1993; 72:494-501.

(41) Inokoshi S, Iwaku M., and T. Fusayama T; Pulpal Response to a New Adhesive Restorative Resin. *J Dent Res* 1982; 61(8):1014-1019.

(42) Pashley D.H., Tay F.R., Breschi L., Tjäderhane L., Carvalho R.M., Carrilho M., and Tezvergil-Mutluay. A. State of the art etch-and rinse adhesives. *Dent Mater* 2011; 27:1-16.

(43) Tezvergil-Mutluay A.; Long-Term Durability of Dental Adhesives. *Curr. Oral Health Rep* (2015) 2:174-181 *Annali di Stomatologia* 2017; VIII (1):1-17.

(44) Yoshikawa T, Sano H, Surrow MF, Tagami J, Pashley DH. "Effects of dentin depth and cavity configuration on bond strength". *J Dent Res* 1999; 78 (4):898-905.

(45) Van Meerbeek B., Yoshihara K., Van Landuyt K., Yasuhiro Y, Peumans M. From Buonocuore's Pioneering Acid-Etch Technique to Self Adhering Restoratives. A Status Perspective of Rapidly Advancing Dental Adhesive Technology. *J Adhes Dent* 2020; 22:7-34.

(46) Sano H, Takatsu T, Ciucchi B, Horner JA, Matthews WG, Pashley DH. Nanoleakage: leakage within the hybrid layer. *Oper Dent* 1995a; 20:18-25.

(47) Sano H, Yoshiyama M, Ebisu S, Burrow MF, Takatsu T, Ciucchi B, Carv- alho R, Pashley DH. Comparative SEM and TEM observations of nano- leakage within the hybrid layer. *Oper Dent* 1995b; 20:160-167.

(48) Munck, J., Van Landuyt, K., Peumans, M., Poitevin, A., Lambrechts, P., Braem, M., & Van Meerbeek, B. (2005). A critical review of the durability of adhesion to tooth tissue: Methods and results. *J Dent Res*, 84, 118-132.

(49) Breschi L, Mazzoni A, Ruggeri A, Cadenaro M, Di Lenarda R, De Ste- fano Dorigo E. Dental adhesion review: aging and stability of the bonded interface. *Dent Mater* 2008; 24:90-101.

(50) Moszner, N.; Salz, U.; Zimmermann, J. Chemical aspects of self-etching enamel-dentin adhesives: a systematic review. *Dent Mater*, v.21, n.10, p.895-910, oct 2005.

(51) Tay FR, Pashley DH Have dentin adhesives become too hydrophilic? *J Can Dent Assoc* 2003 69:726-731.

(52) Kasraei S.H., Atai, M, Khamverdi Z., Khalegh Nejad S. Effect of nanofiller addition to an experimental dentin adhesive on microtensile bond strength to human dentin. *J. of Dentistry*, (Tehran) 2009; Vol. 6 (2):91-96.

(53) Aziz T., Ullah A., Fan H., Imran Jamil M., Khan F.U., Ullah R., Iqbal M., Ali A., Ullah B. Recent progress in Silane Coupling Agent with its emerging applications. *Journal of Polymers and the Enviroment* 2021 (29):3427-3443.

(54) Christie Ying Kei Lung. Aspects of silane coupling agents and surface conditioning in dentistry: An overview. *Dent. Mater.* 2012 (28):467-477.

(55) Van Meerbeek B, Frankenberger R. Editorial: On our way towards self- adhesive restorative materials? *J Adhes Dent* 2019; 21:295-296.

(56) Van Meerbeek B, Frankenberger R. Editorial: What's next after "universal" adhesives, "bioactive" adhesives? *J Adhes Dent* 2017; 19:459-460.

(57) Van Meerbeeck S, Inokoshi S, Sraem M, Lambrechts P, Vanherle G. "Morphological aspects of the interdiffusion zone observed with different dentin adhesive systems". *J Dent Res* 1992; 71:1530-40.

(58) Tay F.R., Gwinnett A.J., Pang K.M., and Wei S.H.Y., "Variability in microleakage observed in a total-etch wet-bonding technique under different handling conditions", *J Dent Res* 74(5):1168-1178, May, 1995.

(59) Inoue S, Koshiro K, Yoshida Y, De Munck J, Nagakane K, Suzuki K, Sano H, Van Meerbeek B. Hydrolytic stability of self-etch adhesives bonded to dentin. *J Dent Res* 2005; 84:1160-1164.

(60) Moszner N., Salz U, Zimmermann J. Chemical aspects of self-etching enamel-dentin adhesives: A systematic review. *Dent Mater.* (2005) 21:895-10.

Capítulo 3

Adhesión a las estructuras dentarias: un reto permanente

La adhesión al esmalte, desde sus inicios, siempre ha sido óptima y se ha modificado muy poco desde los ensayos de Buonocuore. En cambio, la pulpodentina presenta características únicas que hacen de ella un sustrato muy difícil para adherir.

Las resinas compuestas (o composites) presentan propiedades fisicoquímicas y estéticas superiores a cualquier material restaurador aplicado por técnica directa. Su relación de costo, facilidad de manipulación, técnica conservadora y posibilidad de reparación son ideales. Pero tanto los composites restauradores como los cementos en base a resinas y los propios adhesivos; todos desde el punto de vista químico son **polímeros** y, como tales, presentan ventajas y también algunos inconvenientes.

La principal desventaja de los polímeros, en nuestro caso, de aquellos derivados del ácido metacrílico, es que tienden a absorber agua. Estos polímeros o metacrilatos poseen enlaces susceptibles de ser atacados hidrolítica y enzimáticamente. Pero ¿cómo podemos evitar este problema si la boca es un medio esencialmente acuoso?

Sin duda, este ha sido el principal reto para la industria de los adhesivos y, aunque no está todavía resuelto, se han propuesto distintas estrategias clínicas y nuevas formulaciones de adhesivos con polímeros mejorados que pueden ayudar a extender la vida útil de los composites. Estos tópicos también serán desarrollados más adelante.

Así que invito a aquellos alumnos iniciados en la clínica y a aquellos profesionales que quieran imbuirse en estos conceptos, a estudiar este texto, con la finalidad de avanzar en el conocimiento de esta área fascinante de la odontología, para mejorar el ejercicio clínico por el bien de nuestra profesión y de nuestros pacientes.

3.1 ADHESIÓN AL ESMALTE

El acondicionamiento ácido del esmalte ha sido, desde los trabajos de Michael Buonocuore publicados en 1955[1], el *gold standard* para lograr adhesión micromecánica con resinas compuestas a ese tejido. La idea de usar ácido para el acondicionamiento del esmalte, que se enmarcaba en su proyecto de búsqueda de un tratamiento sellador para los surcos y fisuras de las caras oclusales de molares en niños, la adaptó de los procesos industriales que utilizaban un tratamiento similar en metales, para mejorar la retención de las pinturas aplicadas sobre ellos. Tras probar distintos tipos de ácido y diferentes concentraciones, llegó al tratamiento con ácido orto fosfórico en concentración de 80-85% durante 60 segundos, y salvo por la reducción de la concentración y del tiempo de grabado este procedimiento no ha sufrido mayores modificaciones durante 65 años[1][2][3]. Buonocuore, pensaba que el acondicionamiento ácido solamente provocaba un aumento de la superficie microscópica disponible para la adhesión; pero luego John Gwinnett, uno de sus mejores alumnos; entrenado en microscopía electrónica, demostró que la resina infiltraba las microporosidades del esmalte y las recubría formando un estrato o capa ácido resistente[4]. Más adelante se reconocería a este estrato de esmalte infiltrado con resina, como la primera capa híbrida descubierta, al tiempo que ésta también constituía el primer procedimiento de ingeniería tisular *in situ* descrito para la odontología[5].

El esmalte dental es la estructura biológica más dura conocida. De origen ectodérmico, su estructura madura es acelular y también carece de vascularización e inervación. Debido a esto, no puede realizar fenómenos de respiración celular o glicólisis como otros tejidos. Aunque se le reconocen ciertas interacciones con la saliva y el medio bucal, en cuanto a intercambios iónicos, interacción con los componentes orgánicos de la saliva, fluido crevicular y placa bacteriana, y procesos de desmineralización/ remineralización, no debiera ser considerado un tejido propiamente tal, una vez terminado el proceso de amelogénesis, donde desaparecen los ameloblastos y se transforma en una sustancia extracelular. En consecuencia, es una estructura que no tiene posibilidades de regeneración propiamente tal, salvo un pequeño potencial de remineralización. Se compone en un 95% de tejido mineral y el resto es tejido orgánico (2%) y agua (3%).

La estructura del esmalte está dada por cristales de hidroxiapatita (HAp) en forma de prismas, los que presentan una longitud de 4 a 6 micras, dispuestos en un patrón altamente organizado y densamente compactado, con fuertes

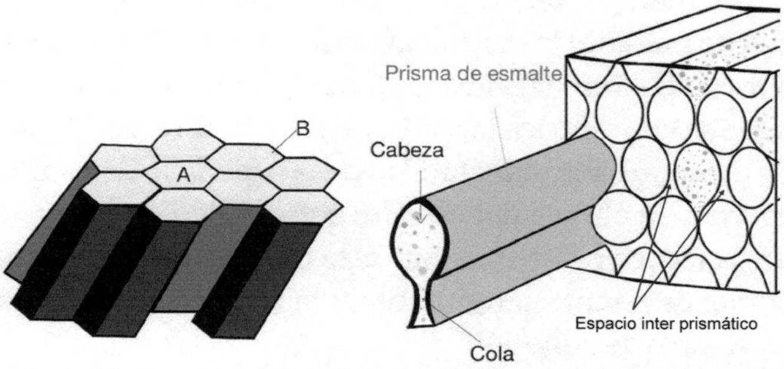

Figura 22. Esquema de estructura del esmalte con sus prismas (A) y sustancia ínter prismática (B).

uniones intermoleculares y una alta energía superficial. La HAp del esmalte dental se ha descrito como un material **biogénico**, o sea una estructura inorgánica generada a partir de un ser vivo, dentro de sus propios procesos de desarrollo, adaptación, crecimiento y formación(6).

Presenta fluoruro y formas carbonatadas, además de calcio, sodio, magnesio, potasio y fosfato en altas concentraciones, los que se encuentran formando parte de la red cristalina o adsorbidos en su superficie. En su estructura microscópica se distinguen los prismas, la vaina de los prismas y la sustancia Inter prismática(7).

El esmalte posee un alto módulo de elasticidad, por lo tanto, es muy resistente a la deformación (200-500 de dureza Knoop). Su estructura es muy dura, pero a la vez frágil y quebradiza, siendo su resistencia tensil relativamente baja(8).

En su estado natural el tejido adamantino intacto es un sustrato deficiente para obtener adhesión porque a nivel superficial está cubierto por placa bacteriana, una capa orgánica o película adherida y una superficie aprismática. Estos actúan como contaminantes de la superficie adherente que afectan el contacto directo del adhesivo con el sustrato a adherir y le determinan una baja energía superficial. Por ello se hace necesaria la remoción con escobillas de la placa orgánica y un delicado fresado de la superficie a biselar para eliminar el esmalte aprismático, entre otros objetivos, antes de la fase de grabado ácido.

Como mencionamos; otra característica distinguible del esmalte es la presencia de una capa superficial de tipo aprismático o amorfo y que se caracteriza al microscopio de luz polarizada y a la microscopía electrónica de barrido porque no presenta la morfología característica de varillas o prismas del interior dispuestos en forma de abanico. Se dispone en forma de cuña a nivel cervical y en forma concéntrica laminar. Se presenta en un 60% de la superficie de dientes permanentes y en la totalidad de la superficie de dientes caducos(9).

La importancia clínica del esmalte aprismático en los procesos adhesivos, radica en la mayor resistencia que este esmalte presenta al ataque ácido, la topografía menos retentiva resultante y la necesidad de su remoción para obtener altos valores de adhesión(10).

Sobre el esmalte y directamente en contacto con el medio bucal, siempre se encuentra una capa orgánica conocida como **película adherida** (o biopelícula: un tipo de biofilm delgado depositado en su superficie como resultado de adsorción de glucoproteínas y proteínas salivales y creviculares además de otras que son productos celulares y microbianos)(6). Si se deja estar, esta película es rápidamente colonizada por bacterias del medio bucal y se transforma en **placa bacteriana** (comunidad microbiana diversa de mayor consistencia, adherida a la superficie y embebida en una matriz de polímeros de origen bacteriano y salival)(6)(11).

Estas biopelículas deben ser removidas mecánicamente para lograr un contacto directo con el sustrato subyacente al momento de realizar un proceso de adhesión. Se ha demostrado un aumento de la retención que va desde un 24% hasta un 84% después de la remoción mecánica de la película adherida y la capa aprismática(10).

El **grabado ácido** del esmalte puede hacerse de dos maneras: **grabado total** (*etch & rinse*) y **autograbado** (*self etch*). Este tratamiento genera diferentes patrones de grabado dependiendo del agente utilizado y la estructura del esmalte que haya sido principalmente atacada.

3.1.1 Grabado ácido del esmalte

El grabado ácido del esmalte se consigue cuando los cristales de hidroxiapatita son atacados por los radicales del ácido fosfórico disociado, provocando la salida de iones de calcio y fósforo de su estructura y, como consecuencia, se produce una pérdida de estructura superficial de unos 10 micrones, la que debe ser repuesta en parte por la resina adhesiva, y genera nano retenciones que permiten la difusión de la resina fluida en sitios de adhesión entre y dentro de los cristales, obteniéndose zonas micro porosas con una profundidad relativa

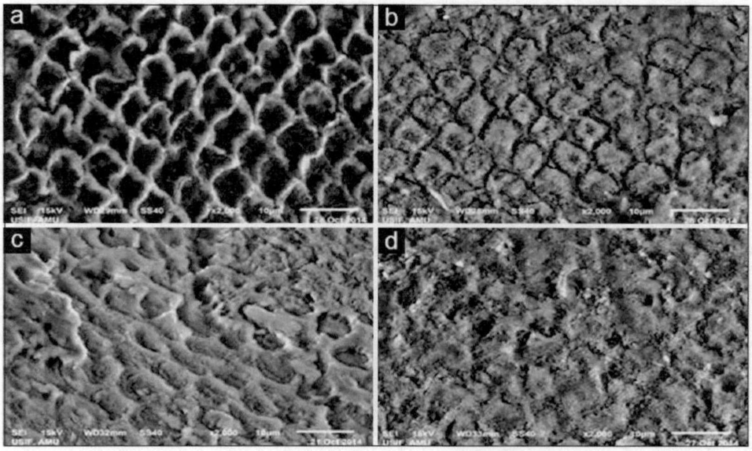

Figura 23. Diferentes patrones de grabado obtenidos en el esmalte humano mediante la técnica de grabado con ácido ortofosfórico al 37%.

de unos 5 a 50 μm(10)(12). Este procedimiento aumenta considerablemente la superficie a adherir a la vez que aumenta su energía superficial para interactuar con el adhesivo. Las fuerzas adhesivas logradas por resinas compuestas al esmalte grabado con ácido orto fosfórico son del orden de unos 20 a 25 MPa.

Se han descrito cuatro patrones de grabado del esmalte como reacción al acondicionamiento con ácido ortofosfórico al 37% y entre ellos, los primeros tres son los más reconocidos:(3)(8)(13)

Tipo I: donde se desmineraliza principalmente el centro de los prismas; **tipo II**: se desmineraliza mayormente la sustancia interprismática; **tipo III**: se observa un patrón combinado de I y II; y **tipo IV**: un patrón de tipo de tipo amorfo.

Gwinnet y Matsui fueron los primeros en evaluar la interface esmalte-adhesivo y la describieron como una "capa ácido resistente", sin comprender quizás el verdadero potencial de este estrato de esmalte infiltrado con resina, reconocido y descrito posteriormente como la primera manifestación de lo que denominaremos como "capa híbrida"(14).

Se ha descrito una multiplicidad de factores que pueden influir en el resultado del grabado ácido sobre el esmalte, los que pueden ser resumidos de la siguiente manera(8):

Cuadro 24. Resumen de factores influyentes en el tipo de grabado ácido resultante obtenido en el esmalte.
Variables que influyen en el resultado del grabado ácido del esmalte.
• El tipo de ácido utilizado y su concentración
• El tiempo de grabado y de lavado
• La formulación química y presentación física del ácido
• La presencia de película adherida, barra del esmalte y/o de capa aprismática
• Si el esmalte fluorado o no
• Si es diente permanente o caduco

3.2 ADHESIÓN AL COMPLEJO PULPO DENTINARIO: UN SUSTRATO VIVO

3.2.1 Constitución de la dentina

La pulpo-dentina es un compuesto biológico poroso constituido por una **matriz orgánica** que forma un entramado de distintos tipos de colágeno y que contiene en su estructura a diferentes grupos de proteínas, enzimas, proteoglicanos, fluido seroso (líquido tisular) y prolongaciones odontoblásticas junto con cristales de hidroxiapatita que constituyen la **matriz inorgánica**.

3.2.1.1 Matriz orgánica

Procederemos, entonces, a revisar con más detalle y en primera instancia, los constituyentes de la **matriz orgánica** de la pulpo-dentina[15][16]:

1. **Proteoglicanos** como: condroitín 6 sulfato (encontrado en la predentina) y condroitin 4 sulfato.
2. **Colágeno tipo I**: que constituye el componente mayoritario de esta matriz (90%) y es sintetizado por los odontoblastos.
3. **Colágeno tipo III, V y VI**: distribuido en la dentina peritubular
4. **Proteínas específicas de la dentina como**: fosforina dentinaria (DPP), proteína de la matriz dentinaria 1 (DMP1) que participa en los procesos

de mineralización y es segregada por los odontoblastos, y la sialoproteína dentinaria que segregan los odontoblastos jóvenes. Además, presenta otras proteínas morfogenéticas y factores de crecimiento TGFß1, FGF2, e ILGF), y proteínas morfogenéticas[17].

5. **Proteínas no específicas** como la amelogenina, osteonectina, osteocalcina, osteoporina y proteínas ricas en leucina, fosfosialoproteínas y sialoproteínas, proteoglicanos, glucosaminoglicanos, proteínas derivadas del suero (albúmina), glicoproteínas fosfolípidos y enzimas de la matriz (colagenasas, peptidasas, fosfatasas, gelatinasas, esterasas, etc). Entre las enzimas de la matriz destacan las metaloproteinasas de la matriz extracelular de la dentina (MMPs) que están involucradas en procesos de degradación del colágeno, proteoglicanos, fibronectina y proteínas en general. Estas enzimas participan en la dentinogénesis donde toman un papel principal organizando la matriz orgánica desde donde se desarrollan y mineralizan los tejidos dentarios (en este caso la dentina) y una vez terminado este proceso quedan en estado inactivo inmersas en la matriz dentinaria[18][19][20].

Pero se ha demostrado, *in vitro*, la reactivación de estas MMPs "dormidas" por agentes reactivos, desnaturalizantes, caotrópicos (que desorganizan y desnaturalizan la estructura tridimensional del agua y macromoléculas como proteínas, ADN, ARN, etc.), otros agentes tioles modificados (compuestos orgánicos análogos azufrados de los alcoholes, con grupos sulfhidrilo (-SH) en vez del grupo hidroxilo (-OH)), oxígeno reactivo, calor, ácidos y fluctuaciones de pH, como las que se dan durante un proceso activo bacteriano de ataque de caries al sustrato dentinario; o después del grabado con ácido durante un procedimiento adhesivo a la dentina. Por ejemplo, condiciones de pH con valores entre 2.3 y 5.0 han sido capaces de activar gelatinasas salivales[21][22][23][24].

Los odontoblastos producen MMPs -2, -8, -9, -14 y -20, siendo la MMP-8 la más abundante en dentina. Se ha publicado que las MMPs -2, -10, -11, -14, -15, -16, -20 y -23 están mayormente expresadas en odontoblastos mientras que las MMPs -13 y -17 están abundantemente expresadas en la pulpa. También existen los inhibidores tisulares de las MMPs (TIMPs) 1, 2 y 3 que son proteínas multifuncionales cuya función principal es contrarrestar a las MMPs. Estas TIMPs están más expresados en los odontoblastos y pulpa de dientes totalmente desarrollados[25][26][27].

Las MMPs participan activamente en la degradación del colágeno como una reacción autoinmune para mantener el equilibrio natural en los procesos de remodelado, entre los procesos de reparación (donde participan también los factores de crecimiento (FC)) y de destrucción buscando un distanciamiento físico de la injuria para luego dar paso a la reorganización del colágeno y la mineralización formando nueva dentina esclerótica, reaccional o terciaria donde nuevamente entran a actuar los factores de crecimiento. Se sabe que el factor de crecimiento TGFß1 regula la expresión de la MMP-9 y disminuye la expresión de la MMP-8, MMP-20 y la síntesis de otras proteínas(17)(28)(29)(30).

Algunas MMPs son activadas por proteínas séricas (como la plasmina, calicreína y la furina), por proteasas bacterianas, y también por otras MMPs y factores de crecimiento como el factor transformador de crecimiento β1 (TGF β1), factor de crecimiento afín a la insulina (ILGF I y II) y factor de crecimiento fibroblástico (FGF 2). Algunas de ellas se relacionan a la formación y mantenimiento del órgano dentino-pulpar, así como en reacciones de defensa y reparación durante el avance de la lesión cariosa; interviniendo en la activación y liberación de factores de crecimiento, la formación de dentina reaccional o terciaria y la destrucción del tejido conjuntivo en el avance de la inflamación pulpar(21)(22)(23)(24)(25)(26)(31)(32)(33).

Los canalículos dentinarios que transcurren por todo el espesor de la dentina primaria contienen prolongaciones citoplasmáticas celulares (conocidas como procesos odontoblásticos), las que llegan hasta por lo menos el 50% del espesor de la dentina, líquido tisular o fluido dentinario, fibras nerviosas y colágenas. Tanto la densidad de estos canalículos como su diámetro varían de acuerdo con la profundidad dentinaria y el tipo de dentina asociada. El fluido dentinario ejerce una presión positiva centrífuga de unos 20 mm/Hg que lo hace escurrir cada vez que se expone dentina en una preparación cavitaria de un diente vital y de esa manera ayuda en la prevención para que entren bacterias y sustancias nocivas al entorno pulpar(34)(35).

Los procesos odontoblásticos constan de un tronco principal de unos 0,5-1,0μm de diámetro y unas ramas laterales más delgadas que los conectan entre sí de unos 0,1-0,2μm. Ellos contienen organelas que realizan exocitosis y endocitosis y forman glóbulos o vesículas de mineralización. En la pulpa, los cuerpos de los odontoblastos están conectados entre sí por desmosomas y tienen una función altamente especializada en la síntesis y excreción de moléculas orgánicas y la mineralización de la dentina.

Todos estos factores juegan un rol preponderante en los procesos de reacción al ataque de caries y a la degradación enzimática e hidrolítica de las interfaces de adhesión, los que serán revisados más adelante(21)(36).

3.2.1.2 Matriz inorgánica

La **matriz inorgánica** está constituida por cristales de hidroxiapatita, ricos en carbonatos y pobres en calcio, que tienen un aspecto similar a los del esmalte y la estructura ósea, pero son más redondeados, pequeños y delgados; y están orientados de forma paralela a las fibras colágenas.

Desde el punto de vista biológico, el estrato dentinario constituye una barrera semipermeable entre el órgano pulpar y el esmalte; o la parte más superficial de una cavidad operatoria o de una caries. Estructuralmente, el entramado de sus fibras colágenas sirve de andamiaje para contener su estructura mineralizada y así dar soporte al esmalte. Y funcionalmente, la dentina, debido a su menor módulo de elasticidad, es capaz de absorber y disipar parcialmente las cargas aplicadas en la superficie del esmalte o una restauración y de detener la propagación de cracs o microfracturas que provengan del esmalte(37).

La pulpa dental es un tejido conjuntivo especializado; sensible y reactivo a los estímulos fisiológicos y patológicos, que se encuentra aprisionado en un continente rígido formado por la dentina de la que a su vez forma parte constituyente.

La pulpo-dentina está compuesta en grandes rasgos, por dos entidades:

- **Una mineral**; formada a partir de una matriz extracelular producida por los odontoblastos, constituida principalmente por cristales de hidroxiapatita ricos en carbonatos y pobres en calcio representando un 70% de su volumen. También tiene un 18% de contenido orgánico y el 12% restante es líquido(38).

Esta parte mineralizada está caracterizada por la presencia de innumerables túbulos o canalículos por donde transita la prolongación odontoblástica. Esta extensión citoplasmática del odontoblasto o **proceso odontoblástico**, se extiende desde la cámara pulpar hasta aproximadamente el 50% del espesor de la dentina y va acompañada de fibras nerviosas y colágenas. Alrededor de los túbulos se distingue una pared hipermineralizada y entre ellos una matriz ínter tubular formada principalmente por un reticulado de colágeno tipo I, cristales de hidroxiapatita y fluido dentinario(39)(40). Tanto el diámetro y la densidad de los túbulos varían según la profundidad de la dentina en que se encuentren y el tipo de dentina que se trate, pero en general tanto el diámetro y la densidad de canalículos van disminuyendo proporcionalmente en la medida que se alejan de la cámara pulpar.

- Otra **no mineralizada**; que es la pulpa y contiene los elementos celulares, vasculares y nerviosos que son esenciales para la vitalidad del diente, siendo su principal función la producción de dentina.

3.3 DETERMINANTES DE LA PULPO-DENTINA QUE AFECTAN DIRECTAMENTE EN LA ADHESIÓN

Las principales características de la pulpo-dentina que afectan la adhesión de los sistemas adhesivos utilizados en odontología las podemos clasificar de la siguiente manera:(40)(15)(12)

1. Tejido vital y dinámico
2. Importantes variaciones topográficas y estructurales
3. Alto contenido inorgánico
4. Alto contenido orgánico y de agua
5. Proceso odontoblástico
6. Fluido dentinario
7. Barro dentinario

Todos estos factores son importantes barreras a la hora de obtener adhesión a la pulpo-dentina. No podemos dejar de hacer especial mención al alto contenido hídrico (agua y fluido dentinario) como uno de los principales actores en el impedimento para lograr una adhesión fuerte y duradera de polímeros de resina en el sustrato pulpo-dentina.

3.3.1 Tejido vital y dinámico

La dentina está transitada por los túbulos dentinarios que contienen una prolongación de un odontoblasto (células de la pulpa), colágeno, fluido odontoblástico y eventualmente de nervios no mielinizados. La estrecha relación existente entre estos dos tejidos no nos permite concebirlos como entidades separadas y es por eso por lo que se denominan complejo pulpo-dentinario(3)(40).

El proceso odontoblástico como dijimos anteriormente, es una prolongación de citoplasma del odontoblasto que contiene organelos responsables para exocitosis y endocitosis y forma vesículas o glóbulos de mineralización. Los cuerpos de los odontoblastos se ubican constituyendo parte de la pulpa y están conectados entre sí por uniones del tipo desmosomas. Se especializan en la síntesis y excreción de moléculas orgánicas y la mineralización de la dentina.

El tejido pulpar responde ante las injurias de una manera única que no es posible encontrar en otros tejidos del cuerpo humano. Siempre que los túbulos dentinarios son expuestos y comunicados con el medio externo, ya sea por una caries, fractura o erosión, estos estímulos pueden activar una señal de alarma que se reconoce como dolor pulpar (pulpitis) y una respuesta fisiológica que se traduce en neoformación de dentina, dependiendo de la salud y capacidad de respuesta adaptativa de esa estructura en particular.

Para responder frente a una intrusión de un agente irritativo, la pulpa presenta un sistema circulatorio bien desarrollado. Así, gracias a la red capilar existente en torno al odontoblasto toda sustancia que penetre en la pulpa puede ser absorbida al torrente circulatorio activar todos los mecanismos de defensa del organismo. Se admite que esta reacción inflamatoria que se declara en la pulpa depende que la concentración del agente irritante sobrepase cierto nivel del factor irritativo.

La inflamación inicial está caracterizada esencialmente por fenómenos vasculares con la presencia de células inflamatorias y tiene un carácter reversible. Si la noxa no es adecuadamente controlada por todos los mecanismos de defensa de la pulpa, el proceso de inflamación alcanza un nivel irreversible con daño pulpar permanente.

3.3.2 Variaciones topográficas y estructurales

El acondicionamiento de la dentina ha sufrido todo un proceso evolutivo hasta llegar al tratamiento adhesivo actual, en la medida que hemos ido comprendiendo que el esmalte y la dentina son tejidos física y estructuralmente diferentes. Las principales diferencias en cuanto a composición de la dentina son: mayor contenido de agua que el esmalte, menor contenido mineral, alto contenido de colágeno, su condición de formar un complejo biológico con el tejido pulpar, el fluido dentinario y barro dentinario (detritus formado por el desgaste de la pulpo-dentina) y por último, las diferencias estructurales de los distintos tipos de dentina que se han descrito en la literatura: dentina primaria, secundaria, terciaria (reaccional o reparadora y esclerótica)[(40)(41)(42)].

Por otra parte, se distinguen variaciones topográficas entre la dentina superficial y profunda. A nivel superficial el 96% de la superficie corresponde a dentina ínter tubular y solo el 3 o 4% corresponde a dentina tubular. A este nivel se describe una densidad de 15.000 túbulos por mm^2 con un diámetro promedio de 0,9 um de diámetro. Debido a esto, la adhesión en dentina superficial es principalmente por hibridización de la dentina inter tubular. Por otra parte, a nivel de dentina profunda aumenta la densidad y el diámetro de los túbulos (60.000 túbulos por mm^2 y 3,0 um de diámetro) y la dentina ínter tubular baja a un 12%. Así la infiltración de la resina fluida formando tags de resina al interior de los túbulos, se considera un factor potenciador de la adhesión en dentina profunda(43).

La dentina primaria se define como la dentina producida durante el proceso de ontogénesis. La dentina secundaria se forma después de la calcificación completa de la raíz y se sigue desarrollando durante toda la vida. Este tipo de dentina es la encargada de la calcificación y el cierre de los canalículos a medida que el individuo va envejeciendo. Ambas dentinas son fisiológicas.

La dentina esclerótica es una dentina hipermineralizada que oblitera los canalículos con el objetivo de sellarlos para oponerse a la penetración de bacterias, toxinas, agentes irritativos a la pulpa y reducir fuertemente el movimiento de los fluidos al interior de los túbulos. Esto constituye la primera línea de defensa de la pulpo-dentina y se produce por precipitación de cristales de whitlokita en el lumen del túbulo junto a una hipertrofia de la dentina peritubular.

La dentina terciaria constituye la segunda línea de defensa de la pulpo-dentina y responde a una reacción más tardía y lenta que no puede impedir la penetración de los irritantes. Dependiendo de la intensidad de la agresión y del propio potencial reparador del diente, ella representa un aspecto histológico variable que va desde una dentina tubular bien estructurada hasta una conformación más o menos anárquica. La dentina terciaria o reaccional se produce frente a una agresión a la pulpa ya sea de tipo biológica (proceso infeccioso de caries), física o mecánica. Su objetivo es proteger a la pulpa y se produce directamente en relación con la zona afectada(15). Se pueden distinguir dos tipos de dentina terciaria de acuerdo con la intensidad de la reacción:

- **Dentina reaccional**; producida como respuesta a una caries de tipo crónica (a una velocidad de 8um por día) donde no hay destrucción de los odontoblastos. Este tipo de dentina no es tubular a diferencia de la dentina primaria.
- **Dentina reparadora**; generada como reacción a un ataque intenso de la pulpa y destrucción de odontoblastos primarios. Esto activa la producción de odontoblastos secundarios (odontoblastoides) a partir de células

diferenciadas que reemplazan a los odontoblastos irreversiblemente dañados y que son los responsables de la formación de este tipo de dentina[44].

3.3.2.1 Respuesta dentino-pulpar al proceso de caries

La boca en condiciones normales siempre puede tener sitios con placa o biofilm. Ambas estructuras contienen bacterias metabólicamente activas, cuya fisiología colectiva es capaz de causar fluctuaciones del pH bucal.

Para que se produzca una caries, tienen que darse las condiciones donde se reúnan todos los factores de Keyes (sustrato dentario, placa bacteriana y dieta cariogénica, durante un tiempo suficiente como para que se produzca la desmineralización de los tejidos del esmalte o dentina). Vale decir, el desbalance ecológico de los microorganismos que alberga la placa es capaz de producir ácidos carboxílicos (como ácido láctico, acético, butírico, propiónico y fórmico) y con ellos, reducen el pH del entorno hasta niveles críticos que, si actúan por un tiempo prolongado, son capaces de desmineralizar los tejidos dentarios merced de cambios químicos y físicos en sus estructuras[45][46][47].

Se reconoce que determinados microrganismos orales están más ligados a los procesos de caries, mientras otros se asocian más con las patologías periodontales. En cuanto a la caries los microrganismos principales asociados son: el *Streptococcus mutans*, *Streptococcus sobrinus*, *Lactobacillus casei*, *Lactobasillus fermentum*, *Lactobasillus plantarum*, *Lactobacillus oris*, *Actinomyces israelis* y *Actinomises naslundi*. Por parte del huésped se reconoce la importancia del rol que cumple la saliva en cuanto a niveles de secreción, componentes nutricionales y antimicrobianos, anticuerpos, iones mineralizantes, capacidad de neutralización de la placa bacteriana (*buffer*), etc. Además, también se reconocen otras características del huésped: anatómicas, funcionales, apiñamientos, restauraciones defectuosas, mal control de higiene etc., que pueden determinar proclividad a que se produzca la caries[48].

Frente al ataque infeccioso de la caries lo primero que se produce_es la movilización y activación de factores de crecimiento relacionados con procesos reparativos. En lesiones de caries superficial, en dentina se detecta alta actividad de la enzima lactato deshidrogenasa (LDH) en los túbulos, catalizador del ácido láctico bacteriano, enzimas colagenasas y glicoproteínas (la mayor parte de origen bacteriano). Por parte del huésped se activan las MMPs latentes para organizar el tejido dañado y prepararlo para la neomineralización. El accionar enzimático es controlado por los TIMPs, y en paralelo aumenta la actividad de los factores de crecimiento lo que lleva a la reorganización y formación de dentina reparativa, siempre y cuando las condiciones de pH sean favorables[49][17].

La degradación de la matriz proteica de la dentina se debe a la presencia masiva de enzimas proteolíticas del huésped en el sitio afectado; como endopeptidasas (colagenasas y gelatinasas) y aminopeptidasas, pues se sabe que las enzimas proteasas bacterianas pueden actuar a pH neutro, pero no son capaces de degradar la matriz orgánica de la dentina cariada ya que no resisten un pH inferior a 4,3[50][45][17].

3.3.2.2 Dentina afectada, dentina infectada y dentina esclerótica

A partir de los trabajos dirigidos por el profesor Fusayama, se comprendió que la dentina cariada no podía reducirse exclusivamente a aquella afectada en su dureza y coloración. En ese sentido, se ha descrito que, en el proceso de avance de una caries en dentina, se pueden encontrar dos estratos cuya diferenciación desde el punto de vista clínico, es crucial para el tratamiento de esta. Los dos estratos a los que hacemos referencia son:

El extremo más externo de degradación de dentina frente a la caries es conocido como **Dentina Infectada**, y es abundante en microrganismos invasores que forman ácidos carboxílicos como producto de la glicólisis anaerobia al tiempo que van secretando una serie de enzimas hidrolíticas, metabolitos y toxinas bacterianas En las inmediaciones de la lesión de caries de un diente vital se genera una respuesta inflamatoria del hospedero que incluye activación de monocitos, macrófagos y otras células más la producción de mediadores inflamatorios como citoquinas (interleuquina 1, prostaglandinas E2) y metaloproteinasas que participan en la reorganización de la matriz dentinaria preparándola para una posible remineralización. Este frente va desde la pulpa hasta la dentina afectada[51][52].

A este nivel, ocurren procesos de desmineralización y desorganización, desnaturalización y degradación de la matriz de colágeno, los que se van extendiendo progresivamente hacia la pulpa superficial. Altamente desmineralizada, pierde completamente su estructura histológica, con desorganización y contaminación bacteriana de sus túbulos dentinarios, la dentina peritubular desaparece y el diámetro tubular aumenta, no es remineralizable fisiológicamente, porque no existen procesos odontoblásticos vivos, se tiñe con fucsina y presenta colágeno desnaturalizado irreversiblemente. Las bacterias van invadiendo la dentina ínter tubular, facilitado este hecho por la pérdida de la dentina peritubular, y los túbulos van coalesciendo unos con otros, dando lugar a la formación de áreas de necrosis. En el caso de lesiones avanzadas de caries se puede llegar a la muerte de odontoblastos de primera línea, seguido por el reclutamiento y diferenciación de odontoblastos de reposición o segunda línea(51)(52).

Por todo esto, este tipo de dentina debe ser removida clínicamente.

El segundo estrato ubicado más profundamente en el proceso de caries se denomina **Dentina Afectada** y corresponde a un tipo de dentina terciaria. Esta dentina es medianamente desmineralizada, fisiológicamente re mineralizable, no se tiñe con fucsina, con procesos odontoblásticos expandidos, colágeno sano y cristales de hidroxiapatita adheridos. También presenta menor dureza y depósitos minerales de cristales de whitlockita en sus túbulos. Estos cristales son de gran tamaño y más resistentes al ataque ácido. Su aspecto clínico más translúcido es debido a esta esclerosis tubular(51).

Hay una relación directa entre la dureza de la dentina y los valores de adhesión obtenidos. En el caso de la dentina afectada se han reportado valores de resistencia al clivaje inferiores, pero esta no es la única causa de la disminución de estos valores. También se debe a una menor proporción de minerales, así como diferencias estructurales en comparación con la dentina sana(15). En cuanto al colágeno se describen fibras intactas tanto estructural como bioquímicamente, basado en su aspecto de bandas típicas y la presencia de enlaces entrecruzados(53).

Curiosamente, al hacer restauraciones, nos enfrentamos con mayor frecuencia con este tipo de dentina, mientras que la mayoría de las pruebas o test de materiales realizados *in vitro*, se hacen en cavidades con dentina sana. De esa manera los resultados que se obtienen resultan “potenciados” y pueden no corresponderse con el real desempeño en la clínica.

Con respecto a la tinción con fucsina, también debemos aclarar que no es específica. La dentina teñida no siempre significa que sea dentina infectada y tampoco indica la presencia de colágeno irreversiblemente dañado. Por otra parte, la ausencia de tinción tampoco asegura la total eliminación de bacterias. Esto pone en jaque el uso de tinción de fucsina como criterio para la eliminación de tejido cariado con el objetivo de ser utilizado como sustrato para la adhesión(15).

La calidad del sustrato disponible para la adhesión puede variar dentro de una preparación dentaria donde puede haber todo tipo de dentina (sana, afectada, esclerótica o profunda) con una mayor densidad y diámetro tubular, las que pueden representar un reto para adherir. Se ha reportado en la literatura menores valores de adhesión obtenidos en dentina afectada en comparación

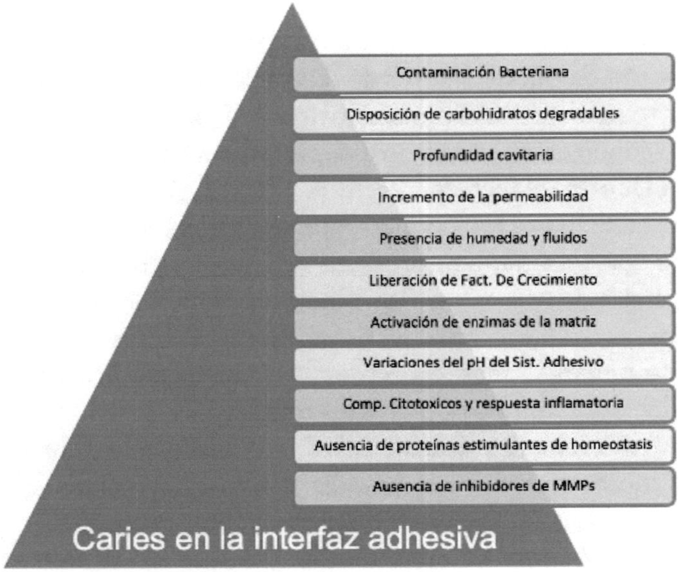

Figura 25. Factores que confluyen para la degradación de la adhesión producida por caries.

con dentina sana, al igual que en dentina profunda versus superficial, y en dentina esclerótica versus dentina sana(54)(55)(56).

En los casos donde se desarrollan caries secundarias adyacentes a restauraciones de resinas compuestas, esta cascada de factores también favorece la degradación proteolítica e hidrolítica de la interfaz adhesiva, como se verá más adelante cuando tratemos sobre estos procesos.

Dentina esclerótica

La dentina esclerótica se produce en las inmediaciones de un proceso de caries o frente a un estímulo físico como la exposición a fenómenos de erosión, atrición y abrasión. Existe evidencia de que el estrés oclusal (producido principalmente por deslizamientos excéntricos, comunes en algunas clases de bruxismo), tiene relevancia en la patogénesis de este tipo de lesiones(57)(58).

En un solo diente con este tipo de lesión, es posible observar un alto grado de variabilidad en relación con el aspecto estructural. Mientras algunos túbulos pueden estar completamente despejados, otros pueden estar parcial o totalmente obstruidos con calcificaciones tubulares o peritubulares. En la superficie, estos cristalitos aumentan su densidad y su tamaño, formando columnas o aglomerados que bloquean los túbulos. Al igual que la dentina afectada por caries, en la dentina esclerótica los túbulos dentinarios están obliterados por cristales romboidales de whitlockita, lo que disminuye su permeabilidad debido a su resistencia al ataque ácido. La whitlockita o whitlockita de magnesio es un cristal de ortofosfato de calcio, donde en condiciones biológicas el magnesio es parcialmente sustituido por calcio(59). Por otra parte, la dentina ínter tubular no se presenta desmineralizada, sino al contrario, se observa como una capa hipermineralizada y cubierta de bacterias(40).

Los cristales en la dentina hipermineralizada se presentan ordenadamente orientados en torno a su eje axial, a diferencia de aquellos depositados en la dentina subyacente, cuya orientación es desordenada. Esta orientación cristalina superficial es análoga a la obtenida bajo estimulación eléctrica con corrientes de baja intensidad. Se ha sugerido la existencia de potenciales piezoeléctricos cuando los dientes son sometidos a flexión por sobrecargas oclusales y que los cristales se polarizan y se ordenan mediante reacciones de interacción de dipolos(60)(61)(62).

En particular la dentina esclerótica representa el sustrato adherente más difícil de tratar, y estas dificultades pueden sintetizarse de la siguiente manera:(63)(64)(65)(60)

- Estructuralmente, la dentina esclerótica presenta una capa superficial colonizada por bacterias (algunas atrapadas dentro de una matriz parcialmente calcificada y otras cubriendo la superficie). Hay una mayor presencia de bacterias que podrían hidrolizar la capa híbrida en comparación con la dentina sana.

  Bajo esta capa de bacterias, sigue una capa hipermineralizada que puede llegar a tener unos 15um. Este estrato no tiene el mismo espesor en todas las zonas de la lesión siendo más profundo en la parte central de la lesión y más fina en los márgenes de esta. Su aspecto es irregular y variable dependiendo de la zona observada.
- Los túbulos de la dentina esclerótica están obliterados por el depósito de unos tapones de fosfato cálcico (withlockita).
- Ambas capas más las calcificaciones tubulares sirven de impedimento para la penetración del agente acondicionador y también para la difusión en profundidad del adhesivo. Esto se traduce en estratos híbridos más delgados e irregulares que los obtenidos en dentina sana.

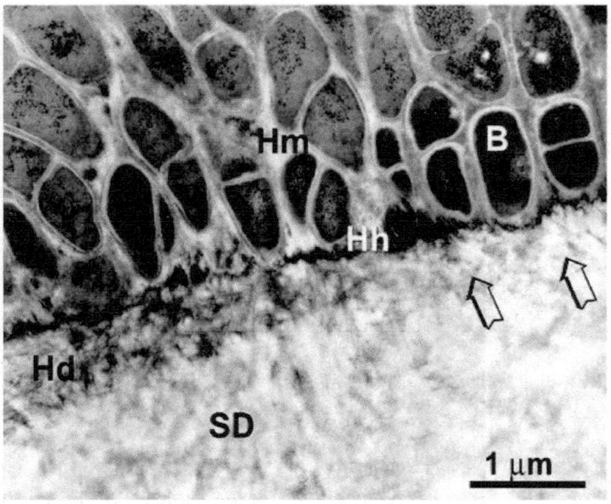

Hm: Matriz bacteriana hibridizada
B: Bacteria
Hh: Dentina esclerótica capa hipermineralizada
Hd: Dentina esclerótica hibridizada
SD: Dentina esclerótica

Figura 26. Microfotografía de interface adhesiva en dentina esclerótica.

- Ni el grabado con ácido fosfórico al 30-40% aplicado por 15 segundos y mucho menos los monómeros autograbantes son capaces de producir un patrón de grabado similar al obtenido en dentina sana y siempre queda una capa hipermineralizada de dentina subsuperficial. Esto ocurrirá con cualquier adhesivo y la respuesta será dependiente de cada formulación.
- Tras el grabado ácido los tapones de fosfato cálcico siguen bloqueando la entrada a los túbulos y sobresalen como pequeñas columnas sobre la superficie grabada.
- La capa de dentina desmineralizada con el grabado es estrecha y la capa híbrida que forman los adhesivos es mucho más delgada e irregular que la dentina normal.

3.3.3 Alto contenido orgánico

Para la dentina se describe un alto contenido orgánico de aproximadamente un 30% de su volumen[17][21]. En su gran mayoría este contenido es colágeno tipo 1; (el que forma una especie de andamiaje para la aposición de cristales de hidroxiapatita), proteoglicanos y sialoproteínas.

El colágeno se describe como una proteína estructural-fibrilar cuya unidad básica consta de tres cadenas polipeptídicas conformando una triple hélice, muy compacta. Es la proteína más abundante en el reino animal; el mayor componente estructural de la piel, cartílago, hueso, tendón y dientes[(66)].

La unidad básica estructural del colágeno es el tropocolágeno, constituido por tres cadenas polipeptídicas, del mismo tamaño (aproximadamente mil aminoácidos) y de composición idéntica o no, según el tipo de colágeno. Entonces existen muchos tipos de tropocolágeno y difieren en las secuencias de aminoácidos de sus cadenas. Sin embargo, todos los tipos de colágeno también tienen algunas características en común. Las moléculas presentan una longitud de unos 2800 A° y unos 15 A° de diámetro. La composición del tropocolágeno es inusual: en general un tercio de su residuo es glicina, mientras que prolina e hidroxiprolina constituyen alrededor de un cuarto de la proteína total.

Se distinguen cuatro tipos de colágeno, los que son secretados por los fibroblastos desde su matriz extracelular en forma de procolágeno. El diseño estructural fundamental de la fibra del colágeno es el de una formación escalonada de moléculas de tropocolágeno, repetida cada cinco filas[(67)].

Las fibras de colágeno se estabilizan por proteoglicanos que actúan como puentes entre ellas y las unen a través de enlaces cruzados covalentes entre las unidades de tropocolágeno que involucran residuos de lisina, hidroxiprolina e histidina. El número y tipo de enlaces varía con la función y la edad del tejido. El colágeno intacto es una estructura densa inaccesible a los solventes, en cambio en su forma desnaturalizada las enzimas proteolíticas tienen capacidad de actuar sobre algunas de sus moléculas. Es así como se produce la acción selectiva para remover el tejido dentinario cariado[(67)].

Los proteoglicanos son moléculas de alto peso molecular que consisten en un núcleo polipeptídico con cadenas laterales de glicosoaminoglicanos. Estos mucopolisacáridos regulan las funciones físicas de la dentina, rellenando espacios, distribuyendo el agua y repeliendo moléculas cargadas negativamente. Ellos retienen el agua para estabilizar las fibras de colágeno en la dentina desmineralizada[(53)].

La matriz colágena está normalmente cubierta por varias proteínas denominadas peptidasas y entre ellas están las metaloproteinasas encargadas de la degradación del colágeno. Estas enzimas fueron necesarias para la dentinogénesis y luego quedaron inactivas, pero pueden reactivarse en un medio ácido; como ocurre en el proceso de caries, y actuar en el remodelado de la dentina. Numerosos estudios han evidenciado que las metaloproteinasas también son activadas por la acción del grabado ácido de la dentina que hacemos para producir adhesión. Esto genera una cadena de eventos de degradación de la base de la zona híbrida y que comienza desde el momento en que se efectúa la restauración[17][21][45][68][69][70][71][72][73].

De esta manera, las bacterias cariogénicas son capaces de reducir el pH del sitio infectado hasta niveles críticos debido a la producción de ácidos carboxílicos (láctico, acético, propiónico, fórmico, butírico) por tiempo suficiente como para causar cambios físicos y químicos. Así, la desmineralizan y por la acción de enzimas proteolíticas el colágeno se va desintegrando de forma progresiva. Estas fibras colágenas están firmemente ancladas en la ultraestructura de la dentina por lo que han sido motivo de atención en el desarrollo de los sistemas adhesivos.

En este enfoque se basan los adhesivos de cuarta y quinta generación que utilizan la técnica de grabado total para eliminar el barro dentinario y descubrir superficialmente las fibras colágenas para embeberlas con la resina adhesiva. Esta, al polimerizar establece un anclaje micro mecánico junto con los tags de resina que infiltran y difunden a la entrada de los canalículos dentinarios expuestos.

3.3.4 Alto contenido hídrico

La pulpo-dentina presenta un alto contenido hídrico que se ha estimado en un 20%; con un 50%vol de contenido mineral y un 30% vol. de contenido orgánico[5][74].

La mayor parte de este contenido hídrico está representada por el fluido al interior de los túbulos. Este fluido se encuentra contenido al interior de los túbulos a una presión intrapulpar de 35-40 mm de mercurio, lo que genera un constante flujo hacia el exterior cuando se expone un túbulo[3]. La adhesión a dentina profunda ha demostrado valores inferiores de resistencia adhesiva en comparación con la dentina superficial. La dentina profunda tiene mayor contenido hídrico que la dentina superficial debido a la mayor cantidad de túbulos que posee y a su mayor diámetro por área de superficie.

Con la técnica de grabado total, al aplicar ácido ortofosfórico en las paredes dentinarias de la cavidad, se elimina todo el contenido mineral hasta una profundidad de 5-8 um. Así, en la superficie el 50%vol de contenido mineral removido, es reemplazado por agua, alcanzando un 70%vol. hídrico a este nivel. Para obtener una adhesión óptima en dentina, la totalidad de este líquido debe ser removida y reemplazada por monómeros resinosos, cosa que en la realidad tanto clínica como in vitro, no sucede[12]. Este contenido acuoso puede diluir los solventes orgánicos de algunos sistemas adhesivos causando que los monómeros dejen su fase soluble y formen glóbulos de resina en el medio acuoso[(75)].

Aunque la adhesión a dentina obtiene valores altos de adhesión inmediata, pierden un 50-60% de su fuerza adhesiva al cabo de uno o dos años[(74)]. La hidrólisis es la principal causa de esta degradación. Esto se debe a que el agua difunde a través de la resina adhesiva y se produce absorción acuosa, plasticización de los polímeros y solubilización de los monómeros que quedaron sin reaccionar[(73)].

La plasticización se refiere a un cambio en las propiedades térmicas y mecánicas del polímero e involucran: disminución de su rigidez a temperatura ambiente; disminución de la temperatura a la cual se producen importantes deformaciones con fuerzas menores; aumento de la elongación para producir un quiebre a temperatura ambiente y un aumento de la resistencia al impacto por debajo de la menor temperatura de utilidad[(76)].

El otro factor de degradación son las metaloproteinasas (proteasas) activadas por el grabado ácido y que captan agua a través de uniones peptídicas específicas en el colágeno.

3.3.5 Proceso odontoblástico

La dentina tubular atraviesa todo el espesor de dentina primaria. Su contenido principal son la prolongación citoplasmática celular del odontoblasto (proceso odontoblástico) que se extiende aproximadamente entre un tercio y la mitad de la mitad de la longitud del túbulo. El resto del contenido es líquido tisular o fluido dentinario además de fibras nerviosas y colágenas[(3)(17)].

A nivel de la pulpa, los cuerpos de los odontoblastos se conectan entre sí por desmosomas y están altamente especializados en la síntesis y excreción de moléculas orgánicas y la mineralización de la dentina, lo que también se replica a nivel del proceso odontoblástico[(17)].

Esta prolongación citoplasmática del odontoblasto al interior de los canalículos dentinarios hace considerar a la dentina y la pulpa dental como una sola entidad. Esta especial característica de la pulpo-dentina y en especial su inervación sensitiva, tiene relación con los cuadros de dolor o sensibilidad post operatoria.

Con el objeto de prevenir problemas de sensibilidad post operatoria tras el tallado de una cavidad o el acondicionamiento con ácido, es mandatorio que los túbulos dentinarios que hayan sido expuestos deben quedar completamente sellados.

Estudios recientes descartan la creencia de que la cantidad de dentina remanente, la técnica restauradora y la técnica adhesiva (E&R o SE) sean determinantes en el desarrollo de la sensibilidad post operatoria[77][78][79][80].

Según la teoría hidrodinámica del dolor, un sello deficiente del piso cavitario genera una brecha que permite un lento flujo de fluido dentinario hacia el exterior y una filtración bacteriana hacia el interior. Los estímulos térmicos o mecánicos desplazan este fluido, lo que es interpretado por el paciente como dolor. A mayor proximidad de la pulpa, aumenta la densidad y el diámetro de los túbulos, aumentando el flujo y el volumen del fluido dentinario lo que también aumenta la susceptibilidad a estos efectos hidrodinámicos[81][82].

El agente de acondicionamiento para la dentina puede ser dañino si su pH es menor a 5,5 o si entra en contacto directo con la pulpa. También algunos componentes del sistema adhesivo, más específicamente las distintas variedades de metacrilatos que han sido identificados con algún grado de potencial citotóxico, pueden ser liberados y su difusión a través del tubo dentinario puede causar irritación pulpar, aunque se reconoce que la presión hidrostática de la pulpa puede limitar hasta cierto punto esta difusión[83][84].

Se ha descrito a la contracción de polimerización de los composites como causal de brechas entre la restauración y las paredes o el piso de la cavidad, microfiltraciones y *cracks*. Estos últimos, pueden aumentar la flexión de la estructura dentaria bajo carga oclusal o permitir una vía para la filtración bacteriana. Esta flexión cuspídea potencialmente puede inducir sensibilidad post operatoria por el movimiento del fluido dentinario[82].

3.3.6 Fluido dentinario

Uno de los factores adversos más importantes es el control de la humedad durante el proceso adhesivo. Pero debe ponerse un especial énfasis en el constante flujo de líquido desde el interior de la dentina hacia el piso de la cavidad operatoria durante el secado y la polimerización del adhesivo producto de una gradiente de presión positiva de la pulpa. La presión intra pulpar del fluido dentinario fluctúa entre los 30-35mmHg[3].

Numerosos estudios de microscopía electrónica de transmisión y de barrido han revelado la presencia de nano filtración en la interfaz de adhesión[85][86][87][88][89].

Hashimoto *et al.* estudiaron los movimientos de fluidos a través y alrededor de la capa híbrida y establecieron que había un desplazamiento hacia el interior de los túbulos al momento de aplicación de la luz para la polimerización del adhesivo y un movimiento hacia el exterior al momento del secado para evaporar los solventes. El primero probablemente debido a la expansión térmica del fluido dentinario mientras que el segundo es presumiblemente debido a la evaporación de agua del adhesivo y de la dentina subyacente. El problema es que ambos, aunque transitorios, contribuyen a la formación de *water trees* y *blisters* que, a su vez, permiten la nanofiltración que es la causal del deterioro de la interfase adhesiva(90).

Por último, el alto contenido hídrico de la dentina principalmente en la técnica E&R puede mezclarse con los monómeros hidrofílicos durante la evaporación de solventes o la polimerización y producir el fenómeno de **separación de fases** lo que, a su vez, se traduce en glóbulos (*blisters*)de agua y resina no polimerizada que también constituyen puntos débiles de paso para la nanofiltración. Otro aspecto del contenido del fluido dentinario es su alto contenido de proteínas séricas como albumina, IgG y otras, que pueden interferir con los sitios de fijación de algunos adhesivos autograbantes (SE).

Se ha visto que un desensibilizante dentinarios en base a glutaraldehído y HEMA (**glumma desensitizer** -Heraeus Kulzer), ha mostrado algunos efectos positivos en cuanto a que, además de bloquear los túbulos dentinarios para tratar y prevenir la sensibilidad, también tiene un efecto simultáneo para bloquear la salida de fluido dentinario hacia la superficie(15). Pero **glumma** (5% glutaraldehído y 35% HEMA disuelto en agua), actúa por un efecto de coagulación de proteínas. Su efecto en la dentina grabada con ácido afecta al colágeno; sus aminoácidos y sus enlaces cruzados lo que a su vez repercute seriamente en la difusión de la resina y su anclaje para la adhesión.

3.3.7 Barro dentinario

El barro dentinario;,descrito por primera vez por Eick en 1970(91), se define como una delgada capa de 0,5-5µm de estructura micro porosa y semipermeable que cubre la superficie dentaria recién desgastada, formada de detrito o desechos producidos por el desgaste y que bloquea las entradas de los túbulos dentinarios expuestos a la manera de un tapón (*smear plugs*) de unos 10um(92). Estos *smear plugs* pueden reducir la permeabilidad de la dentina en un rango tan alto como un 86%, aunque la porosidad del tapón de barro puede permitir la difusión de fluido dentinario a través de estos espacios de un tamaño menor a un micrón[40].

El barro dentinario está compuesto por hidroxiapatita, colágeno, bacterias, saliva y sangre que son degradados por la fricción y el calor producido por el desgaste dentario al efectuar una preparación cavitaria con instrumental rotatorio[3]. Su grosor, densidad, rugosidad y grado de anclaje a las paredes cavitarias es variable y dependiente del tipo de desgaste utilizado para el tallado de la cavidad (fresa de diamante o carbide, tipo de grano, alta o baja velocidad, etc.).

Se han planteado tres enfoques diferentes para enfrentar el barro dentinario para cuando se requiere adherir una resina compuesta a los tejidos dentarios:

- Modificar el barro dentinario: fue lo que se intentó en un inicio con los primeros adhesivos dentinarios que eran principalmente ésteres halo fosfóricos de Bis-GMA y que solo lograban una adhesión débil al barro dentinario, la que no era superior a la resistencia adhesiva ni cohesiva de este.
- Eliminarlo completamente: para poder acceder e interactuar directamente con el sustrato subyacente: dentina tubular, peri e ínter tubular y entramado de fibras colágenas. Este tratamiento de superficie abre los túbulos dentinarios en cuyo interior se encuentra la prolongación odontoblástica y sus fluidos. Este tratamiento será abordado más adelante y con mayor profundidad.
- Disolver el barro dentinario: sin desmineralizar la superficie dentinaria tan profundamente, que remueva la hidroxiapatita en la interfase. Esto se logra con los adhesivos de autograbado. El adhesivo ácido disuelve el barro dentinario y expone solo una pequeña fracción de fibras colágenas, lo incorpora en la mezcla y desmineraliza la dentina superficial. Luego todo queda incorporado en la resina polimerizada.

Oliveira *et al.* publicaron un trabajo donde se demostró que el grabado total remueve completamente todo el barro dentinario y que la fuerza adhesiva no era dependiente del método utilizado para el desgaste. En cambio, para el sistema de autograbado se confirmó que el medio utilizado para el desgaste (fresa de diamante o carbide), si afectaba la fuerza adhesiva. Cuando se usó fresa de carburo de tungsteno se produjo la capa más delgada de barro dentinario (1.8 um) y a la vez los valores más altos de adhesión del grupo de corte con fresas.[93] Para el barro dentinario generado por desgaste con fresa de diamante se ha reportado un grosor de 1.0-2.8 um, cifras muy similares a los grosores obtenidos con lijas de carburo de silicio (0,9-2,6 um) que es uno de

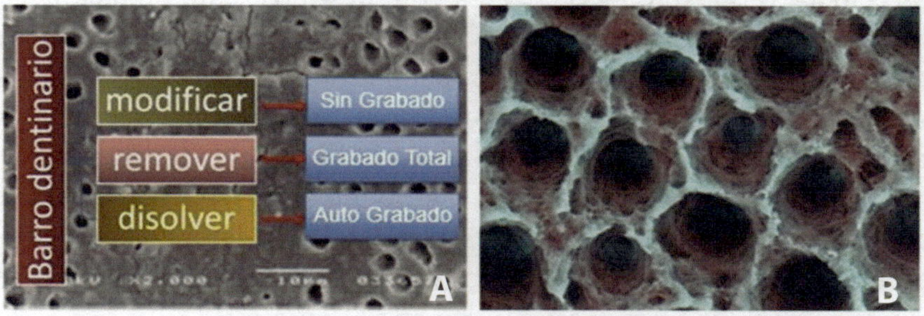

Figura 27. A: Diferentes enfoques para tratar el barro dentinario y B: microfotografía electrónica de dentina tras grabado total con ácido ortofosfórico.

los abrasivos que más se utilizan en pruebas de laboratorio para testear adhesivos(94). Aparte del grosor del barro dentinario, también interesa su densidad para efecto de la adhesión. El desgaste con fresas de diamante produce un barro dentinario denso y compacto que los adhesivos de autograbado ultrasuaves no pueden infiltrar completamente. En cambio, las fresas de carburo de tungsteno generan un barro más desorganizado debido a su mecanismo de acción que es más de corte que desgaste por fricción. La velocidad de corte también genera diferencias en las características del barro dentinario en cuanto a su densidad y potencial adhesivo. El corte de una fresa de carbide a baja velocidad (2000 rpm) genera un barro dentinario similar al obtenido con una lija de 600 grit de carburo de silicio y sus patrones de grabado también son similares. Por el contrario, el desgaste con turbina a alta velocidad (100.000-120.000 rpm) comprime el detritus en una sustancia compacta más difícil de remover por los primers autograbantes(95)(96).

El ácido fosfórico al 30-40% ha demostrado ser el medio más eficiente para remover completamente el barro dentinario sin afectar mayormente la adhesión. Concentraciones menores, de 0,13 y 20%, no son suficientes para remover completamente el BD; y concentraciones más altas como 65% (Super Bond C&B Red Activator, Sun Medical Co., Ltd., Moriyama, Japón) también han demostrado un efecto de remoción insuficiente y valores inferiores de adhesión(97).

Nuevas alternativas de agentes acondicionadores han sido presentadas al mercado por reconocidas marcas comerciales. Entre ellos figuran: *Multi Etchant*:

en base a metacriloiloxi tetraetilenglicol di-hidrógeno fosfato (Yamakin, Osaka, Japón), Enamel Conditioner (Shofu, Kyoto, Japón) en base a tres componentes orgánicos del ácido carboxílico (principalmente ácido poliacrílico más otros dos ácidos orgánicos de menor peso molecular) y un agente acondicionador experimental denominado oxinitrato de zirconio (Ivoclar, Vivadent, Schaan, liechtenstein). Estos nuevos agentes han demostrado conseguir valores de adhesión más altos que el ácido fosfórico en dentina y el oxinitrato de zirconio también posee un efecto anti MMPs, pero todavía es prematuro calificar su comportamiento clínico y su estabilidad en el tiempo(97).

3.3.7.1 Desproteinización del barro dentinario

El uso de los adhesivos de autograbado ha ido en aumento debido a que su técnica de aplicación es menos demandante desde el punto de vista del operador. A saber, se requieren menos procesos para la aplicación del adhesivo y se evitan las complicaciones debidas a la deshidratación o al exceso de agua en la cavidad. En cuanto al tiempo consumido para realizar la técnica SE versus E&R; es engañoso pensar que al eliminar los procesos del grabado con ácido ortofosfórico y el lavado del mismo (E&R) se consume menos tiempo, porque estos adhesivos de autograbado requieren de la aplicación de más de una capa y hay que polimerizar entre cada una para reducir su permeabilidad.

Estos adhesivos SE no son capaces de eliminar completamente el barro dentinario, sino que lo disuelven parcialmente y lo infiltran, quedando incorporado en el espesor del estrato adhesivo(98). Este es un aspecto favorable desde el punto de vista que no se remueve el tapón de barro que sella los túbulos y así se reduce la salida de fluido dentinario y se disminuye la posibilidad de generar un cuadro de sensibilidad post operatoria. Por otra parte, este barro dentinario en sí mismo, constituye una barrera para la adhesión ya que dificulta el íntimo contacto entre la superficie dentinaria y los monómeros del adhesivo. También es sabido que tanto la resistencia adhesiva como cohesiva del barro dentinario es muy baja y más aún; su consistencia es porosa y puede retener agua, la que puede disminuir el grado de conversión de la resina y producir nanofiltración(99).

Como vimos, el barro dentinario es el producto de los desechos del desgaste dentario producido durante la preparación de una cavidad operatoria, amalgamado con el agua de la refrigeración, fluido dentinario y/o sanguíneo. En su composición se incluyen elementos inorgánicos (como residuos de cristales de hidroxiapatita) y orgánicos (proteínas, gelatina de colágeno desnaturalizado, bacterias y restos odontoblasticos). Los adhesivos de autograbado; cuando interactúan con el barro dentinario disuelven la fase inorgánica pero no son capaces de eliminar todo el resto de los componentes orgánicos. De esa manera resulta un barro dentinario infiltrado por la resina, pero con contaminantes que interfieren negativamente en el entrabamiento y la conexión iónica con la HAp[(100)(101)].

El barro dentinario puede ser modificado con la intención de potenciarlo como sustrato adhesivo, mediante la utilización de agentes químicos; los que serán adecuados dependiendo del componente que se quiera eliminar. El componente orgánico del BD puede ser disuelto utilizando agentes desproteinizantes como el hipoclorito de sodio y el ácido hipocloroso; mientras que el componente inorgánico puede ser capturado mediante la utilización de agentes quelantes como el ácido etilendiaminotetraacético (EDTA)[(97)].

Investigadores de la Universidad de Tokio (Japón) entre los que se encuentra Junji Tagami; quien ha desarrollado múltiples investigaciones y publicaciones en relación al tema de la adhesión de polímeros a los tejidos dentarios, han demostrado que mediante la utilización de un agente del tipo oxidante/desproteinizante como el hipoclorito de Sodio (NaOCl), soluciones de ácido hipocloroso (HOCl) o agua oxigenada; es posible disolver y eliminar todo el residuo orgánico contaminante del BD, y obtener una mayor superficie de interacción entre el adhesivo y la fase mineral del estrato adherente. Este trabajo ha sido publicado el año 2018 en el *Journal of Dental Research* y con ello han reavivado toda una línea investigativa desarrollada muchos años atrás[(102)].

Con la aplicación de hipoclorito de sodio a continuación de un sistema adhesivo de autograbado, demostraron un aumento significativo en la resistencia adhesiva en dentina afectada por caries. Aunque en dentina sana no se evidenció tal efecto potenciador, si es un hecho que mejoró la hibridización. Por otra parte, también se ha establecido que el efecto oxidante residual en la dentina tratada con hipoclorito de sodio puede interferir con el proceso de polimerización, afectando la matriz de colágeno dentinario y liberando radicales libres residuales que compiten con los radicales libres vinílicos liberados por la fotopolimerización del adhesivo. Con esto se produce un cierre prematuro de las cadenas de polímero y una polimerización incompleta del adhesivo, lo que debilita la adhesión[(102)(103)].

Esta es la razón por la que no se recomienda hacer una restauración de resina inmediatamente tras terminar un tratamiento de endodoncia, donde el *gold standard* para la irrigación de conductos sigue siendo el hipoclorito de sodio. Lo mismo se aplica a las restauraciones inmediatas a un proceso de clareamiento.

Para contrarrestar este efecto negativo, un grupo de investigadores dirigidos por F.R. Tay y D.H. Pashley en el año 2001, demostraron que al aplicar un agente reductor/antioxidativo como una sal del ácido p-toluensulfinico (otros investigadores también han usado ascorbato de sodio) a continuación del agente oxidante, se potenciaba la adhesión y esto permitía al clínico realizar la restauración definitiva mediante la aplicación de un sistema adhesivo autograbante de una botella[(103)].

Tal parece que, en el afán de simplificar el proceso clínico y el tiempo consumido para lograr la adhesión, fueron dejando de lado este procedimiento por considerarlo poco práctico y ahora surge nuevamente como alternativa para mejorar los valores de resistencia adhesiva de los sistemas autograbantes.

El efecto que pueda producir el hipoclorito de sodio u otro agente oxidante/desproteinizador en el barro dentinario, puede variar entre un adhesivo y otro; y es dependiente de las características del adhesivo autograbante: como diferencias en la composición de sus monómeros acídicos, la relación en su formulación de monómeros hidrofílicos e hidrofóbicos, el tipo de solventes, su sistema catalizador, etc.[(102)].

El EDTA tiene afinidad para unirse con la hidroxiapatita (HAp) y por eso se utiliza para remover selectivamente el componente inorgánico del barro dentinario. Su efecto es dependiente de la concentración y el tiempo de aplicación utilizados, siendo recomendada la aplicación durante un minuto a una concentración al 17%. EDTA remueve parcialmente los minerales del barro dentinario sin alterar la morfología de la dentina, y como alternativa al grabado con ácido fosfórico, su capacidad de grabado es menor y también su potencial como agente activador de MMPs[(102)(104)(105)].

Su efecto como agente potenciador de la adhesión de sistemas adhesivos de autograbado es inconsistente y material dependiente. Con el adhesivo Clearfil SE Bond, hubo un aumento significativo de los valores de adhesión después de acondicionar la dentina con EDTA al 0.5 M (pH 7.2) por 30s[(104)]. Por otra parte, no se reportó beneficios cuando se trató el barro dentinario con EDTA al 0.5 M por 2 minutos antes de la aplicación de otros tres sistemas adhesivos de autograbado (Prime & Bond NT, Clearfil Mega Bond y Etch & Prime 3.0)[(105)].

Investigadores de la Universidad de Sao Paulo (Brasil), reportaron un trabajo donde estudiaban el efecto que producía el grosor de la capa de barro dentinario y el pH de un sistema adhesivo de autograbado en la resistencia adhesiva y la formación de brechas entre el adhesivo y la dentina. Para ellos el grosor de la capa de barro dentinario no ejercía un efecto en la fuerza adhesiva, pero una capa más gruesa si afectaba negativamente en la producción de gaps o brechas. Por otra parte, evaluaron la acidez del primer autograbante y vieron que no afectaba los valores de adhesión, pero aquellos que eran más ácidos mostraban las brechas de menor tamaño. Por último, concluyeron que los adhesivos de grabado y lavado (E&R) mostraban valores de adhesión más elevados y brechas de menor tamaño(106).

Se ha sugerido que la **aplicación activa** del adhesivo autograbante (agitar y presionar gentilmente el microbrush con el adhesivo contra el piso y las paredes de la cavidad), podría mejorar los valores de adhesividad al favorecer la disolución del barro dentinario, aunque aún no se ha demostrado una mejora significativa. Este procedimiento además favorece la evaporación de solventes, aumenta la penetración de la resina, favorece la interacción química del monómero funcional con el sustrato dentinario y mejora el comportamiento del adhesivo(107).

La aplicación de múltiples capas de adhesivo, ya sea polimerizadas o no también han demostrado ser efectivas en potenciar los valores adhesivos y reducir la nanofiltración. Un efecto positivo significativo se ha demostrado al aumentar el tiempo de aplicación a 90 y 150 segundos para adhesivos en base a acetona (One Step, Bisco) y alcohol (Single Bond, 3M-ESPE)(108). Chowdhury y colaboradores demostraron el beneficio de aplicar el adhesivo en dos capas, con o sin polimerizar(109). En el caso de aplicar dos capas polimerizando entre cada una, favorece las propiedades mecánicas del adhesivo; aumentando su grosor y disminuyendo la nanofiltración más que mejorar la interacción con el barro dentinario. La aplicación en dos capas, pero sin polimerizar aumenta la disolución del barro dentinario al aumentar la concentración del monómero acídico y el tiempo de interacción, lo que favorece la remoción del detrito y la penetración del adhesivo(109).

3.4 DETERMINANTES ASOCIADOS CON LA NATURALEZA DE LAS RESINAS POLIMÉRICAS QUE AFECTAN LA ADHESIÓN

Desde el punto de vista de las resinas compuestas restauradoras, también existen tres factores inherentes que afectan directamente la adhesión:

a) **La naturaleza principalmente hidrofóbica** de la mayoría de los monómeros utilizados en la formulación de las resinas, lo que las hace incompatibles con la humedad de la dentina.
b) **La contracción volumétrica durante la polimerización.** Condición inherente de todo polímero que al endurecer contrae su volumen debido al acercamiento molecular necesario para producir las conexiones entre monómeros.
c) **Capa de inhibición por oxígeno.** Las reacciones de polimerización en cadena que son iniciadas por radicales libres, como es el caso de las resinas compuestas de uso odontológico, se ven afectadas de alguna manera por la presencia de oxígeno debido a la alta afinidad que estos radicales tienen por este elemento.

A continuación, procederemos a analizar cada uno de estos tópicos con más detalle:

3.4.1 Naturaleza hidrofóbica de Bis-GMA

El monómero Bis-GMA en sí, es de naturaleza hidrofóbica y debido a que no posee grupos químicos específicos que compitan por el agua, su difusión en la dentina desmineralizada (que es un sustrato esencialmente húmedo) tras el grabado ácido, es baja. Para compensar este inconveniente y mejorar así la humectabilidad del adhesivo y la penetración de este, tanto entre las fibras colágenas como en los túbulos dentinarios expuestos, se suele agregar a su composición algún monómero de característica más hidrofílica. Entre ellos, el más utilizado es el TEGDMA, pero en la medida que se aumenta su concentración en el adhesivo, también aumentan la absorción acuosa, su filtración y la potencial incompatibilidad biológica.

Una manera de compensar este inconveniente es utilizar adhesivos que contengan alcohol como diluyente. El alcohol reemplaza el agua en la matriz de colágeno desmineralizada y disminuye la hidrofilicidad del sustrato dentinario. Este proceso se conoce en la literatura inglesa como *ethanol wetbonding*, y tiene la ventaja adicional de prevenir la separación de fases de los di metacrilatos hidrofóbicos ya que son incorporados en una dentina saturada de alcohol en vez de agua[(110)(111)].

3.4.2 Contracción de polimerización

Erich Schnebel en la década de 1940 desarrolló sus trabajos acerca de los acrilatos de auto polimerización, polimerización con luz UV y dual. Estos trabajos pioneros en cuanto a la polimerización por luz ultravioleta y el curado dual no fueron reconocidos hasta unas tres décadas más tarde cuando estos descubrimientos se hicieron prácticos con el uso de los foto iniciadores.(112)(113). Según escribió Buonocuore: "Justo antes de usarlo, se disuelve una solución de metil éter de benzoilo al 2% con el adhesivo y se pinta en la superficie dentaria para formar un compuesto sensible para polimerizar bajo radiación UV"(114).

Las resinas de uso odontológico utilizan un sistema de polimerización activado por radicales libres. Esta se inicia cuando los radicales libres reactivos reaccionan con los monómeros abriendo sus dobles enlaces y estos a su vez siguen reaccionando con otros monómeros, propagando de esa manera la polimerización. Conforme sigue la propagación, las cadenas de polímero van formando estructuras entrelazadas y la interacción de los radicales libres con los dobles enlaces va disminuyendo progresivamente hasta que se agotan formando una molécula estable. La activación de la reacción de polimerización en nuestro caso puede ser de tipo química (auto polimerización), o de tipo física, ya sea térmica (termo polimerización) o lumínica (fotopolimerización). La iniciación fotoquímica ofrece ventajas sobre la iniciación térmica ya que procede rápidamente a temperatura ambiente (en segundos) y con un requerimiento energético bajo(115). Por otra parte, la termo polimerización no es clínicamente aplicable en un paciente y debido a ello, solo se utiliza para la polimerización de bases protésicas acrílicas en un laboratorio dental.

La fotopolimerización permite un control temporal y espacial del proceso de curado, debido a que ocurre durante el tiempo de exposición a la fuente lumínica y solo en las áreas irradiadas. Este proceso utiliza la reacción fotoquímica exclusivamente para la iniciación y luego el proceso continúa de la misma manera que el inducido por otros métodos. En un principio las unidades de fotopolimerización para resinas de uso odontológico utilizaron foto iniciadores que se activaban con la luz ultravioleta. Posteriormente vino el cambio por unidades de luz visible y foto iniciadores adecuados al nuevo espectro lumínico. La fotopolimerización es el proceso más eficiente, más popular y más ampliamente utilizado para lograr restauraciones poliméricas con un alto grado de conversión y entrecruzamiento de cadenas a partir de monómeros multifuncionales, en un tiempo clínico aceptable.

La fotopolimerización se inicia por los foto iniciadores, que al ser atacados por fotones liberan radicales libres o iones.

La **contracción de polimerización** es un fenómeno no deseado, pero inherente a los polímeros basados en di metacrilatos que polimerizan en base a la activación por radicales libres; donde se produce una disminución del volumen de la restauración desde que se aplica esta a la cavidad hasta que se consigue un estado de solidificación final. y constituye para nosotros un factor importante a considerar. A mayor grado de conversión del polímero, habrá un aumento proporcional de contracción. Dependiendo de la formulación y condiciones de polimerización, la contracción de polimerización de los composites dentales puede variar desde menos de 1% hasta un 14% vol.[(116)(117)].

Esta contracción de polimerización implica una reducción en el volumen de la restauración, lo que se traduce en un estrés (o **tensión de polimerización)** en la parte interna de la cavidad donde se está adhiriendo el composite, (la superficie libre, no adherida de la resina, se reacomoda y así se libera del estrés). De esta manera, toda la tensión se transfiere hacia la interfase de adhesión, lo que puede generar fallas adhesivas y cohesivas de la zona híbrida las que a su vez pueden producir fracaso clínico de la restauración.

Bart Van Meerbeek y su grupo de investigadores de la Universidad de Leuven en Bélgica, entre otros, afirman que las fuerzas de contracción de una restauración de composite no se distribuyen uniformemente y están influenciadas por:

- El tamaño y grado de complejidad de la geometría de la cavidad
- La efectividad del sistema adhesivo
- La técnica de estratificado y volumen de resina restauradora
- La técnica de polimerización

Estas variables generan como consecuencia, diferencias en la **tasa de polimerización** y el **grado de conversión** de monómeros a polímero al interior de la masa del material restaurador. De esa manera, no es de esperar que las propiedades físicas y mecánicas sean comparativamente homogéneas entre una restauración y otra[(117)].

También se ha demostrado por diferentes técnicas y equipos de investigadores (ej.: análisis de elementos finitos, tomografía computarizada de nano foco con rayos X); que la contracción de polimerización en cavidades pequeñas se dirige principalmente hacia la base de la cavidad; y su efecto dependería principalmente de la efectividad del sistema adhesivo y en menor proporción de la técnica de fotopolimerización. En las cavidades más grandes la contracción

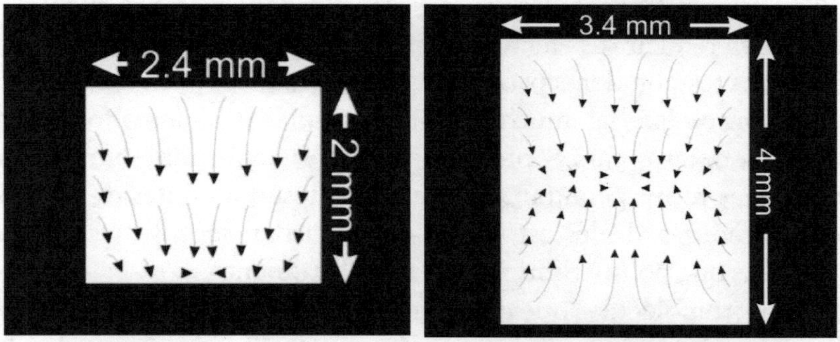

Figura 28. Patrones comunes de contracción de polimerización de resinas compuestas (composites), en cavidades simples de tamaño pequeño y grande.

se dirige principalmente en dos direcciones: desde la superficie externa de la restauración hacia el centro de esta y otra desde la base de la cavidad hacia el centro de la restauración. Esta última también depende y puede afectar al estrato adhesivo creando fallas adhesivas al sustrato dentinario o al composite, y/o fallas cohesivas dentro de la capa híbrida. Las fallas descritas producen brechas entre el composite y el adhesivo, las que tendrían el mismo efecto que las burbujas producidas por aire que ha quedado atrapado antes que polimerice el composite, y que también se pueden observar con frecuencia(117)(118).

Los fabricantes de resinas compuestas y de lámparas de foto curado, han estudiado bien este proceso para tratar de conseguir lámparas de foto activación que obtengan el máximo grado de conversión polimérica con el menor grado de contracción y stress volumétricos. Es así como las lámparas actuales disponibles para uso clínico disponen de diferentes modos de polimerización dispuestos para este fin, como la polimerización en rampa o gradual y la polimerización por pulsos, las que serán explicadas más adelante(119).

Entonces es importante establecer que la contracción de polimerización y el estrés de polimerización son fenómenos relacionados, pero no son sinónimos. Mientras la contracción de polimerización ocurre al interior del polímero como consecuencia de la interacción de los monómeros, el estrés de polimerización se desarrolla en la interfaz adhesiva de la resina y la estructura dentaria a adherir. Lo que los relaciona es que ambos efectos ocurren como consecuencia de la polimerización.

El reconocimiento de los procesos implicados y de las técnicas de compensación para reducir sus efectos adversos, nos permite una mejor ejecución de las técnicas restauradoras para beneficio de nuestros pacientes.

En odontología hay muchos productos suministrados o formulados en estado de monómeros para confeccionar resinas: como adhesivos y sellantes, la matriz de las resinas compuestas o composites, materiales de impresión y bases de dentaduras. Todos estos materiales pueden ser a su vez clasificados como aquellos que polimerizan intra o extra oralmente.

Las macromoléculas que conforman los monómeros de los composites dentales en un alto porcentaje son monómeros de di metacrilatos, donde cada molécula contiene un par polimerizable de dobles enlaces de carbono (C=C) que facilitan la generación de estructuras con enlaces entrecruzados que le confieren mayor resistencia al polímero.

El grado de polimerización que alcanzan estos polímeros de resina en boca no alcanza el 100% y es apenas del orden de un 60-65%, lo que los hace dependientes de la cantidad y calidad de irradiación de fotones emitidos por los sistemas de foto activación y por la cantidad de radicales libres liberados para activar la polimerización, además del tiempo de exposición y de la temperatura de la reacción (el factor menos controlable). Añadido a esto debemos considerar la vasta combinación de componentes que se agregan a estos materiales con la finalidad de mejorar sus propiedades físicas y químicas, lo que también presentan diferentes grados de conversión (DC) y velocidad de reacción de polimerización.

En su estado pre-polimerización los monómeros se encuentran libres ligeramente distanciados en unos 0,35nm entre sí y relacionados por enlaces secundarios débiles tipo fuerzas de Van der Waals. Durante la polimerización, las cadenas de monómeros se van abriendo y se acercan entre ellas a unos 0,15nm. En la medida que la reacción avanza se va generando este acercamiento molecular producido por la ruptura de los enlaces secundarios para ser reemplazados por nuevos enlaces de tipo covalente. Este acercamiento de cadenas implica una fuerte reducción de las distancias interatómicas disponibles para la polimerización por irradiación de fotones, lo que se reconoce como **contracción de polimerización**[(120)(121)].

La contracción de polimerización por lo tanto es un problema inherente de las resinas compuestas o composites dentales, es un hecho indeseable que causa discrepancias entre el volumen de la cavidad y el de la resina restauradora tras el proceso inicial de polimerización, lo que se traduce en tensión sobre las paredes cavitarias. En aquellas paredes más débiles puede inducir microfracturas y, por lo tanto, un debilitamiento estructural o brechas en la interfaz adhesiva, cuando estas tensiones sobrepasan la resistencia del adhesivo y afectan el sellado marginal y basal de la restauración.

Como analizamos anteriormente, la contracción de polimerización que se puede presentar en un composite restaurador; generalmente no es uniforme y depende del tipo de resina, la cantidad de matriz orgánica, cantidad y tamaño de sus partículas de relleno, su módulo de elasticidad, la complejidad de la geometría de la cavidad a restaurar Factor de configuración de la cavidad o factor C) la calidad del sistema adhesivo dependiente también del proceso de adhesión, del método de estratificación y el volumen de composite aplicado entre cada fotopolimerización, a la vez que de la técnica de polimerización y la intensidad lumínica que irradie a la superficie.

Mientras se avanza en la conversión de monómeros, la resina va perdiendo de manera gradual su fluidez, (**fase pre-gel**), y pasa de una consistencia líquida viscosa hacia una consistencia viscoelástica reconocida como **punto gel**, y desde este punto comienza a endurecer (**fase post gel**), hasta que se completa la polimerización (y el polímero se considera un sólido). Este estado se reconoce como vitrificación.

En la fase pre-gel, cuando se condensa y conforma la resina en la cavidad, la fluidez y escurrimiento del material le permite reacomodar sus moléculas y de esa manera disipar el estrés de polimerización. Al comenzar la reacción de polimerización, en la medida que la resina aumenta su módulo de elasticidad, se va perdiendo esta capacidad y cualquier fuerza derivada de la contracción de polimerización se traducirá en tensión transferida al sustrato adherente(120). Este estrés de polimerización se puede traducir en flexión o *cracks* de cúspides debilitadas, brechas internas o superficiales que pueden inducir sensibilidad operatoria, caries marginales recurrentes y/o tinciones marginales.

Actualmente existen varias fuentes de luz disponibles para realizar la foto activación: lámparas halógenas, de luz emitida por diodos (led), lámparas de plasma y de luz láser. De ellas, las lámparas halógenas y de led son las más utilizadas. Se ha demostrado que con una intensidad lumínica de 100 mW/cm^2 la profundidad de polimerización y el rango de conversión de monómeros en polímeros es significativamente superior con una lámpara Led versus una de tipo halógena(119).

La técnica incremental se basa en la aplicación de la resina restauradora en pequeñas cantidades, no mayores de 2mm y foto polimerizar entre cada

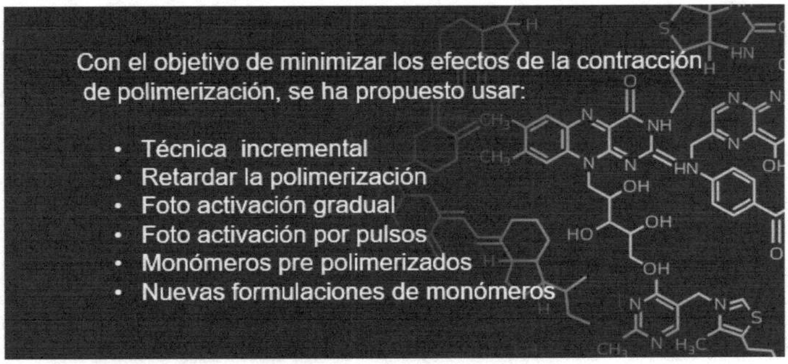

Figura 29. Mecanismos para reducir los efectos negativos de la contracción de polimerización de las resinas compuestas en odontología.

incremento. De esta manera, al ir polimerizando pequeños volúmenes de resina y aprovechando el factor de configuración cavitaria, se va controlando la contracción.

Al retardar la foto activación de los materiales de activación dual, se aumenta el tiempo de la fase pre-gel, permitiendo la reacomodación de las moléculas para liberar parte del estrés de polimerización.

La foto activación gradual utiliza la propiedad de las lámparas de foto curado del tipo led, que permiten aplicar tres modos diferentes de iluminación junto con controlar el tiempo de aplicación.

- Máxima potencia durante 10 o 20 segundos (1.200 mW/cm^2)
- Potencia gradual que parte de 300-600 mW/cm^2 durante 5 segundos y máxima potencia por otros 5 segundos (*ramp-cure*)
- Máxima potencia en pulsos de 1 segundos de duración (*pulse delay*)

Una forma de utilizar el modo de máxima potencia (o lámparas de potencia fija) es partir posicionando la punta de iluminación a unos 20mm de distancia de la cavidad durante los primeros 5 segundos para luego acercarla gradualmente hasta completar el ciclo de 20 segundos y luego replicar un nuevo ciclo. El modo de potencia gradual consiste en iniciar el ciclo con una baja intensidad lumínica durante 5 segundos para luego alcanzar su máxima potencia durante otros 5 segundos (polimerizar cada incremento durante 20-40 segundos). Por último, la foto activación por pulsos se enfoca en dar una iluminación de tipo intermitente durante todo el ciclo programado. El

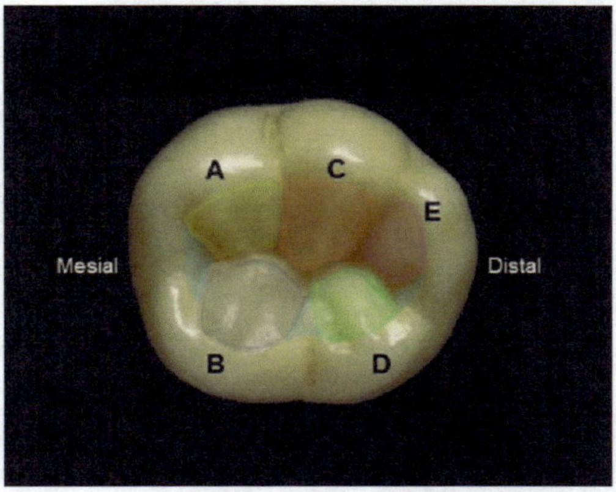

Figura 30. Modelo de restauración de composite estratificado por cúspides.

objetivo de estos diferentes enfoques de fotopolimerización es intentar hacer más gradual el proceso de formación del polímero, extendiendo el tiempo de polimerización (fase pre-gel) y controlando así los efectos de la contracción.

Esta contracción de polimerización se relaciona también con el concepto de **factor de configuración cavitaria** o **factor C**. Este factor C es el radio de las superficies adheridas dividido por las superficies no adheridas o libres de una cavidad. A mayor factor C implica mayor contracción al momento de la polimerización(3)(26)(122).

El cálculo del **factor C** es importante por ser parte de la causa principal de fallas adhesivas de las restauraciones.

Como el estrés de polimerización no se puede medir directamente en boca, se calcula en base a métodos indirectos. Según Mondelli RFL *et al.*; la estimación del **factor C** no debería ser calculado individualmente y debe considerar también las características del sustrato (esmalte-dentina), la técnica adhesiva utilizada, el tipo de material restaurador, la técnica de estratificación y de polimerización, etc. En general todos los factores involucrados en la génesis del estrés de polimerización. De estos, los tres factores más importantes para el cálculo del estrés serían: el factor C, el volumen de resina a polimerizar y la técnica de fotoactivación. Al partir con una baja intensidad de iluminación se prolonga la fase pre-gel; donde el composite todavía presenta un bajo módulo de elasticidad y puede disipar el estrés acomodando sus moléculas(122).

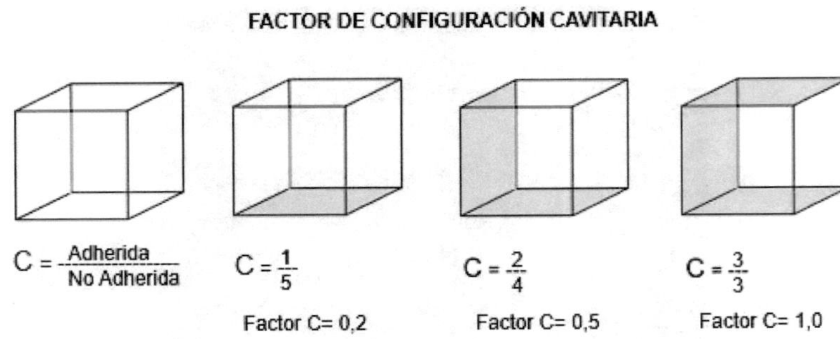

Figura 31. Esquema de cómo influye el factor C según la configuración de una cavidad operatoria.

Cuadro 32. Factores influyentes en el efecto resultante de la contracción de polimerización.
Concentración de polimeración depende de:
• Tipo de resina
• Cantidad de matriz orgánica
• Cantidad y tamaño de las partículas de relleno inorgánico
• Módulo de elasticidad de la resina compuesta
• Forma de la cavidad a restaurar
• Factor de configuración de la cavidad (factor C)
• Proceso de adhesión
• Calidad del sistema adhesivo
• Volumen de composite aplicado entre cada polimerización
• Método de estratificación
• Técnica de polimerización
• Intensidad lumínica de la lámpara

3.4.3 Capa de inhibición de la polimerización por oxígeno

La gran mayoría de los composites para uso odontológico están compuestos por combinaciones de copolímeros de Bis-GMA (4, -(2, hidroxi-3-metacriloxipropoxi) fenil) propano) y TEGDMA (trietilenglicol di metacrilato) con partículas inorgánicas de relleno más otros componentes que se encuentran en menor proporción. Ambos monómeros bifuncionales inician la polimerización tras la reacción de liberación de radicales libres inducida por la liberación de fotones (fotopolimerización), por una reacción química (polimerización química) o por calor (termo polimerización).

Según describe Ewa Andrzejewska, los sistemas de polimerización por radicales libres se clasifican en dos clases de acuerdo con la naturaleza de la reacción que produce dichos radicales(115)(123).

- **La foto fragmentación**: que genera pares de radicales mediante un proceso de ∝- clivaje (tipo I) que es muy eficiente. Esta clase incluye compuestos aromáticos de carbono que son reconocidos por experimentar una escisión homolítica de C-C frente a la exposición de irradiación UV. Los radicales derivados del éter de benzoilo son los principales exponentes de esta especie (como el **peróxido de benzoilo**), pero también se incluyen las hidroxialkilfenonas, las ∝- amino cetonas, y los **óxidos de acilfosfino**.
- **La sustracción de hidrógeno** de moléculas donantes (tipo II). Los sistemas tipo II típicamente constan de dos componentes: usualmente una cetona aromática más un radical precursor que contenga un enlace covalente débil. Un ejemplo típico son las benzofenonas, xanonas, tioxantonas, las di-cetonas aromáticas y la **camforoquinona** que es la más utilizada en las resinas de uso odontológico. La iniciación de la polimerización ocurre mediante un radical donante de un hidrógeno, mientras el radical cetil inactivo desaparece por un proceso de pareamiento de radicales. Como donantes de hidrógeno para estos sistemas de foto iniciación se han utilizado aminas, éteres y alcoholes.

En relación con las reacciones de polimerización activadas por radicales libres, existe un concepto definido como "capa de inhibición por oxígeno", fenómeno que actúa en la superficie de este tipo de polímeros, debido a la mayor afinidad que estos radicales tienen por el oxígeno atmosférico que entre ellos mismos. Esto da como resultado una capa superficial no polimerizada y rica en peróxidos. Esta capa no solo puede ser encontrada en la superficie más externa de la junta adhesiva (o del composite restaurador), donde se encuentre expuesta al medio ambiente, sino que también puede encontrarse al interior de la capa adhesiva, en zonas donde puedan existir burbujas de aire atrapado(124).

Efectivamente, este tipo de reacciones se ven fuertemente inhibidas por elementos captadores de radicales libres como el oxígeno(123)(125)(126). El oxígeno en el ambiente ejerce un efecto detrimental en la polimerización porque captura los foto iniciadores excitados en estado de triplete disminuyendo el rendimiento de los radicales iniciadores. Por otra parte, el oxígeno reacciona con los radicales polimerizables basados en carbono, formando peróxidos que son mucho más estables y menos reactivos en sus dobles enlaces reduciendo así la eficiencia de la iniciación ya que estos compuestos tienen una baja reactividad hacia los monómeros. Esto lleva a un retardo significativo (e incluso a una inhibición) de la polimerización(123)(126).

Es así, entonces, como el oxígeno ambiental puede inhibir la polimerización superficial de la resina, lo que se traduce en una capa de textura suave, pegajosa y semi líquida; principalmente compuesta por monómeros sin reaccionar y oligómeros. Este estrato superficial en contacto con el oxígeno atmosférico es conocido como capa de inhibición por oxígeno(127).

En la polimerización, los radicales peroxi (como el peróxido de benzoílo), rápidamente sustraen átomos de hidrógeno del monómero, polímero u otra molécula. Esto genera una reacción en cadena o proceso de peroxidación en el cual el oxígeno difundido es consumido. Esto baja la concentración de oxígeno en el sistema y permite que se complete la polimerización. Si esta reacción de foto iniciación ocurre en una delgada película de monómeros (como en el caso de los adhesivos a esmalte/dentina), y si la supresión de oxígeno ocurre más rápido que el ingreso del oxígeno atmosférico, la inhibición de la polimerización por oxígeno será menos evidente. Esto se explica porque en un sistema en reposo, el oxígeno en difusión está en equilibrio con el oxígeno ambiental. Si la reacción consume oxígeno (como en el caso de la polimerización), se rompe este equilibrio y el oxígeno va a tratar de difundir desde la atmósfera para reponer este equilibrio(123)(127). Esto indicaría que la cantidad de oxígeno disuelto en el monómero es insuficiente para suprimir la polimerización, pero que la recaptación de oxígeno atmosférico durante la polimerización si sería capaz de inhibirla. El aumento de la viscosidad de la resina durante el transcurso de la reacción de polimerización es la consecuencia del aumento de la conversión, y con la disminución de la motilidad de las moléculas del monómero también disminuye la tasa de reabastecimiento de oxígeno en la reacción(127).

De este modo, la influencia de la capa de inhibición de oxígeno en las resinas catalizadas por radicales libres depende directamente de la velocidad de reacción de la polimerización. En las resinas foto curadas, la inhibición de la polimerización superficial se reduce sustancialmente debido a el menor tiempo de interacción entre el oxígeno ambiental y los radicales libres.

Otros factores que contribuyen a reducir esta inhibición son los monómeros de alta viscosidad y la presencia de relleno inorgánicos y de solventes volátiles ya que crean barreras para la difusión del oxígeno.

Efectivamente, la captura de radicales por el oxígeno se retarda con el aumento de la viscosidad y se ve severamente restringida en los estados de gel y de vitrificado del polímero. Un aumento en la temperatura también reduce la inhibición por el oxígeno, debido a una reducción de la solubilidad de este en el medio en polimerización[(123)(126)].

Algunos investigadores y fabricantes han sugerido el uso de barreras (como gel de glicerina) para bloquear la difusión de oxígeno en la línea de cementación de coronas e incrustaciones. Este es el caso del cemento panavia que trae una jeringa con un gel denominado oxyguard para ser utilizado con tal finalidad.

Este efecto inhibitorio de la polimerización a nivel superficial toma especial importancia en el caso de los adhesivos autograbantes de un paso y los adhesivos universales o multimodales, debido a la delgada capa adhesiva que forman, la que puede tener un espesor de 0,5um o menos. Ahí, la inhibición por oxígeno, el menor grado de conversión del polímero y otros problemas estructurales producidos (como burbujas de aire o agua) pueden afectar la estabilidad de la adhesión en el tiempo[(124)(128)].

Las partículas de relleno inorgánico pueden actuar tanto como medio y como barrera para la difusión de oxígeno. Efectivamente, estas partículas pueden obstaculizar la difusión al aumentar la densidad de la resina o al absorber el oxígeno en su superficie, pero también permiten que este difunda a través de ellas[(129)(130)].

De hecho, se ha demostrado que las partículas de relleno inorgánico pueden simultáneamente por una parte aumentar la difusión del oxígeno y la viscosidad de la resina, lo que tiene efectos opuestos en la conversión. Esto se evidencia en el hecho de que las partículas de relleno afectan dramáticamente la viscosidad, y los polímeros de mayor densidad (aquellos que presentan un 30% de relleno o más) presentan un mayor grado de conversión cerca de la superficie[(130)(129)]. Al parecer, con este nivel de carga, los mecanismos responsables para el aumento de la viscosidad (y la consecuente disminución del transporte de oxígeno) priman más que aquellos que facilitan su difusión y por lo tanto se reduce la inhibición. Este último aspecto es significativo solo en las resinas compuestas que presentan un 30% o más de partículas de relleno, porque en menor proporción se facilita la difusión del oxígeno a través de la superficie del relleno, indicando que hay mecanismos compitiendo para reducir la conversión(125)(126).

Según Gauthier *et al.*, la capa de inhibición de los polímeros sin relleno y aquellos cuyo porcentaje de relleno es igual o menor a 30%, tiene una profundidad de alrededor de 15 micrones. En cambio, la de aquellos polímeros que contienen entre un 40-50% de partículas de relleno, su espesor es de 10 y 5 micrones respectivamente(126).

BIBLIOGRAFÍA CAPÍTULO 3

(1) Buonocore MG. A simple method of increasing the adhesion of acrylic filling materials to enamel surfaces. *J Dent Res* 1955; 34:849-53.

(2) Carrillo C. Michael G. Buonocore, padre de la odontología adhesiva moderna, 63 años del desarrollo de la técnica del grabado del esmalte (1955-2018). *Revista ADM* 2018; 75 (3):135-142.

(3) Giannini M., Makishi, P., Almeida Ayres A.P., Moreira Vermelho P., Marin Fronza B., Nikaido T., Tagami J. Self-etch adhesive systems: a literature review. *Braz. Dent. J.* (2015) 26(1):3-10.

(4) Gwinnett AJ., Matsui A. A study of enamel adhesives. The physical relationship between enamel and adhesives. *Arch Oral Biol* 1967; 12:1615-1619.

(5) Pashley D H., Tay FR., Breschi L., Tjäderhane L., Carvalho RM., Marcela Carrilho M., Tezvergil-Mutluay A. State of the art etch-and rinse adhesives. *Dent Mater* 2011; 27:1-16.

(6) Melchora FC., Guadalupe LR. y Battellino LJ. Película adquirida salival: revisión de la literatura. *Acta Odont.* Venez. 2007, Vol. 45 N3.

(7) Prabha, J Lakshmi. Effect of total etch on enamel. *Research J. Pharm and Tech.* 2018, June 1(6); 2631-2633.

(8) Rincón FR. Efectividad de los adhesivos de autograbado sobre el esmalte dental. *Estado Actual, RAAO* • Vol. XLVII / Núm. 2 - junio-septiembre 2008.

(9) Fonseca MM. Esmalte aprismático en surcos de dientes permanentes y caries incipientes. *Rev. de la Fac. de Odontol. Univ. Nac. de Córdoba,* 1994 Vol. 20-21 -págs. 39 a 46.

(10) Aker Debra A, Aker John R, Sorensen Soren E; Effects of methods of tooth enamel preparation on the retentive strength of acid-etch composite resins. *J Am Dent Assoc.*, 99:185-189, 1979.

(11) Pérez A. La biopelícula: una nueva visión de la placa dental. *Rev Estomatol Herediana* 2005; 15(1):82-85.

(12) Tezvergil-Mutluay A. Long-Term Durability of Dental Adhesives. *Curr. Oral Health Rep* (2015) 2:174-181.

(13) Silverstone L M, Saxton C A, Dogon I L and Fejerskov O. Variation in the pattern of acid etching of dental enamel examined by scanning electron microscopy. *Caries Res.*, 9:373-387, 1975.

(14) Gwinnett A, Matsui A. A study of enamel adhesives. The physical relationship between enamel and adhesives, Arch. *Oral Biol.* 12 (1967) 1615-1620.

(15) Perdigão J. Dentin bonding variables related to the clinical situation and the substrate treatment. *Dent Mater.* 2 6 (2010) e24-e37.

(16) Takamizawa T, Imai A, Hirokane E, Tsujimoto A, Barkmeier W W, Erickson R L, Latta M.A., Miyazaki M. SEM observation of novel characteristics of the dentin bond interfaces of universal adhesives. *Dent. Mater.* 2019, 35:1791-1804.

(17) Hidalgo-Lostaunau R. Reacción de la dentina a los sistemas adhesivos resinosos: aspectos biológicos relacionados y biodegradación de la capa híbrida. *Rev Estomat. Herediana.* 2008; 18(1):50-64.

(18) Paul SJ, Scharer P. Factors in dentin bonding. Part 1: A review of the morphology and physiology of human dentin. *J Esthet Dent.* 1993; 5(1):5-8.

(19) Costa CAS, Hebling J. Biología del complejo dentino-pulpar en relación a su protección mediante adhesivos. En: Henostroza G. *Adhesión en odontología restauradora.* Curitiba: Editora Maio; 2003.

(20) Orchardson R, Cadden SW. An update on the physiology of the dentine-pulp complex. *Dent Update.* 2001; 28(4):200-9.

(21) Chaussain-Miller C, Fioretti F, Goldberg M, Menashi S. The role of matrix metalloproteinases (MMPs) in human caries. *J Dent Res.* 2006; 85(1):22-32.

(22) Tjäderhane L, Larjava H, Sorsa T, Uitto VJ, Larmas M, Salo T. The activation and function of host matrix metalloproteinases in dentin matrix breakdown in caries lesions. *J Dent Res.* 1998; 77(8):1622-9.

(23) Tjäderhane L, Palosaari H, Sulkala M, Wahlgren J, Salo T. The expression of matrix metalloproteinases (MMPs) in human odontoblasts. En: Ishikawa T, Takahashi K, Maeda T, Suda H, Shimono M, Inoue T. *Proceedings of the international conference on dentin/pulp complex.* Tokyo: Quintessence Publishing Co; 2001.

(24) Dayan D, Binderman I, Mechanic GL. A preliminary study of activation of collagenase in carious human dentine matrix. *Arch Oral Biol.* 1983; 28(2):185-187.

(25) Sulkala M, Tervahartiala T, Sorsa T, Larmas M, Salo T, Tjäderhane L. Matrix metalloproteinase-8 (MMP-8) is the major collagenase in human dentin. *Arch Oral Biol.* 2007; 52(2):121-7.

(26) Palosaari H, Pennington CJ, Larmas M, Edwards DR, Tjäderhane L, Salo T. Expression profile of matrix metalloproteinases (MMPs) and tissue inhibitors of MMPs in mature human odontoblasts and pulp tissue. *Eur J Oral Sci.* 2003; 111(2):117-27.

(27) Verstappen J, Von den Hoff JW. Tissue inhibitors of metalloproteinases (TIMPs): their biological functions and involvement in oral disease. *J Dent Res.* 2006; 85(12):1074-84.

(28) Paul SJ, Scharer P.; Factors in dentin bonding. Part 1: A review of the morphology and physiology of human dentin. *J Esthet Dent.* 1993; 5(1):5-8.

(29) Costa C, Hebling J. Biología del complejo dentino-pulpar en relación a su protección mediante adhesivos. En: Henostroza G. *Adhesión en odontología restauradora*. Curitiba: Editora Maio; 2003.

(30) Orchardson R, Cadden SW. An update on the physiology of the dentine-pulp complex. *Dent Update*. 2001; 28(4):200-9.

(31) Guzman H, Santana RB, Zehnder M. Matrix metalloproteinase levels and gelatinolytic activity in clinically healthy and inflamed human dental pulps. *Eur J Oral Sci*. 2002; 110(5):353-7.

(32) Shin SJ, Lee JI, Baek SH, Lim SS. Tissue levels of matrix metalloproteinases in pulps and periapical lesions. *J Endod*. 2002; 28(4):313-5.

(33) Wahlgren J, Salo T, Teronen O, Luoto H, Sorsa T, Tjäderhane L. Matrix metalloproteinase-8 (MMP-8) in pulpal and periapical inflammation and periapical rootcanal exudates. *Int Endod J*. 2002; 35(11):897-904.

(34) Pashley D. Dynamics of the pulpo-dentin complex. *Crit Rev Oral Biol Med* 1996, 7(2):104-133.

(35) Heyeraas K.J. y Berggreen F. Interstitial fluid pressure in normal and inflamed pulp. *Crit Rev Oral Biol Med* 1999, 10(3):328-336.

(36) Tjäderhane L, Larjava H, Sorsa T, Uitto VJ, Larmas M, Salo T. The activation and function of host matrix metalloproteinases in dentin matrix breakdown in caries lesions. J Dent Res. 1998; 77(8):1622-9.

(37) Bertassoni L E, Habelitz S, Kinney J H, Marshall S J, Marshall G W Jr.; Biomechanical perspective on the remineralization of dentin. *Caries Res* 2009; 43:70-77.

(38) LeGeros R.Z. Chemical and crystallographic events in the caries process. *J Dent Res* 1990; 69:567-74.

(39) Fuentes Fuentes Ma V. Propiedades mecánicas de la dentina humana, *Av. Odonloestomatol* 2004; 20-2:79-83.

(40) Perdigáo J. Dentin bonding as a function of dentin structure. *Dent Clin N Am* 46 (2002) 277-301.

(41) Tay FR, Gwinnett AJ, Wei Shy Relation between water content in acetone/alcohol based primer and interfacial ultrastructure. *J Dent* 26:147-156, 1998.

(42) Yoshikawa T, Sano H, Burrow M F, J. Tagami and Pashley D H; Effects of Dentin Depth and Cavity Configuration on Bond Strength. *Dent Res*, 78(4):898-905, April, 1999.

(43) Sofan E., Sofan A., Palaia G., Tenore G., Romeo U, Migliau G. Classification review of dental adhesive systems: from de IV generation to the universal type. *Annali di Stomatologia* 2017; VIII (1):1-17.

(44) Rosedel C.. La revitalisation pulpaire: Le point en 2018. Tesis Doctoral. Université Toulouse III-Paul Sabatier. 2018.

(45) Hidalgo R. Las metaloproteinasas y el progreso de la lesión cariosa en dentina. *Rev Estomatol Herediana* 2006; 16(1):64-72.

(46) Kidd EA, Fejerskov O. What constitutes dental caries? Histopathology of carious enamel and dentin related to the action of cariogenic biofilms. *J Dent Res* 2004; 83(Spec No C):C35-8.

(47) Ruben J, Arends J, Christoffersen J. The effect of window width on the demineralization of human dentine and enamel. *Caries Res* 1999; 33(3):214-9.

(48) Henostroza G, Henostroza N. Concepto, teorías y factores etiológicos de la caries dental. En: Henostroza G. *Diagnóstico de la caries dental.* 1ra Ed. Lima: UPCH 2005. p. 13-28.

(49) Paul SJ, Scharer P. Factors in dentin bonding. Part 1: A review of the morphology and physiology of human dentin. *J Esthet Dent*. 1993; 5(1):5-8.

(50) Clarkson BH, Hall DL, Heilman JR, Wefel JS. Effect of proteolytic enzymes on caries lesion formation in vitro. *J Oral Pathol* 1986; 15(8):423-9.

(51) Ceballos García L. Adhesión a dentina afectada por caries y dentina esclerótica, *Av. Odontoestomatol* 2004; 20-2:71-78.

(52) Bjørndal L, Darvann T. A light microscopic study of odontoblastic and non odontoblastic cells involved in tertiary dentinogenesis in well defined cavitated carious lesions. *Caries Res*. 1999; 33(1):50-60.

(53) Suppa P, Ruggeri Jr. A, Tay F R, Prati C, Biasotto M, Falconi M, Pashley D.H., and Breschi L. Reduced antigenicity of type I collagen and proteoglycans in sclerotic dentin. *J Dent Res* 85(2):133-137, 2006.

(54) Yoshiyama M, Doi J, Nishitani Y, Itota T, Tay F R, Carvalho R M, Pashley D.H· Bonding ability of adhesive resins to caries affected and caries-infected dentin. *J Appl Oral Sci* 2004; 12(3):171-6.

(55) Nakajima M, Sano H, Burrow M F, Tagami J, Yoshiyama M, Ebisu S, Ciucchi B, Russell C M and Pashley D H. Tensile bond strength and SEM evaluation of caries-affected dentin using dentin adhesives. *J Dent Res* 1995; 74:1679-1688.

(56) Yoshiyama M., Tay F.R., Torii Y, Nishitani Y, Doi J., Itou K., Ciucchi B and Pashley D.H. Resin adhesion to carious dentin. *Am J Dent* 2003; 16:47-52.

(57) Kuroe T, Itoh H, Caputo AA, Konuma M. Biomechanics of cervical tooth structure lesions and their restoration. *Quintessence Int*. 2000; 1:267-274.

(58) Rees JS, Hammadeh M, Jagger DC. Abfraction lesion formation in maxillary incisors, canines and premolars: a finite element study. *Europ. J.of Oral Science* 2003; 111:149-154.

(59) Lagier R. *et* Baud C.-A. Magnesium whitlockite, a calcium phosphate crystal of special interest in pathology. *Pathology-Research and Practice* 2003; 199(5):329-335.

(60) Tay F.R. and Pashley D. Resin bonding to cervical sclerotic dentin: A review. *J. of Dentistry* (2004) 32, 173-196.

(61) Grippo J., Simring M., Coleman T.A. Abfraction, abrasion, biocorrosion, and the enigma of noncarious cervical lesions: A 20-year perspective. *J Esthet Restor Dent* 24:10-25, 2012.

(62) Rees J.S., Jagger D.C. Abfraction lesions: Myth or Reality? *J Esthet Restor Dent* 2003, 15:263-271.

(63) Hernández J M.. Aspectos prácticos de la adhesión a dentina, *Av. Odontoestomatol* 2004; 20-1:19-32.

(64) Kwong SM, Tay FR, Yip HK, Kei LH, Pashley DH. An ultrastructural study of the application of dentine adhesives to acid-conditioned sclerotic dentin. *J Dent* 2000; 28 (7):515-28.

(65) Marshall GW Jr, Chang YJ, Saeki K, Gansky SA, Marshall SJ. Citric acid etching of cervical sclerotic dentin lesions: an AFM study. *J Biomed Mater Res* 2000; 49 (3):338-44.

(66) Meyers RA. *Encyclopedia of Physical Science and Technology*. Third edition 2002. Polymers. E. Ann MacGregor; Chapter I. Biopolymers.

(67) López Jordi M.C., Amaral Schiaffino R., Kalil S. Proteolisis enzimática del colágeno dentinario, *Odontoestomatología* mayo2010 Vol. XII. N° 14.

(68) Kawasaki K, Featherstone JD. Effects of collagenase on root demineralization. *J Dent Res* 1997; 76(1):588-95.

(69) Sulkala M., Tervahartiala T, Sorsa T., Larmas M., Salo T., Tjäderhane L. Matrix metalloproteinase-8 (MMP-8) is the major collagenase in human dentin. *Arch Oral Biol.* 2007; 52(2):121-7.

(70) Nishitani Y., Yoshiyama M., Wadgaonkar B., Breschi L., Mannello F., Mazzoni A., Carvalho R.M, Tjäderhane L., Tay F.R., Pashley D.H., Activation of gelatinolytic/collagenolytic activity in dentin by self-etching adhesives. *Eur J Oral Sci.* 2006; 114(2):160-6.

(71) Epasinghe D.J., Yung Yiu C.K., Burrow M.F., Hiraishi N., Tay F.R. The inhibitory effect of proanthocyanidin on soluble and collagen-bound proteases. *J Dent.* 2013; 41(9):832-9.

(72) Aydin B., Leme-Kraus A.A., Vidal C.M.P., Aguiar T.R., Phansalkar R.S., Nam J-W, McAlpine J.B., Chen S-N., Pauli G.F., Bedran-Russo A.K.. Evidence to the role of interflavan linkages and galloylation of proanthocyanidins at sustaining long-term dentin biomodification. *Dent Mater.* 2019; 35(2):328-34.

(73) Tezvergil-Mutluaya A.; The requirement of zinc and calcium ions for functional MMP activity in demineralized dentin matrices. *Dent Mater.* 26 (2010) 1059-1067.

(74) Tezvergil-Mutluaya A.; Long-term durability of dental adhesives. *Curr. Oral Health Rep* (2015) 2:174-*181Annali di Stomatologia* 2017; VIII (1):1-17.

(75) Nakabayashi N, Kojima K, Masuhara E. The promotion of adhesion by the infiltration of monomers into tooth substrates. *J Biomed Mater Res* 1982; 16:265-73.

(76) Edmund H. Principles of plasticization. Platzer, plasticization and plasticizer proceses. Advances in chemistry; American Chemical Society: Washington, DC, 1965.

(77) Wegehaupt F., Betke H., Solloch N., Musch U., Wiegand A., Attin T. Influence of cavity lining and remaining dentin thickness on the occurrence of postoperative hypersensitivity of composite restorations. *J Adhes Dent*

(78) Nayyar S., Tewari S. and Brijbala Arora; Comparison of human pulp response to totaletch and self-etch bonding agents. *Oral Surg Oral Med Oral Pathol Oral Radiol Endod* 2007; 104:45-52.

(79) Costa T.R.F., Rezende M., Sakamoto A., Bittencourt B., Dalzochio P., Loguercio A.D., Reis A.; Influence of adhesive type and placement technique on postoperative sensitivity in posterior composite restorations. *Oper Dent*, 2017, 42-2, 143-154.

(80) Reis A., Loguercio A.D., Schroeder M., Luque-Martinez I., Masterson D., Cople Maia L. Does the adhesive strategy influence the post-operative sensitivity in adult patients with posterior resin composite restorations? A systematic review and meta-analysis. *Dent Mater* 2015 31(9) 1052-1067.

(81) Unemori M. Composite resin restoration and postoperative sensitivity: clinical follow-up in an undergraduate program. *J. of Dentistry* 2001 (29):7-13.

(82) Anwer Bhatti U.; The phenomenon of postoperative sensitivity and composite restorations - A review. *JPDA* 2019, Vol. 28 No. 01 Jan-Mar.

(83) De Souza Costa A., Vaerten M.A., Edwards C.A., Hanks C.T.; Cytotoxic effects of current dental adhesive systems on immortalized odontoblast cell line MDPC-23. *Dent Mater*. 1999 (15):434-441.

(84) Koliniotou-Koumpia E. Pulpal responses after application of current adhesive systems to deep cavities, *Clin Oral Invest* (2007) 11:313-320.

(85) Sano H., Yoshiyama M., Ebisu S., Burrow M.F., Takatsu T., Ciucchi B., Carvalho R., Pashley D.H. Comparative SEM and TEM observations of nanoleakage within the hybrid layer. Oper Dent. 1995; 20:160-67.

(86) Dörfer C.E., Staehle H:J., Wurst M.W., Duschner H., Pioch T. The nanoleakage phenomenom: Influence of different dentin bonding agents, thermocycling and etching time. *Eur J Oreal* Sci 2000 (108):346-351.

(87) Pioch T, Staehle HJ, Duschner H, Garcia-Godoy F. Nanoleakage at the composite-resin interface: A review. *Am, J Dent* 2001, 14:252-258.

(88) Tay FR, Pashley DH. Water treeing: a potential mechanism for degradation of dentin adhesives. *Am J Dent* 2003 16:6-12.

(89) Li H, Burrow MF, Tyas MJ. The effect of thermocycling regimens on the nanoleakage of dentin bonding systems. *Dent Mater* 2002, 18:189-196.

(90) Hashimoto M, Ito S, Tay F.R., Svizero N.R., Sano H, Kaga M., and Pashley D.H. Fluid movement across the resin-dentin interface during and after bonding, *J Dent Res* 83(11):843-848, 2004.

(91) Eick J, Wilko R, Anderson C, Sorensen S. Scanning electron microscopy of cut tooth surfaces and identification of debris by use of the electron microprobe. *J Dent Res*. 1970; 49:1359-1368.

(92) Eldarrat AH, High A.S., Kale G.M. In vitro analysis of 'smear layer' on human dentine using ac-impedance spectroscopy. *J Dent* 2004; 32:547-554.

(93) Oliveira SSA, Pugach MK, Hilton JF, Watanabe LG, Marshall SJ, Marshal Jr GW; The influence of the dentin smear layer on adhesion: a self-etching primer vs. a total-etch system. *Dent Mater*. 19 (2003) 758-767.

(94) Tani C, Finger WJ. Effect of smear layer thickness on bond strenght mediated by three all-in-one self-etching priming adhesives. *J Adhes Dent* 2002; 4:283-9.

(95) Ogata M, Harada N, Yamaguchi S, Nakajima M, Pereira PN, Tagami J. Effects of different burs on dentin bond strengths of self-etching primer bonding systems. *Oper Dent* 2001; 26:375-82.

(96) Ogata M, Harada N, Yamaguchi S, Nakajima M, Tagami J. Effect of self-etching primer vs phosphoric acid etchant on bonding to bur-prepared dentin. *Oper Dent* 2002; 27:447.54.

(97) Saikaew P., Sattabanasuk V, Harnirattisai C., Almas Chowdhury A.F.M., Carvalho R., Sano H. Role of the smear layer in adhesive dentistry and the clinical applications to improve bonding performance. *Japanese Dental Science Review* 58 (2022) 59-66.

(98) Hosoya Y, Tay FR, García-Godoy F, Pashley DH. Ultrastructural examination of one-step self-etch adhesive bonded primary sound and caries-affected dentin. *Am J Dent* 2008; 21:368-72.

(99) Yoshida E, Uno S.; Voids formation along the bonding interface between a smeared dentin surface and all-in-one adhesives. *Dent Mater*. 2004; 23:643-9.

(100) Spencer P., Wang Y., Walker M.P., Swafford J.R. Molecular structure of acid-etched dentin smear layers? In situ study. *J Dent Res* 2001; 80:1802-7.

(101) Van Meerbeek B, Yoshihara K, Yoshida Y, Mine A, De Munck J, Van Landuyt KL. State of the art of self-etch adhesives. *Dent Mater*. 2011; 27:17-28.

(102) Thanatvarakorn O., Prasansuttiporn T., Thittaweerat S., Foxton R.M., Ichinose S., Tagami J., Hosaka K., Nakajima M. Smear layer-deproteinizing improves bonding of one-step self-etch adhesives to dentin. *Dent Mater*. march 2018, 34 (3):434-441.

(103) Lail S.C.N., Makl Y.F.,Cheungl G.S.P., Osorio R., Toledano M., Carvalho R.M.,Tay F.R. and Pashley D.H. Reversal of compromised bonding to oxidized etched dentin. *J Dent Res* 2001, 80(10):1919-1924.

(104) Jacques P, Hebling J. Effect of dentin conditioners on the microtensile bond strength of a conventional and a self-etching primer adhesive system. *Dent Mater.* 2005; 21:103-9.

(105) Chaves P, Giannini M, Ambrosano GM. Influence of smear layer pretreatments on bond strength to dentin. *J Adhes Dent* 2002; 4:191-6.

(106) Kenshima S., Reis A., Uceda-Gómez N., De Lima Franco Tancredo L., Rodrigues Filho L.E., Neves Nogueira F., Dourado Loguercio. A. Effect of smear layer thickness and pH of self-etching adhesive systems on the bond strength and gap formation to dentin. *J Adhes Dent* 2005; 7:117-126.

(107) César do Amaral R., Stanislawczuk R, Zander-Grande C., Domingos Michel M., Reis A. *et* Dourado Loguercio A. Active application improves the bonding performance of self-etch adhesives to dentin. *J Dent* 2009, 37:82-90.

(108) Cardoso Pde C, Loguercio AD, Vieira LC, Baratieri LN, Reis A. Effect of prolonged application times on resin-dentin bond strengths. *J Adhes Dent* 2005; 7:143-9.

(109) Chowdhury AFMA, Saikaew P, Alam A, Sun J, Carvalho RM, Sano H. Effects of double application of contemporary self-etch adhesives on their bonding performance to dentin with clinically relevant smear layers. *J Adhes Dent* 2019; 21:59-66.

(110) Pashley DH, Tay FR, Carvalho R, Fredericka.Rueggeberg F, Agee K., Carrilho M., Donnelly A. & García-Godoy F. From dry bonding to water-wet bonding to ethanol-wet bonding. A review of the interactions between dentin matrix and solvated resins using a macromodel of the hybrid layer. *Am J Dent* 2007 20:7-20.

(111) Tay F.R., Pashley D., Kapur R.R., Carrilho M.R., Hur Y.B., Garrett L.V, and Tay K.C. Bonding BisGMA to dentin.A proof of concept for hydrophobic dentin bonding. *J Dent Res* 2007 86(11):1034-1039.

(112) Schnebel E. Reichsverband Deutscher Dentisten, Verfahren zur Herstellung von Zahnersatzteilen, insbesondere Füllungen an Polymerisationskunstharzen. Dtsch. Reichspatentamt Patentschr. 760 351, 1940.

(113) Schnebel E. Die selbsthärtende Kunststoff-Zahnfüllung Dentistische Reform 1942; 46:42-43.

(114) Moszner, N., Salz, U., Zimmermann, J. Chemical aspects of self-etching enamel-dentin adhesives: a systematic review. *Dent Mater*. 2005. 21 (10), 895-910.

(115) Andrzejewska. E. Photoinitiated polymerization in ionic liquids and its application. *Polym Int*. 2017; 66:366-381.

(116) Shiv P. Mantri. Management of shrinkage stresses in direct restorative light-cured composites: a review. *J Esthet Restor Dent* 25:305-316, 2013.

(117) Van Ende A, Van de Casteele E, Depypere M, De Munck J, Li X, Maes F, Wevers M. and Van Meerbeek B. 3D volumetric displacement and strain analysis of composite polymerization. *Dent Mater*. 2015 (31):453-461.

(118) Versluis A., Tantbirojn D and Douglas W H.; Do dental composites always shrink toward the light? *J Dent Res* 1998; 77:1435-45.

(119) Hervás García A, Martínez Lozano M A, Cabanes Vila J, Barjau Escribano, and Pablo Fos Galve. Resinas compuestas. Revisión de los materiales e indicaciones clínicas. Med. *Oral Patol Oral Cir. Bucal* 2006:11; E215-20.

(120) Soares C.J., Faria-E-Silva A.L., Rodrigues M.D.P., Fernandes Vilela A.B., Pfeifer C.S., Tantbirojn D., Versluis A. Polimerization shrinkage stress of composite resins and resin cement.What do we need to know. *Braz Oral Res*. 2017; 31 (suppl):e62. (49-63).

(121) Vitale A., Sangermano M., Bongiovanni R., Burtscher P. and Moszner N. Visible light curable restorative composites for dental applications based on epoxy monomer. *Materials* 2014, 7, 554-562.

(122) Lia Mondelli R F, Mattar De Amoêdo Campos Velo M, Simões Gonçalves R, Ottoni Tostes B, Kiyoshi Ishikiriama S and Fraga Bombonatti J. Influence of composite resin volume and C-factor on the polymerization shrinkage stress. *Braz Dent Sci* 2016 apr/jun;19(2):72-81.

(123) Andrzejewska E. Photopolymerization kinetics of multifunctional monomers. *Prog. Polym. Sci.* 2001 (26):605-665.

(124) Papadogiannis D, Dimitriadi M, Zafiropoulou M, Gaintantzopoulou M D y Eliades G; Universal adhesives: Setting characteristics and reactivity with dentin. *Materials* 2019, 12:1720.

(125) Yatabe M, Seki H. Effect of reducing agent on oxygen inhibited layer of cross linked reline material. *J. of Oral Rehab*. 2001; 28:180-5.

(126) Gauthier M A, Stangel I, Ellis T H, and Zhu X X; Oxygen inhibition in dental resins. *J. of Dent. Res*. 2005; 84:725-9.

(127) Von Beetzen M, Li J, Nicander I. Factors influencing incremental bond strength in light curing composite resins. Acta Odontol Scand. 1996; 54:275-8.

(128) Chen C., Niu, L-N, Xie H., Zhang Z-Y, Zhou L-Q, Jiao K., Chen J-H, Pashley D.H., Tay F.R. Bonding of universal adhesives to dentine - Old wine in new bottles? *J. of Dentistry* 43 (2015):525-536.

(129) Sereda L, Lopez-González MM, Yuan Visconte LL, Nunes RCR, Guimarães Furtado CR, Riande E. Influence of silica and black rice husk ash fillers on the diffusivity and solubility of gases in silicone rubbers. *Polymer* 2003, 44:3085-3093.

(130) Long D, Lequeux F. Heterogeneous dynamics at the glass transition in van der Waals liquids, in the bulk and in thin films. *Eur Phys J E* 2001; 4:371-387.

Capítulo 4

Estrategias actuales de adhesión para esmalte y dentina

Como mencionamos en el capítulo 2, tras años de evolución de la adhesión en odontología, hoy en día hemos llegado a un punto en donde las restauraciones pueden ser adheridas a las estructuras dentarias por tres estrategias diferentes (más una combinada):

- Mecanismo de adhesión de los ionómeros de vidrio (Autoadhesión)
- Técnica de Grabado Total (*Etch & Rinse*)
- Técnica de Autograbado (*Self Etch*)
- Técnica de Grabado Selectivo (*Selective Etch*)

4.1 LA ADHESIÓN DE LOS CEMENTOS DE VIDRIO IONÓMERO

Los **cementos de polialquenoato de vidrio**, también conocidos como **ionómeros vítreos o vidrio ionómeros**, son materiales restauradores o de cementación cuyo mecanismo de acción es auto adhesivo.

Estos cementos se forman por una reacción ácido-base entre una solución acuosa y orgánica, del ácido polialkenoico, (principalmente copolímeros y homopolímeros del ácido poliacrílico) y un ácido degradable inorgánico, como el vidrio de flúoralúminosilicato, (basado en sílice, flúor, aluminio y calcio)[1]. El **ácido poliacrílico (APA)**, es un polímero sintético de elevado peso molecular que proviene del ácido acrílico. El balance entre los grupos hidrofílicos e hidrofóbicos de estos polímeros y copolímeros, hacen que sean

Cuadro 33. Esquema representativo de los diferentes enfoques actuales para obtener adhesión al esmalte y dentina y los mecanismos de retención que utiliza cada uno.

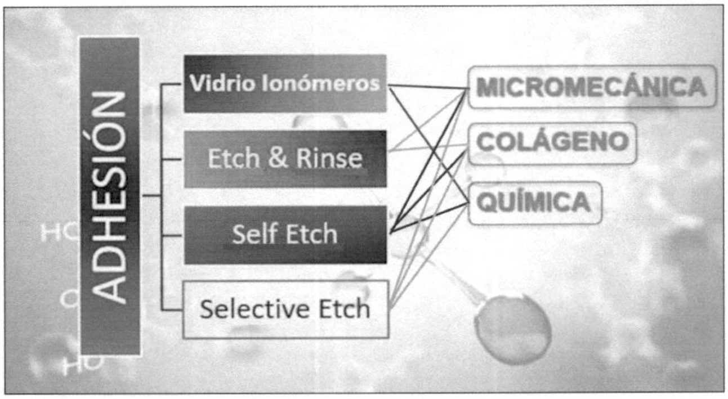

altamente solubles en agua. La hidrólisis de los monómeros de metacrilatos es un problema común en los adhesivos dentinarios que contienen en forma estándar agua y un pH relativamente bajo[(2)].

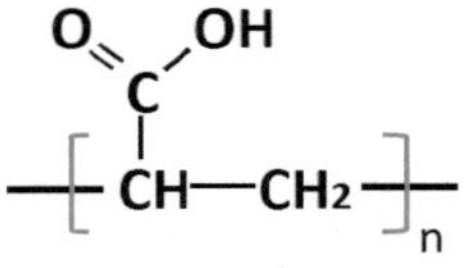

Unidad monomérica del ácido poli acrílico.

Vienen dosificados en forma de polvo, compuesto de cristales de vidrio de flúoraluminosilicato (sílice, flúor, aluminio y calcio), y un líquido que contiene una solución de polímeros (pre polimerizados por una reacción catalizada por radicales libres), de un derivado del ácido polialquenoico (principalmente copolímeros y homopolímeros del ácido acrílico) en agua y en una proporción de 40-50%[(2)].

El tipo de monómero(s) que se utilice en la fórmula del cemento, va a tener repercusiones en las propiedades mecánicas y reológicas del mismo (ej.: viscosidad, fluidez, reticulación, deformación y curado). Generalmente, un aumento en las propiedades reológicas implica una disminución de las propiedades mecánicas del cemento y la resistencia aumenta si conseguimos un menor tiempo de trabajo y de endurecimiento[(2)].

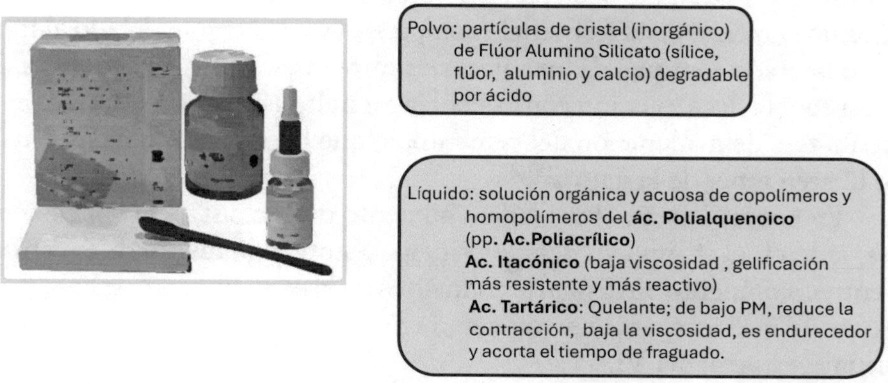

Figura 34. Composición general de un ionómero vítreo.

Por ejemplo, si utilizamos polímeros del ácido poliacrílico de dos variedades: lineales o ramificados (ver tipos de polímeros); ya que sabemos que son polímeros sintéticos y pueden ser conformados de distinta manera con diferentes procedimientos, y además nos aseguramos de que sean moléculas de igual tamaño y peso molecular para poder comparar solo el efecto de las diferentes estructuras reológicas en las propiedades del cemento, nos encontraremos que los polímeros lineales en general producen un endurecimiento más rápido, pero tienden a disminuir la resistencia compresiva de el mismo. Y si aumentamos el tamaño molecular del polímero ramificado, obtendremos un endurecimiento aún más rápido junto a un aumento de la resistencia compresiva[1][2].

El ácido poliacrílico (APA), también se puede presentar en una solución líquida o liofilizado (deshidratado). Al estar deshidratado permite aumentar el tiempo de trabajo porque primero debe disolverse en el agua y luego procede la ionización y el ataque ácido a las partículas de vidrio. Esto permite incorporar moléculas de mayor peso molecular de APA, lo que a su vez se traduce en un aumento del entrecruzamiento de la malla polimérica y consecuentemente de la resistencia mecánica del cemento. Esto se debe a que mientras más larga es la cadena molecular polimérica hay mayor cantidad de enlaces de entrecruzamiento que deben ser rotos para liberarla. Los enlaces C=C son los principales encargados de determinar la resistencia de toda la estructura. Se ha descrito que todo el proceso de endurecimiento puede extenderse incluso hasta por dos o tres meses después de la preparación del cemento. Esto se traduce en un continuo aumento de la resistencia compresiva y a la flexión, debido al incremento también continuo de los enlaces de entrecruzamiento. Luego los valores de resistencia decaen como consecuencia de hidrólisis, erosión, filtración y a la lenta tasa de maduración del cemento, lo que hace que se rompan enlaces y se liberen iones de la matriz[(3)(4)].

En consecuencia, el verdadero aumento de la resistencia del cemento; observado en el tiempo, es debido principalmente al aumento de los enlaces de entrecruzamiento en la matriz polimérica de la estructura poli salina, mientras que la fase inorgánica actúa como refuerzo inmediato para aumentar la resistencia inicial del VI.

Otra manera de modificar las propiedades del vidrio ionómero a través de sus polímeros, es combinar el APA con co-polímeros como el ácido itacónico, agregados al líquido con el fin de reducir su viscosidad, haciéndolo más reactivo y resistente en la gelificación. Otro co-polímero usualmente usado es el ácido tartárico, como sustancia quelante de bajo peso molecular, con la finalidad de reducir la viscosidad, actuar como endurecedor y así acortar el tiempo de fraguado. Algunos fabricantes también han utilizado el ácido maleico combinado con otros monómeros como el 3 buteno 1,2,3-ácido tricarboxílico, también buscando optimizar las propiedades del cemento[(1)(2)].

Como sea, los materiales de cementación o restauradores en base a ionómeros vítreos son reconocidos primero por su cualidad de captar y liberar flúor, aún después de su endurecimiento, ya que hay numerosos estudios que sugieren que estos materiales pueden recargarse y captar el flúor desde el medio bucal para luego liberarlo gradualmente a su entorno para producir un verdadero efecto anticariogénico. Esta idea también se ha aplicado para usar el vidrio ionómero como una delgada capa de liner bajo la restauración con los mismos objetivos (controlar o detener el avance de caries remineralizando aquellas zonas que hayan sido afectadas por el ataque de ácidos producidos por bacterias cariogénicas y promover una dentina más resistente a estas en aquellas zonas más periféricas que pudieran afectar el entorno de la restauración[(5)(6)(7)].

Otros dos puntos a favor, que también es importante mencionar, es que estos materiales —si bien presentan valores de adhesión inferiores a los de las resinas compuestas y sus adhesivos— su sellado marginal es excelente y es más estable en el tiempo que el sellado de las resinas, ya que entre otros aspectos los ionómeros no son afectados por las variaciones del sustrato tal como lo son las resinas compuestas. Tampoco presentan el fenómeno de contracción de polimerización, que en los composites es causa de grandes problemas debido a sus reconocidos efectos deletéreos (sensibilidad post operatoria, infiltración marginal y caries)[8][9][10][11].

4.1.1 Endurecimiento o gelificación de ionómeros vítreos

Los ionómeros de vidrio endurecen por una reacción de tipo ácido-base en donde se juntan el ácido poliacrílico con el polvo de flúoraminosilicato (base) y forman sales de poliacrilato de calcio y de aluminio. Este tipo de reacción ácido-base también se denominan reacciones de neutralización; donde ambos —el ácido y la base— neutralizan sus propiedades y forman una sal neutra.

El proceso de endurecimiento o gelificación de los polialquenoatos de vidrio comienza con la mezcla del polvo de fluoraluminosilicato de aluminio con el monómero del ácido poliacrílico. Este contiene un grupo ionizable de ácido carboxílico (COOH). A pH neutro y en presencia de agua, las cadenas de ácido poliacrílico se van ionizando (principalmente estos grupos) y liberando sus protones hacia el medio acuoso.

A continuación, el ácido poliacrílico se convierte en ácido polialquenoico y sus protones atacan a los cationes del vidrio (ej.: Ca2+, Al3+) desprendiéndolos e integrándolos a la fase acuosa, lo que permite la ruptura de la red vítrea por hidrólisis de las uniones entre el Si y el OAl y desencadena toda una reacción de intercambios iónicos. La reacción de endurecimiento ocurre debido a la formación de puentes iónicos entre los cationes liberados y los grupos carboxilato (COO-) [2]. La neutralización y ionización del poliácido incita a la relajación o estiramiento de la cadena de polímero. Las cadenas del ácido poliacrílico tienen la capacidad de cambiar la conformación de su estructura (imaginémoslo como culebras que se mueven y se acomodan en un medio acuoso) y de esa forma pueden modular la liberación de iones y controlar las propiedades de la estructura polimérica.

En una disolución de agua a pH neutro, el APA es un polímero aniónico, vale decir, que muchas de sus cadenas laterales pierden sus protones y adquieren una carga negativa. Así, este polímero ionizado y parcialmente neutralizado tiene la densidad de carga suficiente como para transformarse en un polímero súper absorbente, lo que le da la habilidad de absorber y retener moléculas de agua en grandes cantidades. Debido a esto el ácido poliacrílico también se usa en múltiples aplicaciones comerciales como un hidrogel, aprovechando su potencial de absorción (como en el caso de los pañales).

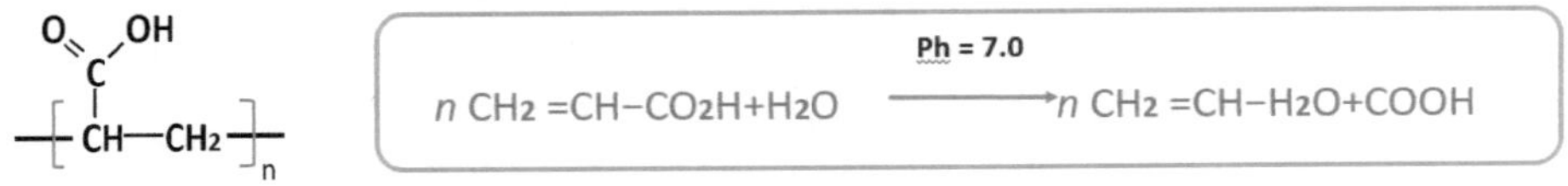

Figura 35. Ionización del ácido poliacrílico en solución acuosa y a pH neutro[(1)(2)].

Entonces, en la medida que los cationes se van liberando, son atraídos hacia la cadena de polímero debido a su carga positiva, (recordemos que muchas de las cadenas laterales de este perdieron sus protones y quedaron cargadas negativamente) y se van produciendo uniones iónicas entre los cationes del vidrio y las cadenas cargadas. Así, con procesos de atracción y repulsión continúa la gelación debido a un aumento del pH del cemento en formación.

> RECORDATORIO: Los **cationes** son iones con carga positiva que se forman cuando los átomos neutros pierden electrones; los **aniones** son iones con carga negativa que se forman cuando átomos neutros ganan electrones.

También se puede describir el proceso de gelación o endurecimiento de los polialquenoatos de vidrio, como una reacción en tres fases:

La primera fase del fraguado se denomina **filtración** y ocurre durante la preparación de la mezcla. Ahí el ácido polialquenoico ataca el vidrio y se liberan iones de Ca, Al, F, Sr y Zn. En esta etapa el aspecto de la mezcla se ve brillante y presenta su mayor potencial adhesivo.

La segunda fase representa la gelación inicial y ocurre por la presencia de iones metálicos en el líquido. Se forman puentes de sal entre los grupos carboxílicos y el Ca de la HAp, constituyendo así un polímero por entrecruzamiento de las cadenas de poliacrilato (poliacrilato de calcio). De esta manera, con la formación de puentes de sal entre los grupos carboxilo y la hidroxiapatita, más la desmineralización superficial que se produce en el sustrato dentario (lo que elimina el barro dentinario, produce micro retenciones y una pequeña exposición de fibras colágenas de la dentina sustentadas por hidroxiapatita). Así se genera una micro capa híbrida de alrededor de un micrón de grosor con las fibras colágenas expuestas incluidas en una ultradelgada zona de hibridización,

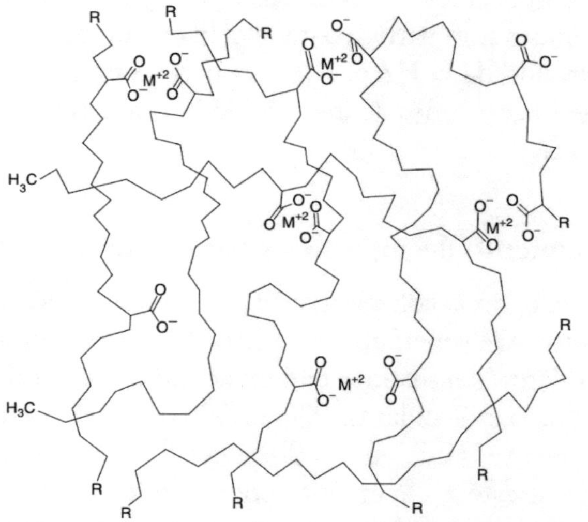

Figura 36. Estructura amorfa de un polímero de vidrio ionómero donde se aprecian los diferentes tipos de sitios de unión dispuestos de manera aleatoria (según Seymour).

y que es la encargada de la retención del ionómero de vidrio al diente[8]. En esta etapa, el cemento sigue endureciendo y se trastorna opaco.

En la fase tres, o de maduración, la reacción continúa en función de los iones de aluminio liberados, formando sales que se interconectan con la red polimérica, hasta que la disposición del aluminio se acaba. Todo termina con la generación de una masa dura de poliacrilato de aluminio y el aspecto pasa de opaco a un poco más translúcido[13].

Para los ionómeros comerciales, se cree que los sitios de unión tienen dos densidades de agrupación diferentes. Una de estas agrupaciones implica solo unos pocos enlaces o enlaces individuales entre los grupos ácidos y los átomos metálicos, y el segundo tipo de enlace consiste en grandes concentraciones de grupos ácidos con múltiples átomos metálicos (clústeres) como se muestra en la figura 36. Estos enlaces del grupo metal-ácido (formación de sal) constituyen sitios de entrecruzamiento.

Entonces, hay una interacción química entre una parte de los grupos carboxílicos del ácido polialquenoico y el calcio de la hidroxiapatita (HAp), donde el grupo carboxílico reemplaza los iones fosfato del sustrato y forma uniones iónicas con el calcio de la hidroxiapatita. La otra parte de los grupos carboxílicos liberados solo participa de la gelificación mediante una reacción con el calcio extraído de la HAp. Por otra parte, esta reacción tiene la ventaja adicional de liberar iones de flúor desde la restauración hacia el sustrato dentario adyacente.

4.1.2 Pre-tratamiento de superficies para adherir vidrio ionómeros

En principio, para lograr la adhesión de un ionómero vítreo no se requeriría de un pretratamiento de la superficie adherente. Sin embargo, se ha demostrado que un pretratamiento del sustrato con un acondicionador débil en base a un polímero de alto peso molecular (8.000-15.000) de ácido polialquenoico, mejora significativamente la eficiencia adhesiva(12)(14). Para lograr este efecto, se aplica la solución de este ácido en una concentración débil (10-20%) durante 10-20 segundos, que luego se lava con agua y seca suavemente(14).

El objetivo principal del pretratamiento es limpiar la superficie eliminando el barro dentinario para obtener una interacción directa del material restaurador con la dentina y así generar una retención micromecánica y también química a través de uniones iónicas por la interacción de los grupos carboxílicos del ácido polialquenoico con el calcio de la hidroxiapatita expuesta(12)(15)(16)(17).

Por último, se ha visto que unidades de ácido polialquenoico basadas en una relación 10:1 ác.acrílico/ác.maleico presentan cerca de 2/3 de sus grupos carboxilo adheridos a HAp, versus solo la mitad de los grupos carboxilo del ácido poliacrílico. Esto indica que la estructura molecular del ácido polialquenoico (simple o combinada con ácido maleico) influye significativamente en la adhesión química con sustratos de HAp.

Wetzel *et al.*, el año 2020 compararon dos formas diferentes de obtener ácido poliacrílico. Básicamente ambas se diferenciaban en que por diferentes procesos; una producía polímeros lineales y la otra generaba polímeros ramificados del ácido. El objetivo del estudio era establecer cómo las características de la arquitectura del polímero, podría influir tanto en la reacción de endurecimiento del cemento como en las propiedades mecánicas del mismo endurecido. Ellos sugirieron que las diferencias de arquitectura del polímero de ácido poliacrílico (lineal versus ramificado), tenían una influencia significativa tanto en el endurecimiento del cemento de vidrio ionómero como en sus propiedades mecánicas. Por ejemplo, los polímeros lineales del ácido poliacrílico (APA) tenían un endurecimiento más rápido, a la vez que mayores valores de

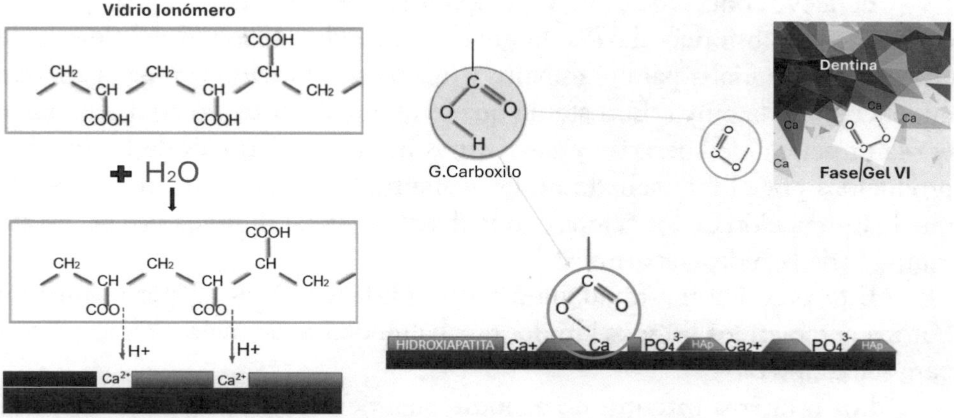

Figura 37. Disociación del ácido polialquenoico donde se aprecia la formación de una unión iónica de su grupo carboxilo disociado, con el calcio de la hidroxiapatita.

resistencia compresiva. La mezcla de polímeros lineales y ramificados del APA, también demostró que podía ser parte de un *blend* efectivo para fabricar CVI que mejoren sus valores mecánicos y que tengan un tiempo de endurecimiento que favorezca su manejo clínico[(1)(2)].

En general, la mayoría de los cementos de vidrio ionómero o polialquenoatos de vidrio poseen valores de adhesión que tienden a ser estables en el tiempo. Se ha reportado que ketac nano tiende a disminuir sus valores iniciales de adhesión. La resistencia tensil diametral tampoco pareciera ser afectada por el tiempo almacenado en saliva artificial. Por otra parte, la resistencia flexural de este tipo de materiales pareciera aumentar significativamente con el tiempo

4.2 ENFOQUE ADHESIVO DE GRABADO/LAVADO (E&R)

A partir de los trabajos de Fusayama[(18)] se estableció la necesidad de remover completamente el barro dentinario y eliminarlo para acceder a la dentina desmineralizada en su superficie con la posibilidad de interactuar con el entramado de fibras de colágeno expuestas y ancladas en la subsuperficie y con el calcio de la hidroxiapatita al tiempo que se infiltra y proyecta sus tags en la entrada de los túbulos dentinarios.

El nuevo concepto de Fusayama sostenía que la dentina podía ser grabada con ácido ortofosfórico al 37% durante 15 segundos; la mitad del tiempo de grabado que se usaba para el esmalte y luego ser removido con agua sin que ello afectara a la pulpa. Él sostenía que lo que realmente alteraba a la pulpa era la presencia de bacterias y sus toxinas infiltradas a través de las brechas producidas por el mal sellado de las restauraciones. Además, se establecía que la interacción de los ácidos con la dentina estaba limitada por el "efecto tampón" de la hidroxiapatita(20).

Esta práctica fue rápidamente difundida en Oriente, pero tanto en Europa como en los Estados Unidos creaba mucha resistencia y tomó tiempo para ser adoptada.

Los primeros intentos de acondicionamiento de la dentina por parte de Occidente fueron hechos mediante la utilización de ácidos débiles como ácido maleico, ácido cítrico y ácido nítrico para llegar últimamente al grabado total de Fusayama.

Este cambio llevó a la odontología adhesiva a un gran avance y desarrollo. Los valores de adhesión logrados en dentina subían hasta los 17 a 31 MPa, suficientes para sostener la contracción de polimerización y ofrecer un adecuado sellado marginal de las restauraciones, al tiempo que reducían la recidiva de caries y la sensibilidad post operatoria.

El amplio rango de variación entre los valores de adhesión obtenidos se debía no solo al mecanismo de acción y la formulación de cada marca de adhesivo, sino que también a la falta de una sistemática estandarizada para obtener estas mediciones(20)(21). Los intereses de cada uno de los fabricantes en cuanto al marketing de sus productos también jugaban un papel importante.

4.2.1 Técnica adhesiva de grabado y lavado en 3 pasos (3-E&R)

La nueva técnica adhesiva reconocida como "*Etch and Rinse*" ("Grabado y Lavado" o "Grabado Total") consistía básicamente en tres pasos (3-E&R)

- Acondicionamiento del esmalte con un gel de ácido ortofosfórico durante 30 segundos y de la dentina durante 15 segundos seguido de un lavado y secado suave con aire.
- Aplicación de una resina hidrofílica como primer o promotor de adhesión y luego un secado indirecto con aire suave para evaporar solventes.
- Aplicación del adhesivo, secado suave siempre con aire indirecto y polimerizado por 20-40 segundos.

Los adhesivos dejaron de llamarse "adhesivos dentinarios" y empezaron a denominarse "sistemas adhesivos", a la vez que se diferenciaban entre dos tipos: los que pretendían adherirse al colágeno y aquellos que lo hacían al calcio.

El acondicionamiento ácido del grabado total elimina el barro dentinario y desmineraliza la dentina tubular, peritubular e Inter tubular en una profundidad de unos 3 a 8 micrones[22]. Deja los túbulos dentinarios expuestos y los des oblitera en una relación dependiente de otro factor relacionado: el tipo de dentina (afectada por caries, esclerótica, superficial o profunda, la orientación de los túbulos, etc.). Se produce un aumento de la permeabilidad del fluido dentinario, la que es mayor mientras más cerca se encuentre la pulpa, y se van liberando con ella, cristales y componentes orgánicos no colagenosos como las MMPs, factores de crecimiento del tipo TGF-β1 junto con otras proteínas no colágenas[23][24][25].

El tiempo de grabado de 15 segundos, está estudiado para el ácido orto fosfórico en una concentración del 30-40%, de modo de generar la desmineralización requerida. En caso de exceder ese tiempo, el efecto tampón de la dentina comienza a neutralizar el ácido y se tiende a precipitar sales de fosfato de calcio que son inestables y actúan como contaminantes de la superficie adherente, ya que interfieren para una correcta adhesión con la dentina mineralizada subyacente. Del mismo modo, el colágeno expuesto también podría sufrir alteraciones estructurales irreversibles (como pérdida de amidas en su estructura molecular) producto de su degradación proteolítica[26]. Aun así, este procedimiento ha demostrado ser bastante seguro para la pulpa, siempre que exista un puente de dentina de un grosor adecuado (2mm, mínimo 1mm) y sin un daño pulpar preexistente[19].

Tras la desmineralización de la capa superficial de dentina, quedan expuestas las fibras colágenas propias de la matriz dentinaria, como consecuencia de la remoción completa de la hidroxiapatita de la superficie. Un aspecto fundamental para cautelar es la preservación de un medio acuoso suficiente como para mantener estiradas esas fibras que han quedado expuestas y totalmente desprovistas del sustento mineral, representado por los cristales de hidroxiapatita que ahora están disueltos.

El siguiente paso para lograr la hibridación consiste en la aplicación de un agente promotor para la adhesión, capaz de transformar una superficie poco receptiva para monómeros resinosos principalmente de naturaleza hidrofóbica (superficie altamente hidratada y de baja energía superficial) en un sustrato afín con una elevada energía superficial.

Este agente se reconoce por su función como *primer* o agente imprimante. El primer en los sistemas adhesivos E&R, está constituido por monómeros bifuncionales, con un extremo hidrofóbico y otro hidrofílico, en una solución con solventes orgánicos como alcoholes o acetona y agua. El monómero más comúnmente utilizado es HEMA (hidroxietil metacrilato), un metacrilato hidrofílico que se ha demostrado que mejora la resistencia adhesiva a la dentina desmineralizada. HEMA en las formulaciones de adhesivos funciona como un agente humectante y a la vez también como solvente, lo que mejora la estabilidad de compuestos adhesivos que contienen componentes hidrofóbicos e hidrofílicos y mantiene los ingredientes en solución evitando la *separación de fases*.

Hay que considerar que los monómeros que utilizamos para generar las resistentes estructuras poliméricas de los adhesivos son principalmente de naturaleza hidrofóbica (ej. Bis-GMA y UDMA). Para aumentar la humectabilidad e infiltración de estos monómeros, se utilizan estos primers que, como dije, son agentes promotores de adhesión y actúan como difusores del adhesivo. Luego, con la ayuda de cosolventes como etanol, acetona o agua, son capaces de transportar el adhesivo entre las fibras colágenas y hacia el interior de los túbulos dentinarios que también han sido permeados por el grabado ácido. A continuación, se seca suavemente para evaporar el agua y los otros cosolventes, quedando la mezcla de monómeros lista para ser polimerizada *in situ*.

Así, el principal mecanismo de retención de los adhesivos E&R en la pulpo-dentina depende de la difusión de la resina entre el colágeno expuesto y la entrada de los canalículos seguida de su polimerización. En cavidades expuestas en dentina superficial, lo que predominará será la difusión y el entrabamiento al colágeno de la dentina ínter tubular. En cambio, si se trata de cavidades expuestas en dentina profunda, se verá una mayor presencia de tags de resina infiltrando la entrada de los túbulos. Una verdadera unión química al colágeno es más bien improbable por la poca afinidad de los grupos funcionales de la resina con estas fibras.

La técnica propuesta originalmente por Fusayama quien introdujo el concepto de "dry bonding". Pronto se comprendió que, si se seca excesivamente el sustrato, las fibras colágenas sin sustento acuoso se contraen e impiden con ello la completa penetración del primer y con ello del adhesivo(27).

Un paso en falso; fue asumir que tanto la dentina como el esmalte podían ser tratados de la misma manera, salvo por el hecho de que había que grabar solo la mitad del tiempo que el esmalte, ya que por su menor contenido mineral

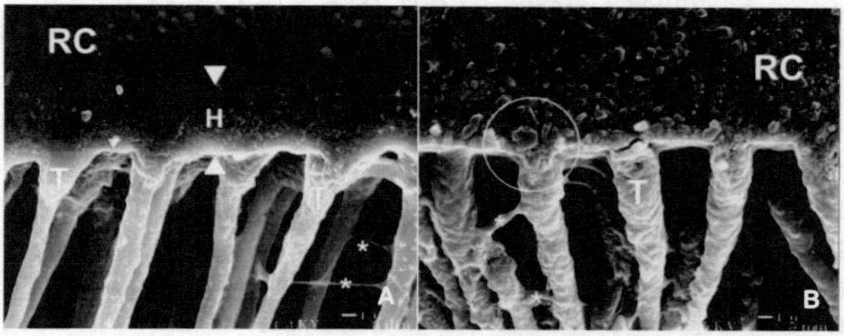

Figura 38. Imagen de microscopio electrónico de barrido de la interfaz dentina-resina a magnificación X 4000 formada por el adhesivo Prime&Bond NT (A) y Prompt-L-Pop (B); donde H= capa híbrida, T= Tags de resina, RC= resina compuesta y los asteriscos muestran ramificaciones laterales de los tags de resina que conectan entre los túbulos dentinarios.

Adaptado de R. Frankenberger *et al.* (2001).

era mucho más reactiva frente al acondicionamiento ácido. Pero si el esmalte debía secarse completamente antes de aplicar el adhesivo, entonces lo mismo se replicó para la dentina acondicionada. Este aspecto mal comprendido hizo que en Europa y Estados Unidos los clínicos que estaban más acostumbrados a asociar el aspecto de tiza del esmalte grabado como el aspecto resultante de un adecuado procedimiento, fueran más reticentes a adoptar la nueva filosofía del grabado total. Esta preconizaba que la aplicación controlada de ácido directamente en la dentina no era dañina para la pulpa; siempre que se lograra un buen sellado de la restauración que impidiera la microfiltración bacteriana[(19)]. Pero ellos seguían teniendo pacientes que se quejaban mucho de sensibilidad post operatoria y aquello lo atribuían a una injuria pulpar directa provocada por el grabado ácido de la dentina.

Pronto se comprendió que, si se seca excesivamente el sustrato, las fibras colágenas sin sustento acuoso se contraen y forman adherencias entre ellas, mediante puentes de hidrógeno que impiden con ello la completa penetración del primer y el adhesivo[(27)].

Debido a esa falta de comprensión se pasó del dry bonding, al "over wet bonding" que por un exceso de humedad (ya sea de agua o de solvente) también generaba un debilitamiento de la adhesión debido a una biodegradación por hidrólisis del colágeno expuesto, que lo hace hincharse disminuyendo los espacios para la infiltración de la resina, o de componentes de resina hidrofílica sub-polimerizada, así como por la presencia de burbujas que debilitan a la matriz resinosa[28][29][30].

Este aspecto crítico, sujeto a la interpretación subjetiva del clínico, en relación con cuán húmeda debía quedar la dentina para obtener un óptimo "wet bonding" se constituyó en uno de los puntos débiles de esta técnica. Para eliminar el exceso de agua y solvente se propuso hacerlo con motitas de algodón, trocitos de papel absorbente, pinceles desechables o aire de la jeringa triple del equipo. Si se usa aire, este debe ser suave y aplicado indirectamente para evitar eliminar o adelgazar excesivamente la capa de primer.

Otro aspecto significativo es que tanto el primer como el adhesivo penetran la dentina desmineralizada a una profundidad de 3 a 5 micrones (unos 2-3 micrones menos que la profundidad alcanzada por el grabado ácido) dejando una zona no hibridizada de fibras colágenas expuestas y sujeta a la microfiltración, lo que se transforma en el "talón de Aquiles" de la zona de ínter difusión[15]. El impedimento para lograr una mayor penetración sería el agua residual tras el lavado del gel ácido, solvente residual del primer y el fluido dentinario exudado de los túbulos expuestos.

Cuando Pashley *et al.*, se preguntaron por qué la resina se adhería a dentina con un valor aproximado de 25MPa, (que consideraban bajo ya que esa fuerza adhesiva no es capaz de oponerse a las fuerzas de contracción de polimerización, que en una resina oclusal se calcula alrededor de 24MPa); concluyeron que lo que estaban midiendo era la resistencia cohesiva de la dentina y que la falla era entre el tejido mineralizado y desmineralizado. Luego perfeccionaron la forma de medir la resistencia tensil de la dentina y obtuvieron valores de 60 a 100MPa., muy superiores a los 25MPa obtenidos previamente. Entonces concluyeron con la ayuda de la microscopía que la falla obtenida era realmente de tipo adhesiva y que ocurría en la base de la zona de hibridización. Pronto comprenderían que lo que estaban midiendo realmente era la resistencia traccional de las fibras colágenas expuestas que no alcanzaron a ser hibridizadas en esos 2-3 micrones y que esa zona era el talón de Aquiles de la adhesión[31].

Lo ideal sería que la totalidad del área desmineralizada fuera ocupada por monómeros que polimericen *in situ*, para producir un biocompuesto reforzado con fibras colágenas. Sin embargo, de manera contradictoria, la presencia de solventes residuales y el movimiento del fluido dentro de los túbulos dentinarios, hacen que la impregnación por monómeros no ocurra de forma óptima.

4.2.1.1 *Water Wet Bonding*

En esta técnica adhesiva el agua que queda de la remoción del gel tras el grabado ácido es crítica para prevenir el colapso de la matriz dentinaria. Esto es debido a que el valor Hoy del potencial de puentes de hidrógeno del agua es mayor que el de las fibras colágenas; y así el agua previene la formación de puentes de hidrógeno interfibrilares e impide el colapso[(32)]. El espacio ocupado por el agua permite que los monómeros difundan e infiltren la matriz dejando una capa que podría ser 50% de colágeno y 50% de resina en volumen si la evaporación de solvente/agua y su recambio por monómeros de resina fuera óptima. Sin embargo, frente a la abundancia de agua en el medio, se produce la "separación de fases" de los monómeros hidrofóbicos que tienen una limitada solubilidad acuosa. También, como el agua no permite que se formen puentes de hidrógeno entre las fibras colágenas, al evaporarse el solvente, la contracción inherente de la matriz es mayor y esta actúa igual que una esponja que exprime parte del HEMA o Bis-GMA que haya podido captar en su interior[(32)]. Para compensar este problema se utilizan crecientes cantidades de HEMA en las mezclas para disolver los monómeros hidrofóbicos de Bis-GMA; pero se ha descrito que esto les confiere a estos adhesivos demasiada hidrofilicidad. Estos adhesivos pueden seguir absorbiendo agua aún tras su polimerización y como consecuencia se favorece su degradación y disminuyen sus propiedades mecánicas afectando la durabilidad de la restauración.

4.2.1.2 *Etanol Wet Bonding*

Es frecuente que algunos clínicos e investigadores consideren que la matriz desmineralizada de fibras colágenas es una estructura inerte que solo flota o se colapsa dependiendo de la cantidad de solvente presente en el medio y que no se relaciona de ninguna otra manera con este. Con un secado excesivo de la matriz desmineralizada; esta se colapsa activamente (no es que solamente caiga por su peso), y se transforma en un manojo denso de fibras colágenas tan compactadas, que dificultan mucho la difusión de los monómeros adhesivos como para que puedan re-expandirlas, principalmente en la superficie. Esta especie de aglutinamiento también aumenta su rigidez desde unos 2 a 170 MPa[(27)].

El colapso de la malla de colágeno es un proceso activo que involucra formación de enlaces de Hidrógeno entre péptidos de colágeno adyacentes lo que involucra un aumento de la densidad de la matriz colapsada.

El término "colapso activo" se refiere al hecho de que muchos adhesivos no son capaces de revertir esta condición, y que algunos solventes son más efectivos que otros en el cumplimiento de esta tarea(32). Al respecto se ha descrito que existen uniones de tipo inter peptídicas del tipo puentes de hidrógeno, que son responsables de esta aglutinación. Los adhesivos serán capaces de expandir la matriz en la medida de que logren romper esos enlaces.

En química existen varios parámetros para definir el potencial de solubilidad de un material, (por ej.: según Hildebrand, Hansen o Hoy). Estos parámetros de solubilidad reflejan la energía cohesiva de un material, dan una idea del grado de interacción entre materiales y sirven para evaluar su potencial de miscibilidad. En la literatura, la referencia más común es el parámetro de Hoy. La siguiente tabla muestra los valores Hoy de algunos solventes comúnmente aplicados en adhesivos de uso odontológico. El valor para el colágeno se obtuvo con colágeno puro y deshidratado, ya que la mayor parte de la hidrofilicidad del colágeno es debida al agua presente y no al colágeno(32).

Valor Hoy δ_h

- COLÁGENO 14,8 (J/cm^3)
- Bis-GMA 5,8 (J/cm^3)
- TEGDMA 8,2 (J/cm^3)
- ACETONA 11,0 (J/cm^3)
- HEMA 15,2 (J/cm^3)
- ETANOL 20,0 (J/cm^3)
- METANOL 24,0 (J/cm^3)
- AGUA 40,4 (J/cm^3)

Según estos valores, el monómero HEMA utilizado comúnmente como solvente en muchos adhesivos, por sí solo no tiene la capacidad de romper los puentes de hidrógeno necesarios para re expandir la matriz. El agua en cambio, con un valor Hoy elevado, se utiliza en los adhesivos, combinada con HEMA o algún alcohol, y de esa manera es muy efectiva en re expandir la malla y así abrir los canales para la difusión de monómeros adhesivos(33)(34).

Un aspecto importante por considerar es que siempre que se evapora el solvente trae consigo una contracción de la matriz colágena desmineralizada y existe una relación inversa entre el parámetro Hoy de disolución de puentes de hidrógeno del solvente y la densidad de la malla colágena expuesta tras su evaporación. La contracción será mayor si la densidad de la matriz es menor. La densidad de la matriz infiltrada con HEMA/alcohol es mayor que la obtenida con HEMA/agua. Esto se debe a que el alcohol a diferencia del agua permite cierto grado de uniones ínter peptídicas y eso es favorable al momento de evaporar el solvente porque reduce su contracción[32][33][34].

Al evaporar el solvente se produce el colapso de la matriz, que dificulta la penetración y la difusión del adhesivo; al tiempo que se exprime el HEMA que pueda haberse infiltrado antes de ser polimerizado. Las matrices de colágeno expuesto e infiltradas con HEMA (35%)/ agua (65%), presentan una elevada contracción tras la evaporación del agua, debido a que esta bloquea completamente los enlaces de hidrógeno entre péptidos, lo que de alguna manera las ablanda. Aparentemente, entonces, existen pequeñas fuerzas de contracción de la trama colágena expuesta durante la evaporación del solvente. Si la matriz no presenta cierta densidad como producto de una cantidad moderada de puentes de hidrógeno, la contracción será mayor y en parte va a exprimir los monómeros de resina no polimerizados[32]. Este mecanismo puede afectar la adhesión especialmente en márgenes ubicados exclusivamente en dentina, y la expresión pueden ser tinciones marginales, microfiltración, sensibilidad post operatoria o inclusive desalojo de la restauración.

La acetona con un valor Hoy $\delta_h = 11$, utilizada como cosolvente, tiende a hacer los adhesivos relativamente hidrofóbicos.

Es así como algunos alcoholes como el etanol o el metanol, con un valor Hoy intermedio, parecieran ser el mejor complemento de solvente en el caso de los adhesivos E&R, ya que permiten cierta cantidad de puentes de hidrógeno y de esa manera reducen la contracción de la matriz tras su evaporación, lo que a su vez expulsa el HEMA y disminuye la plastificación de la dentina. También se ha descrito que el etanol es capaz de reducir el diámetro de las fibrillas colágenas y aumentar el espacio entre ellas facilitando la infiltración de monómeros resinosos. Esta técnica reconocida como "etanol wet bonding", ha probado ser eficiente para sellar la matriz, reducir la permeabilidad de la interfaz diente-resina, disminuir la actividad enzimática colagenolítica y mejorar la durabilidad de la adhesión. En esta técnica se aplica etanol al 100% durante un minuto, lo que es clínicamente aceptable y tolerable[33][34][35].

4.2.1.3 Procedimiento clínico para el grabado total de esmalte y dentina

Para realizar el grabado ácido total del esmalte y dentina; básicamente se requieren tres pasos:

- Primero, es mandatorio realizar una profilaxis con escobilla y pasta de piedra pómez fina mezclada con agua para eliminar completamente la película adquirida o la placa bacteriana y lo que se pueda del barro dentinario. Es importante recalcar en este punto, que las pastas profilácticas, como preparados comerciales, no son útiles para tal efecto y más bien serían nocivas para lograr una buena adhesión debido a su contenido de aceites que son difíciles de remover y tienen un efecto contaminante en la superficie a adherir.
- El segundo paso es la aplicación del gel de ácido ortofosfórico al 37-40% en la superficie adamantina a adherir. El gel debe ser aplicado con delicadeza sin frotar enérgicamente porque los cristales se tornan frágiles y no queremos dañarlos. Tras un tiempo de aplicación de unos 5 segundos en el esmalte, se completa la aplicación del ácido en toda la superficie dentinaria de la cavidad a tratar por otros 15 segundos en total. En síntesis, el tiempo de grabado del esmalte es aproximado a unos 15 a 20 segundos y en la dentina el gel ácido no debería ser superior a 15 segundos. De esos 15 segundos de grabado, en los primeros 10 segundos se consume solamente un 14% del ácido y para los últimos 5 segundos se ha consumido el 47%[(15)]. El resto neutraliza a través de la formación de sales de fosfato de calcio o se elimina con el lavado de la cavidad[(15)].

  La neutralización del ácido fosfórico o tamponaje de la dentina, ocurre mediante la interacción entre el ácido y el calcio liberado por la desmineralización, lo que va formando sales de fosfato de calcio, las que presentan baja adherencia y alta solubilidad. Luego estas sales deben ser eliminadas con agua de la jeringa triple, junto con el gel de ácido remanente, ya que como dije antes dichas sales representan un contaminante de la superficie, dada su baja adherencia.
- El tercer paso consiste en el lavado de la cavidad con una suave corriente de agua de la jeringa triple, con el objetivo de eliminar completamente el gel del ácido durante unos 30/40 segundos para luego secarla mediante un flujo de aire suave e indirecto. De esta manera se elimina el gel ácido, el barro dentinario, los minerales disueltos y las sales de fosfato

precipitadas que son hidrosolubles y que de permanecer constituyen una barrera para obtener una buena adhesión. En la dentina el grabado produce una desmineralización de alrededor de unos 5 a 8 micrones; dejando expuestas las fibras colágenas ínter tubulares más superficiales al igual que las peritubulares, (lo que da el aspecto de un embudo a la entrada de los túbulos dentinarios).

El punto crítico de este procedimiento radica en esta última etapa, debido a que un secado excesivo para eliminar el agua tras el lavado del ácido produce el colapso de las fibras colágenas sin sustento (lo que posteriormente impedirá la buena difusión del adhesivo) y un exceso de humedad va a alterar el comportamiento del adhesivo y la integridad de la zona híbrida; procesos que volveremos a tratar más adelante.

4.2.1.4 Sistemas de adhesión E&R de dos pasos (2-E&R)

El siguiente desarrollo de la industria fueron los adhesivos Etch & Rinse de dos etapas en un intento por simplificar la técnica y de asegurar el mismo grado de penetración del primer y del adhesivo,

El proceso se basa también en un primer acondicionamiento del esmalte y dentina bajo la filosofía del grabado total. El segundo paso consiste en la aplicación de un primer-adhesivo que luego se seca suavemente y polimeriza para concretar el sellado.

Tanto el primer como el adhesivo podían presentarse combinados en un solo envase (la resina hidrofílica, la hidrofóbica, solventes y el foto activador), o en dos envases separados para ser mezclados justo antes de su aplicación. En el primer caso, (un solo envase), la mezcla de monómeros hidrofóbicos (adhesivo) e hidrofílicos (primer) puede llegar a tener hasta un 50% de solventes en su formulación, lo que disminuye la cantidad de resina. Esto genera una capa polimérica más delgada, de propiedades mecánicas inferiores, altamente hidrofílica, aumentando la absorción de agua de la zona hibridizada desde el sustrato dentinario y favoreciendo la nanofiltración, haciendo menos estable la capa de adhesivo. Del mismo modo, a mayor cantidad de solvente dentro de la solución del adhesivo antes de polimerizarlo, menor será el grado de conversión de monómeros en polímeros.

Para compensar estos inconvenientes se ha sugerido aplicar varias capas de primer-adhesivo y polimerizar entre cada una o aplicar encima una capa de resina hidrofóbica (p. ej.: Fortify). Todo con el objetivo de reducir el

Cuadro 39. Principales desventajas de los sistemas adhesivos E&R de dos pasos.
Resumen de desventajas:
Menos resina y más solventes
Capa adhesiva más fina (menor absorción de stress)
Resistencia mecánica inferior
Mayor hidrofilia, permeabilidad y absorción acuosa (nanofiltración)
Generalmente menor resistencia adhesiva
Comportamiento clínico inferior

comportamiento de membrana semi permeable de estos adhesivos, lo que va en detrimento de su afán de simplificación.

Como referencia de estos sistemas adhesivos; reconocidos como de quinta generación, podemos mencionar: Prime & Bond 2.1 NT (Dentsply Caulk), Single Bond (3M), Optibond Solo (Kerr), One Step (Bisco) y XP Bond (Dentsply).

El objetivo de esta nueva presentación era lograr una técnica adhesiva simplificada, que consumiera menos tiempo y a la vez indujera menos errores, pero el costo clínico de la simplificación era elevado. Además, ellos eran aún menos permisibles con los errores que los E&R de tres pasos.

En resumen, el grabado "total" aplicado sobre la dentina es un procedimiento estricto y delicado, que evidencia inconvenientes como la degradación hidrolítica y proteolítica de la matriz de colágeno por parte de enzimas activadas en el momento de la desmineralización, lo que deteriora la interfase adhesiva.

Con todo esto, y en palabras de Van Meerbeek: el grabado total de la dentina con ácido fosfórico se puede considerar hoy una «técnica demasiado agresiva para la dentina» dadas las consecuencias relacionadas al exponer el colágeno[12][15][36].

4.3 ENFOQUE ADHESIVO DE AUTOGRABADO (SELF-ETCH O ETCH & DRY)

4.3.1 Adhesivos de autograbado de dos pasos (2-SE)

Los adhesivos **self etch** (no rinse) o de **autograbado**, fueron introducidos al mercado como una simplificación aún mayor del proceso de adhesión, hace aproximadamente veinticinco años. De esa manera, se pretende evitar todos los errores posibles del proceso E&R que son atribuibles a la subjetividad del clínico: como la excesiva hidratación o deshidratación, el colapso de la malla expuesta de colágeno, la infiltración incompleta del adhesivo y la degradación enzimática e hidrolítica de la capa adhesiva.

Los primeros adhesivos de este tipo utilizaban di metacrilato de ácido fosfórico o ésteres alofosfóricos de Bis-GMA o HEMA para acondicionar la dentina. El primer adhesivo comercializado de este tipo contenía el monómero **Fenil-P** (2-(metacriloiloxietil) fenil fosfato de hidrógeno). Su grupo funcional mono hidrógeno fosfato preparaba ambos sustratos (esmalte y dentina) para la aplicación del adhesivo(37).

Utilizan monómeros acídicos (de acidez más débil que el ácido fosfórico), principalmente derivados de grupos fosfato, fosfonatos o ácidos carboxílicos, en una solución acuosa que provee el medio para la disociación del ácido. Al ser aplicado durante 15 a 20 segundos en la superficie dentinaria o adamantina, se produce una disolución parcial y controlada del barro dentinario al tiempo que expone los cristales de HAp para la adhesión. Esta disolución debe ser lo suficiente para alcanzar el sustrato dentinario, sin remover los tapones de barro que obliteran parcialmente los canalículos, ni la hidroxiapatita superficial para que pueda producirse una conexión iónica entre el calcio de la HAp y el monómero resinoso(13).

Estos monómeros en general son moléculas bifuncionales, vale decir, presentan una estructura simple compuesta por un **grupo polimerizable** con el que puede relacionarse con otros monómeros del propio adhesivo o del material cementante o restaurador. Además, poseen una **cadena espaciadora** diseñada para modular las propiedades físicas del monómero, y un **grupo reactivo de tipo acídico**.

Según Moszner(38); estos monómeros deben cumplir los siguientes requisitos:

- Alta tasa de polimerización y copolimerización con los otros monómeros componentes del adhesivo.

- Capacidad para grabar el esmalte y la dentina
- Óptima humectabilidad y penetración
- Capacidad de unión al esmalte y dentina
- Alta disponibilidad de radicales libres
- Óptima solubilidad en los solventes del compuesto
- Monómeros estables que no se degraden o polimericen prematuramente
- Mínima absorción acuosa del polímero resultante
- Baja contracción de polimerización
- Estabilidad térmica
- Baja toxicidad

Figura 40. Características ideales para un monómero auto adhesivo según Moszner[38].

- Estabilidad de almacenaje (polimerización prematura, degradación por agua, calor, luz, oxígeno).
- Óptima solubilidad con los otros componentes del adhesivo (soluciones acuosas, de acetona o alcohol, otros componentes monoméricos y aditivos).
- Baja contracción de polimerización y contracción/expansión térmica.
- Mínima absorción acuosa del polímero.
- Baja toxicidad y citotoxicidad.

Para el caso de los monómeros acídicos, agrega otros requisitos específicos:

- Capacidad de auto grabar el esmalte y la dentina en un tiempo breve y generar micro retenciones para el anclaje de adhesivo.
- Óptima capacidad de humectación y penetración en los tejidos (por ej.: en los túbulos dentinarios).
- Capacidad de adherirse a las estructuras dentarias mediante fuertes enlaces iónicos o covalentes.

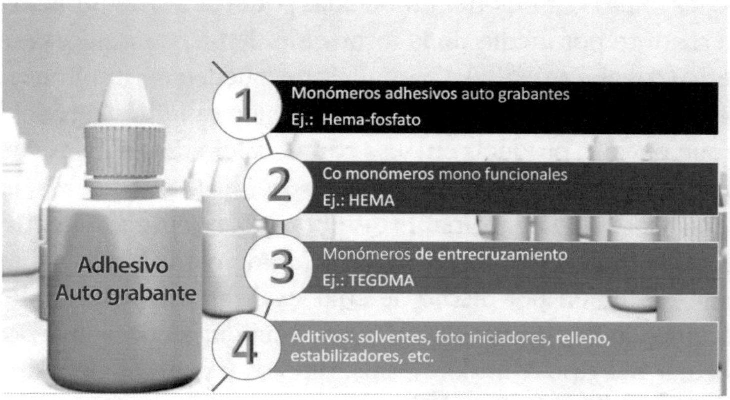

Figura 41. Componentes de un adhesivo de autograbado.

4.3.2 Componentes de un Sistema Adhesivo de Autograbado (SE)

En estos adhesivos en términos generales, se pueden identificar cuatro diferentes tipos de componentes:

- Monómeros adhesivos acídicos
- Co monómeros mono-funcionales (Ej. HEMA)
- Monómeros formadores de cadenas de entrecruzamiento (Ej. TEGDMA)
- Aditivos, solventes, foto iniciadores, relleno inorgánico, estabilizadores, etc.

4.3.2.1 Monómeros adhesivos acídicos

Los grupos reactivos que encontramos en este tipo de monómeros autograbantes son principalmente derivados del ácido fosfónico, ácido carboxílico y ácido fosfórico (grupos mono o dihidrógeno fosfato). También podemos encontrar grupos quelantes y grupos formadores de enlaces covalentes que son capaces de unirse con las fibras colágenas de la dentina.

El modo como interactúan estos monómeros con los tejidos dentarios es a través de su ionización y reacción con la hidroxiapatita de los tejidos calcificados dentarios, produciendo una leve desmineralización superficial y generando uniones de tipo físico química en las zonas desmineralizadas, infiltrando las micro retenciones producidas por la desmineralización y conectándose al sustrato por medio de la formación de fuertes enlaces químicos de tipo primario (covalente)[38]. Adicionalmente, pueden existir grupos quelantes que se pueden encontrar, por ejemplo, en el ácido salicílico o el ácido aminodiacético que pueden producir enlaces con el calcio del esmalte y la dentina. Otros grupos reactivos de estos monómeros acídicos pueden reaccionar con las fibras colágenas de la dentina. Estas fibras poseen grupos reactivos amino e hidroxilo, que interactúan con grupos aldehído o anhídrido del monómero y se conectan también por medio de enlaces de tipo covalente. Por último, también se pueden dar fuerzas de valencia secundaria como: fuerzas de atracción molecular del tipo Van der Waals, dipolos y puentes de hidrógeno que contribuyen a la adhesión física[38].

Los sistemas de autograbado realizan todas las funciones de un sistema adhesivo en solo uno o dos procesos. La idea es remover o disolver parcialmente el barro dentinario y crear un patrón de grabado en la dentina y el esmalte suficiente como para retener efectivamente la resina adhesiva. Un aspecto importante para considerar es que se debe realizar este proceso de grabado en un tiempo reducido (15 a 20 segundos). Al aplicar el adhesivo, este va acondicionando la superficie e infiltrando la resina simultáneamente y a la misma profundidad del acondicionamiento, lo que asegura un completo sellado de la zona hibridizada. En palabras del profesor Nakabayashi: "No existe dentina descalcificada que no sea hibridizada con estos adhesivos"[13].

En la medida que el adhesivo avanza en la desmineralización del barro dentinario se va neutralizando y su acidez va disminuyendo al ir formando sales con los componentes minerales de este. Así se logra interactuar con la dentina en superficie sin exponer los túbulos dentinarios y de esta manera se obtienen dos mecanismos de retención: una micromecánica, que contribuye a poner resistencia a los distintos tipos de estrés mecánico, y otra de tipo química, orientada principalmente a oponerse a la degradación hidrolítica[36].

4.3.2.2 Co-monómeros monofuncionales

Más allá de los monómeros acídicos, estos adhesivos también contienen comonómeros destinados a modular las propiedades físicas y mecánicas del líquido adhesivo. Entre ellas están: miscibilidad, viscosidad, humectabilidad, difusión, reactividad, grado de polimerización, resistencia mecánica, absorción acuosa, resistencia ante la hidrólisis, etc.

Ellos suelen contener HEMA, que es un mono metacrilato anfifílico y altamente hidrosoluble (ya que muchos de los monómeros acídicos son mayormente hidrofóbicos), y de esta manera aumentan la humectabilidad del esmalte o dentina, mejorando la difusión del adhesivo en el sustrato adherente. Además, su baja viscosidad aumenta la solubilidad y la miscibilidad de los otros componentes del adhesivo. Como contraparte; HEMA no es hidrolíticamente estable y su concentración en la formulación debe ser controlada debido a que una gran cantidad de comonómeros mono-funcionales (como HEMA), reducen la tasa de polimerización y con ello también disminuye la densidad de cadenas de entrecruzamiento, lo que a la larga debilita la interfase adhesiva.

4.3.2.3 Co-monómeros multifuncionales

También se adicionan monómeros bi o multifuncionales, formadores de cadenas cruzadas (o de entrecruzamiento), para darle resistencia a la capa adhesiva. Estos monómeros contribuyen a formar la trama del polímero; lo que le confiere mejoras en las propiedades mecánicas, la tasa de polimerización y la resistencia ante la degradación por hidrólisis del sustrato adhesivo.

Entre ellos los más utilizados son Bis-GMA, UDMA y TEGDMA. Todos estos di metacrilatos difieren en cuanto a sus propiedades como solubilidad, viscosidad, reactividad, contracción de polimerización, etc. Por ejemplo, Bis-GMA es altamente reactivo y viscoso, pero poco soluble, en cambio UDMA y TEGDMA son menos reactivos, de consistencia más fluida y son más solubles en agua[(37)(38)(39)].

Estos adhesivos omiten la etapa de lavado del agente acondicionador, debido a que este es al mismo tiempo parte constituyente del polímero adhesivo. Por lo tanto, en vez de ser lavado, solo se seca por 15 a 20 segundos para eliminar los excesos de solvente. Un punto aparte es el secado con aire porque en los adhesivos de grabado total (E&R) un exceso de secado puede colapsar las fibras colágenas expuestas (lo que complica la difusión de la resina adhesiva); mientras que un secado deficiente deja solvente residual, lo que facilita la degradación hidrolítica. En un sistema de autograbado un secado excesivo puede adelgazar demasiado la capa de este y no sellar apropiadamente la dentina, lo que aumenta su tendencia a comportarse como una capa semi permeable que facilita la nanofiltración.

Además, se retienen por dos mecanismos: retención micromecánica (que ayuda a resistir el estrés mecánico aplicado a la restauración y a través de ella transmitido a la interfase adhesiva); y química, obtenida mediante enlaces covalentes entre el adhesivo y el sustrato adherente (en este caso esmalte/dentina). Este mecanismo de retención reduce (retarda) la degradación hidrolítica, prolongando la vida útil del sellado marginal de la restauración[37].

4.3.2.4 Otros componentes

Aquí podemos considerar aquellos aditivos como solventes, foto iniciadores, relleno inorgánico, estabilizadores, etc. Todos estos elementos serán considerados y analizados con mayor detalle en el capítulo 5, donde revisaremos con mayor profundidad los componentes constitutivos generales de la mayoría de los sistemas adhesivos.

4.3.3 Monómeros más utilizados en los adhesivos de autograbado

Los ésteres de metacrilato generalmente involucrados en la química de estos adhesivos son:[37][40]

- Metacriloxidecil dihidrogeno fosfato (10MDP);
- 4-metacriloiloxietil trimelitato anhídrido (4-META)
- ácido 4.metacriloiloxietiltrimelitico (4-MET)
- bromuro de metacriloiloxidecilpiridinium (MDPB)
- ácido 11-metacriloiloxi-1,1-undecanedicarboxílico (MAC-10)
- 4-acriloiloxietiltrimelitato anhídrido (4-AETA)
- 2-metacriloiloxietil dihidrógeno fosfato (4-MEP)
- fenil-p
- metacrilatos fosfatados
- ácido acrílico éter fosfónico
- HEMA-fosfato
- otros metacrilatos fosfatados y ésteres del ácido fosfórico.

Entre todos ellos, el más utilizado sin dudas es 10-MDP, y a este monómero le dedicaremos especial atención más adelante en el capítulo 7 por ser el más utilizado en los adhesivos de autograbado de un paso y porque ha demostrado el mejor desempeño tanto clínica como experimentalmente.

Otro monómero de uso frecuente es 4-MET. Esta molécula actúa como desmineralizador (grupos carboxílicos) y como promotor de adhesión (por su grupo aromático). Ambos grupos carboxílicos tienen la propiedad de desmineralizar e infiltrar los monómeros. En cambio, el grupo aromático le da las características hidrofóbicas, lo que tiende a reducir la acidez y la hidrofilicidad de los grupos carboxílicos. Este monómero forma sales de 4-MET-Ca, estableciendo a través de ellas uniones iónicas con la hidroxiapatita, al igual que 10-MDP pero menos resistentes.

4-AETA es otro monómero que contiene un grupo acrilato polimerizable en vez del grupo metacrilato que encontramos en el monómero 4-META; lo que le da mejor grado de polimerización.

El monómero MAC-10 contiene una cadena espaciadora de 10 átomos de carbono que lo hace hidrolíticamente estable y le confiere características hidrofóbicas.

El monómero bromuro de piridinio (MDPB) tiene efectos antibacterianos y actúa por bacteriólisis. La carga positiva de este grupo destruye las paredes celulares de las bacterias, las que generalmente están cargadas negativamente. En altas concentraciones, destruye el biofilm de s. mutans en un período tan breve como 60 segundos, y en baja concentración inhibe la actividad de la enzima lactato deshidrogenasa(40).

Para obtener un monómero de metacrilato fosfatado que sea hidrolíticamente más estable, debe existir una unión más resistente entre el grupo polimerizable y el grupo fosfatado (acídico). Con este fin se utilizan los fosfonatos orgánicos en odontología y entre ellos podemos mencionar los compuestos de éter acrílico del ácido fosfónico (AEPA); donde ambos grupos se encuentran ligados por un enlace hidrolíticamente estable de tipo éter(38). Los fosfonatos más utilizados para este propósito se muestran en la figura 42.

Algunos monómeros derivados del ácido fosfónico, en particular aquellos con una larga cadena espaciadora como por ejemplo: metacriloxialquil o acriloxialquil 3- fosfonopropionatos, formulados como un adhesivo de autocurado utilizando un sistema ternario de iniciación de la polimerización: (peróxido de benzoilo (BPO)-N,N-di(hidroxietil)-p-toluidina (DEPT)-ácido 1-benzil-5-fenil barbitúrico(BPBA); han probado generar una fuerte adhesión al esmalte desgastado sin grabar y a aleaciones de Cr-Ni arenadas(41). Sus largas cadenas de metileno flexibles (C6 y C10) también contribuyen a mejorar significativamente la eficacia adhesiva(41).

Estos sistemas de iniciación ternarios como (BPO) (DEPT) (BPBA) han sido formulados para evitar la formación de sales amarillas o sales de amonio cuaternario indeseables que se producen por reacción entre la amina terciaria del sistema clásico redox de iniciación, con el grupo funcional acídico del monómero adhesivo, lo que retarda la polimerización y degrada la adhesión(40). Otro sistema de iniciación ternario desarrollado previamente con la misma

EAEPA etil 2-(4 (dihidroxifosforil)-2-oxabutil) acrilato	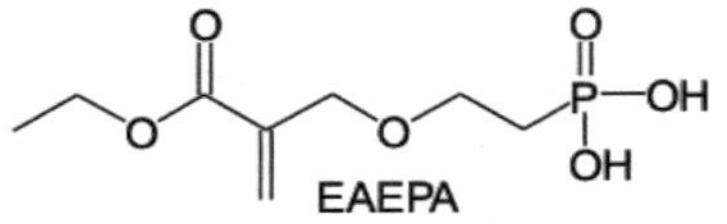
MAEPA 2,4,6- trimetilfenil 2- (4- (dihidroxifosforil) -2- oxabutil) acrilato	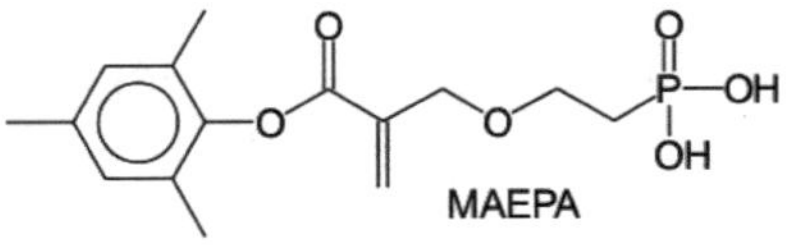
CAEPA ácido 2- (4- (dihidroxifosforil) -2- oxabutil) acrílico	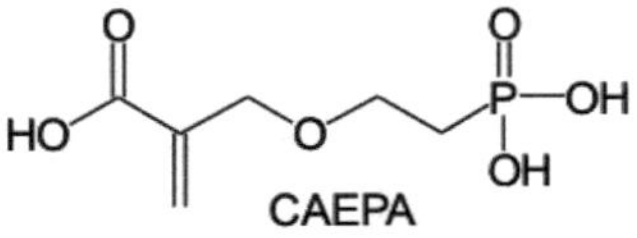
NAEPA 2- (4- (dihidroxifosforil) -2- oxabutil) acrilonitrilo	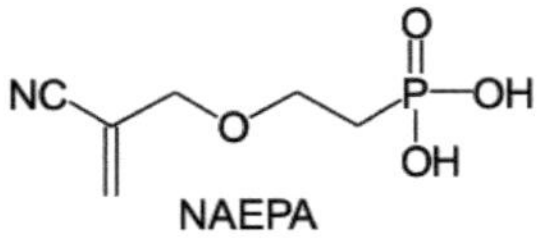

Figura 42. Esquemas de algunas variedades de compuestos de éter acrílico del ácido fosfónico (AEPA), formulados para ser utilizados como fosfonatos acrílicos acídicos autograbantes(38).

finalidad es el ácido 1-ciclohexil-5-etilbarbiturico (CEBA)-p-tolueno-sulfinato morfórido (p-TSMo) ácido-tert-butilperóximaleico (t-BPMA); o (CEBA) (p-TSMo) (t-BPMA)(42).

En general, estos preparados de ácido fosfónico presentan valores de pH que oscilan entre 1.1 a 2.0 y los patrones de grabado producido por estos monómeros acídicos cuando son aplicados en esmalte y en dentina, son muy similares a los obtenidos por los geles comerciales de ácido fosfórico al 35 o 37%, por lo que entran en el grupo de los adhesivos de pH moderadamente o fuertemente ácidos(38).

Los sistemas autograbantes tienen las ventajas que poseen una baja sensibilidad de la técnica o procedimiento clínico en relación con la presencia y cantidad de humedad del sustrato dentinario (seco, mojado o húmedo) y una drástica disminución de la sensibilidad post operatoria, principalmente como consecuencia de que el acondicionamiento producido por los monómeros acídicos y la infiltración de co-monómeros alcanzan la misma profundidad en la dentina. De hecho, esta infiltración va un poco más allá de la capa híbrida (o zona de ínter difusión) y forma otro estrato o capa subyacente, reconocida como zona ácido-base resistente (ABRZ en inglés). Esto para algunos autores significa que no ocurre nano filtración en la capa adhesiva de estos sistemas autograbantes[43], pero como veremos más adelante, este fenómeno se puede observar en todos los adhesivos, solo que en distinto grado o intensidad.

4.3.4 Técnica clínica de autograbado para el esmalte y dentina

Las últimas generaciones de adhesivos (desde la 6ª en adelante), utilizan un proceso conocido como **autograbado del esmalte y dentina**. Para ello se utiliza un sistema adhesivo que contiene monómeros acídicos débiles, generalmente derivados del ácido fosfórico o carboxílico, los que se aplican directamente a las estructuras dentarias (esmalte y dentina).

- En el caso del esmalte se requiere una limpieza previa que se extienda a toda la superficie adamantina de la corona clínica, ya que generalmente el tratante no puede anticipar con precisión hasta donde se extenderá la resina adhesiva y restauradora. Esta profilaxis de la corona puede ser hecha con una mini escobilla para contrángulo y piedra pómez (mezclada con agua o clorhexidina) que luego será lavada profusamente con agua y secada con aire de la jeringa triple. En el caso de la superficie dentinaria se sugiere un lavado con agua de la jeringa triple y luego una desinfección cavitaria con clorhexidina, teniendo la precaución de no remover el barro dentinario, que servirá de sustrato para este tipo de adhesivo.
- A continuación se aplica el primer o primer-adhesivo que contiene los monómeros acídicos sobre la superficie a tratar, utilizando un microbrush y frotando o agitando suavemente para facilitar la disolución del barro dentinario y la difusión o penetración de los mismos. Estos monómeros vienen contenidos en el primer, en el adhesivo o en el primer/adhesivo, dependiendo de la modalidad de este, y son capaces de desmineralizar la hidroxiapatita (HAp) adamantina, y en la dentina disolver parcialmente el barro dentinario y desmineralizar superficialmente la HAp subyacente (lo suficiente para que el adhesivo interactúe con ella y las fibras colágenas expuestas, pero sin el riesgo de dejarlas sin sustento mineral y a los túbulos dentinarios expuestos. Todo depende del grado de acidez que

alcancen los monómeros acídicos del adhesivo. De esta manera, con un adhesivo de pH suave se obtiene un patrón de grabado más superficial y menos retentivo que el obtenido con el grabado con ácido fosfórico; pero lo suficiente como para que el adhesivo interactúe iónicamente con la HAp, que no se colapsen las fibras de colágeno para que haya una buena difusión del adhesivo, y que no se expongan los túbulos dentinarios de tal manera que puedan producir sensibilidad post operatoria o acelerar la degradación de la capa adhesiva por hidrólisis o nanofiltración.

- Luego de aplicar el *blend* de monómeros acídicos, estos no se lavan, y esta es una de las principales diferencias de ambas técnicas. En cambio, se secan suavemente para eliminar el exceso de agua y solventes que forman parte de la mezcla del agente acondicionador para luego aplicar la resina adhesiva. La función de estos adhesivos es ser acondicionador e imprimante a la vez, produciendo la desmineralización y la humectación necesaria para facilitar la difusión de los monómeros resinosos a la misma profundidad, evitando que queden zonas desmineralizadas sin cubrir por el adhesivo(8)(16)(17).

El tratamiento de superficie del esmalte con un adhesivo de autograbado en base a la acción de monómeros acídicos suaves no produce un patrón de grabado igual al obtenido con ácido fosfórico con fosas micro retentivas profundas y, por lo tanto, es insuficiente para conseguir una adhesión durable y resistente al esmalte.

La fuerza adhesiva sobre el esmalte, obtenida con los sistemas de autograbado, tampoco es comparable con los resultados obtenidos con el grabado con ácido fosfórico. Debido a ello se ha considerado mejorar la performance de estos adhesivos realizando un **grabado selectivo** del esmalte, consistente en el tratamiento de su superficie con ácido ortofosfórico durante 10 segundos, lo que mejora la fuerza adhesiva de los sistemas SE multi modales, así como también lo hace en los adhesivos SE previos de uno y dos pasos(18)(20)(21).

El grabado total del esmalte con ácido ortofosfórico al 37% durante 15 a 20 segundos es hasta hoy el *gold standard* para obtener buena adhesión a este tejido y en condiciones ideales se puede obtener fuerzas adhesivas que alcancen los 20-40MPa(7).

La explicación para esta gran variabilidad en los resultados de resistencia adhesiva (20-40 MPa.) se debe a diferencias en la química de los monómeros y su grado de pureza, la combinación de los adhesivos, técnica del operador, tipo y localización del tejido utilizado como sustrato, así como también a los diferentes tipos de mediciones utilizados (tipo de test de resistencia, inmediato o mediato, muestras guardadas en seco o en medio acuoso, con termo ciclado o no, etc.).

El acondicionamiento del esmalte además mejora el sellado de las restauraciones, aumenta su retención, refuerza la estructura de las cúspides y ayuda a controlar las fuerzas de contracción de polimerización(3). El alto contenido mineral del esmalte (96% en peso), y fundamentalmente su bajo contenido proteico y acuoso, son la clave del buen comportamiento adhesivo de este sustrato(12).

4.4 TÉCNICA DE GRABADO SELECTIVO PARA EL ESMALTE Y DENTINA

Los sistemas adhesivos de autograbado deben presentar una suave acidez(42) para disolver parcialmente el barro dentinario y la HAp de la superficie, pero sin eliminarla completamente para permitir que se produzca la unión química entre el monómero adhesivo y el Calcio de la HAp. En el caso del esmalte esta acidez no es suficiente para generar un buen patrón de grabado que exponga la superficie y genere micro retenciones adecuadas como las que se obtienen con el grabado con ácido ortofosfórico al 35-450%. Al respecto, este procedimiento propuesto inicialmente por Michael Buonocuore hace más de 65 años, todavía se sigue considerando como el *gold standard* de tratamiento para la adhesión en este tipo de sustrato. Por ejemplo, si un sistema adhesivo universal, utilizado en modo de autograbado sobre el esmalte, es capaz de generar una resistencia adhesiva dentro de un rango de 10 a 20 MPa, cuando se utiliza tras el grabado con ácido ortofosfórico al 37%, los valores de adhesión pueden sobrepasar los 30 MPa(44).

En los trabajos donde se evaluó el grado de micro retenciones y la fuerza adhesiva producidas por los adhesivos de autograbado en el esmalte, los resultados siempre fueron inferiores a los obtenidos con la técnica de grabado con ácido ortofosfórico(36)(37). Sin embargo, el grabado total de la dentina no mejora la adhesión de los adhesivos autograbantes. Es más, desmineraliza la superficie, eliminando los cristales de HAp necesarios para la adhesión iónica, obliga a agregar la etapa de lavado para remover el gel de ácido, lo que nos remonta a todos los problemas asociados a la hidratación o deshidratación del sustrato y a la degradación enzimática o por hidrólisis del colágeno(45).

Cuadro 43. Cuadro resumen de los actuales protocolos adhesivos.

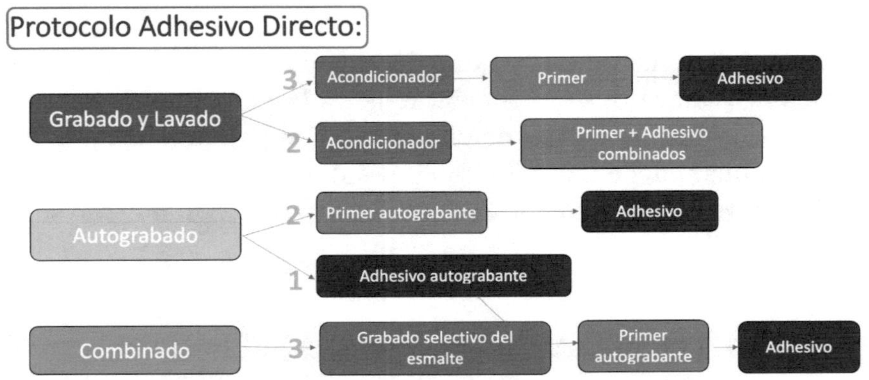

El grabado selectivo del esmalte es una variación de la técnica de autograbado que utiliza un acondicionamiento del esmalte con ácido ortofosfórico al 37% durante 15 segundos, lo lava con agua por 30 segundos y seca con aire previo a la aplicación del sistema adhesivo SE al esmalte y dentina. Con este procedimiento se obtiene mejor retención y sellado de la restauración al esmalte debido a los mejores patrones de grabado de este producidos por el ácido ortofosfórico, a la vez que se aprovechan los beneficios del autograbado de la dentina.

Anna Szesz *et al.*, en una revisión sistemática de la literatura y metaanálisis de los datos realizada el año 2016, concluyó que el grabado selectivo del esmalte previo a la aplicación de un sistema adhesivo de autograbado en lesiones cervicales no cariosas puede producir restauraciones de resina compuesta más estéticas, con menos decoloración y mejor integridad marginal y retención (más duraderas)[46].

Otro estudio publicado el año 2016, que compara el comportamiento de dos adhesivos multimodales en esmalte de dientes caducos, concluye que: "el grabado selectivo del esmalte mejora la resistencia adhesiva de Scotch Bond Universal (3M) en esmalte de dientes temporales mientras que tuvo un comportamiento similar a Clearfil SE Bond (Kuraray) en modo de autograbado"[47].

BIBLIOGRAFÍA CAPÍTULO 4

(1) Alhalawani A del M.F., Curran D.J., Boyd D. and Towle Mark R. The rol of poly (acrylic acid) in conventional glass polyalkenoate cements. *J Polym Eng* 2016; 36(3):221-237.

(2) Wetzel R., Eckardt O., Biehl P., Brauer D.S. and Schacher F.H.; Effect of poly (acrylic acid) architecture on setting and mechanical properties of glass ionomer cements. *Dent Mater.* 2020 (36) 377-386.

(3) Gustafsson E., Bowden T.M., Rennie Adrian R.; Interactions of amphiphiles with plasticisers used in polymers: Understanding the basis of health and environmental challenges. *Adv. in Colloid and Interface Science 2020* (277) 102109.

(4) Palma-Dibba R. G., De Castro C.G., Ramos R. P., Thomazatti Chimelloc D., Chinelattic M. A.; Bond Strenght of Glass-Ionomer Cements to Caries-affected Dentin. *J. Adhes. Dent.* 2003 (5) 57-62.

(5) Arbabzadeh-Zavareh F., Gibbs T., Meyers I. A., Bouzari M., Mortazavi S., Walsh L.J.: Recharge pattern of contemporary glass ionomer restoratives. *J Dent Res* 2012; 9:139-45.

(6) Chau N.P.T., Pandit S., Cai J-N., Lee M-H, Jeon J-G.: Relationship between fluoride release rate and anticariogenic biofilm activity of glass ionomer cements. *Dent Mater.* 2015; 31.

(7) Orhan A.I., Firdevs T.O., Kaan O.: Pulp exposure occurrence and outcomes after 1- or 2- visit indirect pulp therapy vs complete caries removal in primary and permanent molars. *Pediatr Dent* 2010; 32:347-55.

(8) Van Dijken JWV. Durability of resin composite restorations in high C-factorcavities: a 12-year follow-up. J Dentistry 2010; 38:469-74.

(9) Hashimoto M., Ohno H., Kaga M., Endo K., Sano H., and Oguchi H.: In vivo degradation of resin-dentin bonds in humans over 1 to 3 years. *J Dent Res* 2000; 79:1385-91.

(10) Satoshi l., Vargas M.A., Abe Y., Yoshida Y., Lambrechts P., Vanherle G., Sano H., Van Meerbeek B. Microtensile bond strength of eleven contemporary adhesives to dentin. *J Adhes Dent* 2001; 3:237-45.

(11) De Munck J., Van Landuyt K., Peumans M., Poitevin A., Lambrechts P., Braem M., and Van Meerbeek B.; A critical review of the durability of adhesion to tooth tissue: methods and results. *J Dent Res* 2005; 84:118-32.

(12) Van Meerbeek B., De Munck J., Yoshida I., Inoue S., Vargas M., Vijay P., Van Landuyt K., Lambrechts P., Vanherle G.; Buonocore memorial ectura. Adhesion

to enamel and dentin: current status and future challenges. *Oper. Dent.* 2003 28 (3),215-235.

(13) Moszner N, Salz U, Zimmermann J. Chemical aspects of self- etching enamel-dentin adhesives: a systematic review. *Dent Mater.* 2005; 21(10):895-910.

(14) Torres-Rivera Z. J., Fernández-Tarazona J. A., De Souza A. S.; Influence of dentin conditioning with polyacrylic acid on the shear bond strength of a nano-filled resin-modified glass ionomer cement. *J Oral Res* 2020; 9(4):319-325.

(15) Van Meerbeeck B, Inokoshi S, Sraem M, Lambrechts P, Vanherle G. "Morphological aspects of the interdiffusion zone observed with different dentin adhesive systems". *J Dent* Res 1992; 71:1530-40.

(16) Inoue S, Van Meerbeek B, Abe Y, Yoshida Y, Lambrechts P, Vanherle G & Sano H. Effect of remaining dentin thickness and the use of conditioner on micro-tensile bond strength of a glass-ionomer adhesive. *Dent Mater.* 2001, 17(5):445-455.

(17) Yoshida Y., Van Meerbeek B., Nakayama Y., Snauwaert J., Helemans L., Lambrechts P., Vanherle G. yWakasa K. Evidence of chemical bonding at biomaterial-hard tissue interfaces. *J Dent Res* 79(2):709-71 4, 2000.

(18) Fusayama T. Total etch technique and cavity isolation. *J Esthet Dent.* Jul-aug 1992; 4(4):105-9.

(19) Fusayama T. Factors and prevention of pulp irritation by adhesive composite resin restorations. *Quintessence Int.*, 1987 10(9):633-6.

(20) Sudsangiam S y Van Noort R. Do dentin bond strength tests serve a useful purpose? *J Adhes Dent* 1999:1:57-67.

(21) Pashley D.H., Sano H., Ciucchi B., Yoshiyama M., Carvalho R.M., Adhesion testing of dentin bonding agents: A review. *Dent Mater.* 1995; 11:117-25.

(22) Shellis RP, Curtis AR. A minimally destructive technique for removing the smear layer from dentine surfaces. *J Dentistry* 2010; 38:941-944.

(23) Pashley E.L., Tao L, Matthews WG, Pashley DH. Bond strengths to superficial, intermediate deep dentin in vivo with four dentin bonding systems. *Dent Mater.* 1993; 9(1):19-22.

(24) Prati C, Chersoni S, Mongiorgi R, Montanari G, Pashley DH. Thickness and morphology of resin-infiltrated dentin layer in young, old, and sclerotic dentin. *Oper Dent.* 1999; 24(2):66-72.

(25) Mazzoni A, Pashley DH, Nishitani Y, Breschi L, Mannello F, Tjäderhane L, Toledano M, Pashley EL, Tay FR. Reactivation of inactivated endogenous proteolytic activities in phosphoric acid-etched dentine by etch-and-rinse adhesives. *Biomaterials.* 2006; 27(25):4470-6.

(26) Breschi L., Jorge Perdigão J., Gobbi P., Mazzotti G., Falconi M., Lopes M.; Immunocytochemical identification of type I collagen in acid- etched dentin. *J Biomed Mater Res* 2003 A 66:764-769.

(27) Kanca J., Improved bond strength through acid-etching of dentin and bonding to wet dentin surfaces, *J. Am. Dent. Assoc.* 123 (1992) 35-43.

(28) Kanca J. Effect of resin primer solvents and surface wetness on resin composite bond strength to dentin. *Am J Dent* 1992; 5:213-5.

(29) Kanca J. Resin bonding to wet substrate 1. Bonding to dentin. *Quintessence Int* 1992; 23:39-41.

(30) Figuerêdo de Siqueira F. S., Fernandez Pinto T., Moreno Carvalho E., Bauer J., Machado Gonçalves L., Luiza Saesz A., Reis A., Millan Cardenas A. F. *et* Loguercio A.; Influence of dentinal moisture on the properties of universal adhesives. *Int J. of Adhesion & Adhesives* 2020 101:102633.

(31) Sano H. Microtensile testing, nanoleakage and biodegradation of resin-dentin bonds. *J Dent Res* 85(1):11-14, 2006.

(32) Pashley D.H., Tay F., Carvalho R. Rueggeberg F., Agee, K., Carrilho M., Donnelly A.& García-Godoy F. From dry bonding to water-wet bonding to ethanol-wet bonding. A review of the interactions between dentin matrix and solvated resins using a macromodel of the hybrid layer. *Am J Dent* 2007 20:7-20.

(33) Phillip Shin T., Yao X., Huenergardt R., Mary P. Walker M. P. and Yong Wang; Morphological and chemical characterization of bonding hydrophobic adhesive to dentin using ethanol wet bonding technique. *Dent Mater.* 2009, 25:1050-1057.

(34) Sauro S., Toledano M., Sánchez Aguilera F., Mannocci F., Pashley D.H., Tay F. R., Watson T.F., Osorio R.; Resin-dentin bonds to EDTA -treated vs. acid-etched dentin using ethanol wet bonding. Part II: Effects of mechanical cycling load on microtensile bond strenghts. *Dent. Mater.* 2011, 27:563:572.

(35) Tay F.R., Pashley D.H., Kapur R.R., Carrilho M.R.O., Hur Y.B., Garrett L.V., Tay K.C.Y. Bonding Bis-GMA to dentin-a proof of concept for hydrophobic dentin bonding. *J Dent. Res.* 2007, 86:1034-1039.

(36) Van Meerbeek B., Yoshihara K., Yoshida Y., Mine A., De Munck J., Van Landuyt K.L.; State of the Art of Self Etch Adhesives. *Dent Mater.* 2011, 27:17-28.

(37) Giannini M., Makishi P., Almeida Ayres A. P., Moreira Vermelho P., Marin Fronza B., Nikaido T., and Tagami J.; Self-Etch Adhesive Systems: A literature review. *Braz Dent J.* (2015) 26(1):3-10.

(38) Moszner N, Salz U. Recent developments of new components for dental adhesives and composites. *Macromol. Mater. Eng.* 2007, 292, 245-271.

(39) Van Landuyt K., Snauwaert J., De Munck J., Peumans M., Yoshida Y., Poitevin A., Coutinho E., Suzuki K., Lambrechts P., Van Meerbeek B.; Systematic review

of the chemical composition of contemporary dental adhesives. *Biomaterials* 28 (2007) 3757-3785.

(40) Giannini M., Makishi P., Almeida Ayres A. P., Moreira Vermelho P., Marin Fronza B., Nikaido T., Tagami J. Self-Etch adhesive systems: a literature review. *Braz Dent J*. (2015) 26(1):3-10.

(41) Ikemura K, Tay F, Nishiyama N, Pashley D, Endo T. Multi-purpose bonding performance of newly synthesized phosphonic acid monomers. Dent Mater. 2007; 26(1):105-115.

(42) Ikemura K, Endo T. Effect on adhesion of new polymerization in itiator systems comprising 5-monosubstituted barbituric acids, aromatic sulfinate amides and tert-butylperoxymaleic acid in dental adhesive. *J Appl Polym Sci* 1999; 72:1655-1668.

(43) Sano H., Takatsu T., Ciucchi B, Horner JA, Matthews WG, Pashley DH; Nanoleakage: leakage within de hybrid layer. *Oper. Dent.* 1995 (20):18-25.

(44) Jacker-Guhr S., Sander J., Luehrs A-K.: How "universal" is adhesion? shear bond strenght of multi-mode adhesives to enamel and dentin. *J. Adhes. Dent.* 2019; 21:87-95.

(45) Papadogiannis D., Dimitriadi M., Zafiropoulou. M., Gaintantzopoulou M.D. and Eliades G.; Universal adhesives: setting characteristics and reactivity with dentin. *Materials* 2019, 12:1720.

(46) Szesz A., Parreiras S., Reis A., Loguercio A.; Selective enamel etching in cervical lesions for self-etch adhesives: A systematic review and meta-analysis, *J of Dentistry* 53 (2016) 1-11.

(47) Antoniazzi B. F., Ferreira Nicoloso G., Lenzi T.L., Maxnuck Soares F. Z. y De Oliveira Rocha R. Selective acid etching improves the bond strenght of universal adhesive to sound and demineralized enamel of primary teeth, *J. Adh. Dent.* 2016; 18:311-316.

Capítulo 5

Sistemas adhesivos en odontología

La adhesión, en términos generales, según el *Diccionario de la lengua española* se refiere a la "atracción que mantiene unidas moléculas de distinta especie química". Otra definición del mismo diccionario dice: "Atracción molecular entre superficies de cuerpos distintos puestos en íntimo contacto".

Para nosotros la adhesión básicamente es el producto de una reacción de intercambio donde se remueve parte del sustrato adherente (esmalte-dentina) mediante la acción de un acondicionamiento ácido, para luego ser reemplazado por monómeros resinosos infiltrados en los espacios generados. Esto genera un anclaje micro mecánico para la resina y, en algunos casos, dependiendo de la estructura química de los monómeros involucrados, también es posible obtener una unión de tipo química mediada principalmente por la formación de enlaces iónicos de tipo covalente generados entre la resina adhesiva y el tejido dentario subyacente, y en menor proporción también por enlaces de tipo secundario como las fuerzas de Van der Waals.

Debido a la naturaleza y propiedades físicas de los materiales restauradores en base a polímeros resinosos (densidad, hidrofobicidad, etc.) por una parte, y a las características del sustrato dentario por otra (heterogenicidad, hidrofilicidad y varios más), es que la mayor parte de las veces se hace necesario un tercer participante que intermedie entre ambos para compatibilizarlos. Este intermediario es lo que frecuentemente reconocemos como sistemas adhesivos para esmalte-dentina.

En síntesis, la adhesión en odontología es el resultado de una interacción fisicoquímica entre el material restaurador y el sustrato dentario. Es un proceso complejo, que depende como ya hemos visto, de muchas variables asociadas al

Cuadro 44. Resumen de las características ideales que debe poseer un adhesivo a esmalte y dentina.
• Buena humectabilidad y difusión
• Adaptación íntima al sustrato
• Buen sellado marginal
• Adhesión efectiva y duradera a esmalte y dentina
• Baja absorción acuosa y solubilidad
• Alto grado de conversión polimérica
• Buenas propiedades físicas y mecánicas
• Baja contracción de polimerización
• Sistema de autograbado y en dos pasos
• Buen espesor y flexibilidad de la capa adhesiva
• Impermeabilidad del estrato adhesivo
• Biocompatibilidad
• Propiedades bioactivas

tipo de sustrato, pero también de otras tantas que tienen relación directa con el adhesivo. En relación con este último, se ha descrito una serie de características ideales que lo deberían caracterizar: buena humectabilidad y difusión, adaptación íntima al sustrato, sellado marginal, alto grado de conversión, alta resistencia mecánica, biocompatibilidad, uniones químicas resistentes y estables con el sustrato además de baja solubilidad y absorción acuosa(1).

Características ideales de un adhesivo

Según Van Meerbeek *et al.* los sistemas adhesivos se pueden clasificar de acuerdo con cómo interactúan con el barro dentinario. A saber:

- Los que solo **modifican parcialmente** el barro. Estos fueron las primeras generaciones de adhesivos y actualmente están en desuso.

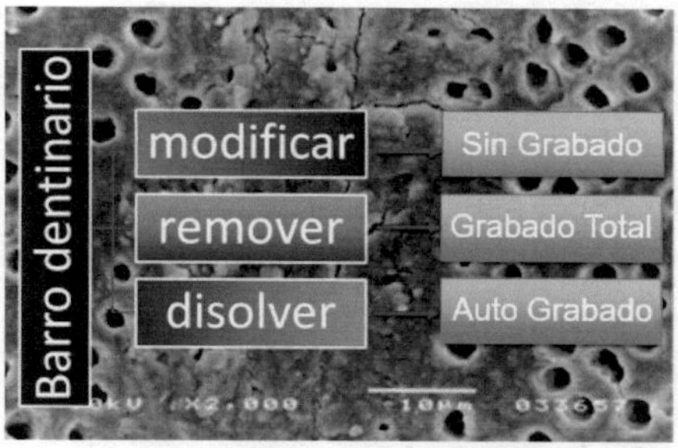

Figura 45. Diferentes enfoques que han sido utilizados para tratar el barro dentinario.

- Aquellos adhesivos que lo **remueven completamente**, utilizando la técnica de grabado total y que se presentan en tres o en dos etapas, (Etch & Rinse three or two steps)[(2)].
- Los que **disuelven parcialmente** el barro dentinario y para ello utilizan monómeros acídicos suaves que lo disuelven e incorporan en la capa de reacción integración. Se presentan en dos pasos o un paso y se reconocen como adhesivos autograbantes (Self Etch two or one step)[(2)].

5.1 REQUISITOS DE UN ADHESIVO

5.1.1 Biocompatibilidad

Los sistemas adhesivos en odontología no deben inducir reacciones alergénicas ni tóxicas tanto para el paciente como para el operador. Tampoco debe tener potencial mutagénico.

Algunos monómeros comúnmente utilizados se han descrito como capaces de producir alergia (los dobles enlaces de carbono de los metacrilatos, el HEMA). Esto puede afectar más al operador que al paciente y los guantes de látex parecen no ser un impedimento. En un estudio se comprobó que el 1.7% de los odontólogos en Dinamarca reaccionaban alérgicamente a los metacrilatos[(3)(4)]. Tampoco debe ser citotóxico para la pulpa.

5.1.2 Sellado

Ante todo, debe proveer una buena unión y sellado adhesivo. Debe asegurar de manera inmediata una junta adherente suficiente para contener las fuerzas y el stress de polimerización así mismo como dar anclaje inmediato a la restauración. Por último, la junta adhesiva debe asegurar un sellado que impida la infiltración de líquidos y de bacterias.

5.1.3 Permanencia de la adhesión

El sellado y la adherencia no solo deben ser inmediatos, sino que deben perdurar para impedir el deterioro de las restauraciones en el tiempo. Este aspecto se ha logrado establecer bien a nivel del esmalte previo acondicionamiento con ácido ortofosfórico. En la dentina en cambio, numerosos estudios han puesto en evidencia tanto in vitro como in vivo, un deterioro marcado de la zona más profunda de la capa híbrida[(5)(6)(7)(8)(9)(10)(11)].

5.1.4 Simpleza y confiabilidad del procedimiento adhesivo

Al realizar la técnica adhesiva cualquier operador debiera idealmente ser capaz de obtener resultados confiables y reproducibles. Esto último ha sido un problema, principalmente con los adhesivos E&R ya que están basados en un procedimiento complejo con muchos aspectos a controlar y que se basan en la experiencia y subjetividad del operador. Todos estos aspectos son susceptibles de comprometer la durabilidad de la adhesión. Todo el desarrollo reciente de la industria de estos sistemas adhesivos ha sido enfocado a tener un proceso simplificado y que sea predecible; aunque la simplificación hasta ahora ha traído un costo/efectividad elevado en relación con los resultados clínicos.

5.2 COMPONENTES DE UN SISTEMA ADHESIVO

Los componentes de base para los sistemas adhesivos de resinas compuestas son, en términos generales, los mismos que se utilizan para fabricar un composite restaurador o un cemento de resina. Las diferencias están principalmente en las proporciones utilizadas para cada objetivo. Mientras un composite restaurador puede no necesitar solventes y utilizar solo sistemas de foto iniciación, un adhesivo no utiliza pigmentos y su proporción de relleno inorgánico es muy inferior. Si comparamos un adhesivo autograbante de un solo paso con otro sistema de dos pasos, el primero tendrá una mayor cantidad o proporción de solvente que el segundo. Por último, un cemento adhesivo, seguramente tendrá un sistema de polimerización dual (foto iniciadores y sistema de iniciadores químicos).

Con las consideraciones anteriores, podríamos decir que los principales constituyentes de los sistemas adhesivos actuales son: **agentes acondicionadores** (ya sea un ácido específico o un monómero acídico), **monómeros líquidos de dimetacrilato** (usualmente Bis-GMA o alguna de sus variaciones), **co-monómeros mono o multifuncionales, monómeros formadores de entrecruzamiento de cadenas** (*cross-linkers*), **solventes orgánicos, iniciadores y co-iniciadores, aceleradores, fotosensibilizadores, agentes inhibidores, sistemas de absorción UV**, y algunos también llevan **partículas de carga o relleno inorgánico** unidas a **la matriz orgánica** mediante un **agente acoplante de tipo silano**. La composición, proporción y la química de estos ingredientes varía según cada fabricante[(12)(13)].

5.2.1 Agente acondicionador

Desde el trabajo publicado por Buonocuore en 1955, donde propuso el grabado del esmalte con ácido para dejarlo más receptivo para la adhesión de las resinas acrílicas, como material para restauraciones estéticas de la época, este procedimiento ha tenido gran aceptación por parte de los odontólogos hasta la fecha. El propuso el grabado con ácido fosfórico al 85% por 30 segundos y estudios posteriores han ido adaptando este procedimiento hasta llegar al acondicionamiento con ácido fosfórico al 30-40% durante tan solo 15 segundos e incluso menos, utilizado ampliamente en la actualidad.

El grabado con ácido fosfórico al 30-40% durante 15 segundos remueve parte de la capa superficial del esmalte en unos 10um y la desmineraliza creando micro retenciones en una profundidad de 5-50um. Este procedimiento además crea un aumento de la energía superficial de la superficie grabada, haciéndola más receptiva y humectable por parte de una resina de baja viscosidad. Esta resina infiltrada en las micro retenciones creadas, forma tags que constituyen el principal mecanismo de retención de la restauración al esmalte por un anclaje de tipo micromecánico.

Se ha visto que la dentina es un sustrato con un pH altamente básico debido a los óxidos básicos presentes en la HAp. Esto debido al gran porcentaje de minerales que la constituyen. Esta característica determina que la dentina sea capaz de neutralizar en parte el ácido fosfórico (y otros), debido a lo que se ha llamado "efecto buffer" del tejido dentinario. Por lo tanto, el grabado ácido de la dentina está hasta cierto punto autolimitado y es inoficioso (y a la vez contraproducente) extender el tiempo de aplicación del ácido. Del mismo modo, mientras está actuando el gel del ácido, se va produciendo un aumento del flujo de fluido dentinario por los túbulos expuestos hacia el exterior, debido a la hipertonicidad del gel acondicionador y esto provoca una gradual dilución de este, con una consistente reducción en la tasa de desmineralización. Por último, el colapso de la malla de colágeno también puede actuar como una barrera para su difusión.

Se han probado diferentes concentraciones y tiempos de grabado con ácido fosfórico. Algunos estudios han probado concentraciones de ácido fosfórico al 10%, ácido maleico al 10% o ácido nítrico al 2,5% y han reportado que el grabado producido por estos ácidos es tan efectivo como el producido con ácido fosfórico al 37%(14)(15). Otros trabajos han reportado resultados insatisfactorios al probar estos ácidos en las concentraciones recomendadas por los fabricantes(19)(16). Trabajos posteriores han demostrado que concentraciones entre 30-40% generan un patrón de grabado en el esmalte que es óptimo en cuanto a retención(16). Una concentración de 50% aplicada durante un minuto produce un precipitado de sales de **monocalcio fosfato monohidratado**; las que son fácilmente disueltas y removidas de la superficie. Por otra parte; una concentración menor de aproximadamente 27%, forma un precipitado de sales de **dicalcio fosfato di-hidratado** que no son removidas fácilmente e interfieren para la adhesión.

Esto lo explican Breschi *et al.*(15) de la siguiente manera. Cuando se estudia la cinética de la desmineralización se puede ver que se trata de un proceso de difusión controlado y que se afecta por el pH del agente acondicionador ácido y por su contraión (ion con carga opuesta de la sustancia a la cual está asociado o dicho de otra manera: el ion que acompaña una especie iónica y mantiene la neutralidad eléctrica). Para algunos ácidos, la desmineralización se relaciona directa y positivamente con la concentración de protones (por ejemplo: el ácido maleico), mientras que para otros esa correlación es negativa (ej.: el ácido cítrico). En el caso del ácido cítrico, el contraión forma una sal insoluble en el frente de desmineralización lo que inhibe ésta en la medida que la concentración de protones aumenta.

Por otra parte, para contrarrestar el efecto contraproducente de la activación de enzimas colagenolíticas durante el acondicionamiento de la dentina, se ha probado entre otras cosas, la reducción del tiempo de grabado con ácido fosfórico. Con solo 5 segundos de aplicación no se genera un detrimento de la fuerza adhesiva. Es más, se ha visto que la reducción en el tiempo de grabado con ácido fosfórico hasta un 50% (7 segundos) puede mejorar significativamente los valores de adhesión en dentina de dientes temporales para algunos adhesivos en modo de grabado total (ej. Single Bond, 3M-Espe). Recientemente también ha surgido el concepto de **grabado selectivo de la dentina**, que consiste en un pre-acondicionamiento con ácido fosfórico al 30-40% durante tan solo 3 segundos y luego lavado previo a utilizar el protocolo adhesivo de autograbado de los nuevos adhesivos llamados universales. Este procedimiento desmineraliza superficialmente y deja HAp para proteger el colágeno e interactuar iónicamente con el monómero funcional, al tiempo que favorece un aumento en los valores de adhesión y genera una menor activación de enzimas colágenoliticas[(17)].

Últimamente también se ha desarrollado una línea investigativa que incorpora agentes naturales de entrecruzamiento del colágeno en el ácido orto fosfórico, como: Lignina (LIG) que es un tipo de residuo obtenido de la industria papelera; y Cardanol (CARD), obtenido de la cubierta de la castaña de cajú[(18)]. Se evaluó la bio modificación de la dentina, la resistencia adhesiva microtensil y la nanofiltración de un adhesivo Etch & Rinse de dos pasos (Optibond S (Kerr) tras mil ciclos de termo ciclado. Aunque el tiempo de seguimiento no fue suficiente; se pudo evidenciar el efecto de entrecruzamiento de cadenas de colágeno de las muestras que incorporaron estos aditivos, lo que puede influir positivamente en el proceso adhesivo. Si bien, la resistencia microtensil inicial del grupo control fue superior; esta se redujo significativamente tras el termo ciclado (lo que es un comportamiento normal para este tipo de sistemas adhesivos) y estas muestras evidenciaron brechas, presencia de canales de agua y una elevada nanofiltración de la capa híbrida. En cambio, las muestras tratadas con LIG o CARD incorporado en el agente grabador, mostraron resistencias adhesivas iniciales inferiores al grupo control, pero suficientes; y más importante -estables tras el termo ciclado; con mínima nanofiltración, demostrando un promisorio impacto terapéutico sin agregar una etapa clínica adicional[(18)].

Por último, en el caso de los agentes adhesivos autograbantes, en vez de realizar un acondicionamiento previo de la dentina con algún ácido específico, se utilizan monómeros funcionales acídicos como **10-MDP**, **PHENYL-P**, y otros que, al disociarse en medio acuoso, desmineralizan superficialmente la dentina y el esmalte. Este mecanismo de acondicionamiento e imprimación simultánea con el adhesivo lo veremos con mayor detalle cuando tratemos los adhesivos de autograbado.

5.2.2 Primer

El primer es un agente promotor de adhesión, capaz de transformar una superficie poco receptiva para el adhesivo en un sustrato afín y con alta energía superficial. En su constitución se utilizan monómeros altamente hidrofílicos como **HEMA, TEGDMA, PENTA, GPDM, PHENYL-P** y **4-META**; mezclados con solventes como agua, etanol o acetona. Además de iniciadores y estabilizadores. Esta es la composición típica de un primer para un sistema adhesivo de grabado y lavado (E&R).

Estas soluciones de monómeros están diseñadas para ser aplicadas en el sustrato dentinario ya que la dentina, a diferencia del esmalte, presenta baja energía superficial y no puede ser secada como el esmalte. Tras ser acondicionada, la dentina debe ser lavada con agua para eliminar completamente los residuos del gel de ácido orto fosfórico y debe quedar ligeramente húmeda para que las fibras colágenas no colapsen luego de remover el contenido mineral de su superficie.

Este medio húmedo y con baja energía superficial, junto a la delicada trama colágena no es receptivo para la difusión de un adhesivo compuesto principalmente por monómeros hidrofóbicos. El primer escurre sus monómeros amfifílicos a través del medio acuoso aprovechando su capacidad hidrofílica y junto a los solventes, van desplazando el agua por evaporación. De esa manera el sustrato queda cubierto por una capa superficial líquida que sostiene el colágeno y que es altamente reactiva con el adhesivo ya que presenta un sinnúmero de grupos metacrilatos reactivos para copolimerizar.

Una interesante alternativa para mejorar la infiltración de monómeros resinosos es la aplicación de **dimetil sulfóxido** (DMSO: (CH3)2SO) como un primer adicional antes de aplicar el adhesivo sobre la dentina acondicionada. DMSO es un disolvente polar aprótico (que no tiene enlaces O-H o N-H y no aporta ni acepta protones) que puede mejorar la adhesión a la dentina sana mediante la disolución de sus componentes polares y no-polares). Además, debido a su naturaleza amfifílica y a su pequeño tamaño molecular penetra eficientemente en la dentina y puede transformar el colágeno densamente entrecruzado en una reticulado escaso de fibrillas. Esto se debería al hecho de que DMSO rompe la auto tendencia asociativa del agua y en consecuencia mejora la humectabilidad de la dentina desmineralizada y la adhesión a dentina sana[(19)(20)(21)(22)].

Hasta los sistemas adhesivos de sexta generación, el primer se suministraba por separado de la botella del adhesivo propiamente tal. En los adhesivos de autograbado de sexta generación, también se presentan ambos componentes por separado (primer y adhesivo) y dependiendo del fabricante se aplican también por separado o se mezclan justo antes para aplicarlos conjuntamente. A partir de los adhesivos autograbantes de séptima generación, tanto el primer como el adhesivo se suministran en una sola botella. Este tipo de formulaciones presenta ventajas y desventajas, las que serán tratadas en profundidad más adelante.

5.2.3 Monómeros

Los monómeros son unidades polimerizables de resina que, en nuestra área, forman la base polimérica de los sistemas adhesivos, de materiales restauradores y cementos adhesivos. Ellos se ensamblan (polimerizan) y construyen lo que llamamos la matriz polimérica.

Los monómeros que se usan en odontología en términos generales están basados en di metacrilatos. Esto debido su buena reactividad, mejoradas propiedades mecánicas y ópticas y a su potencial para formar polímeros con una alta densidad de entrecruzamientos de cadenas[(23)]. La efectividad de un monómero se puede relacionar con la cantidad de dobles enlaces que quedan disponibles tras la polimerización y por la cantidad de cadenas de entrecruzamiento formadas. Sin embargo, el grado de conversión de un monómero nunca es completo, ni la polimerización se desarrolla homogéneamente y así, el polímero resultante siempre tiene una alta cantidad de dobles enlaces remanentes que no reaccionaron, y esto se relaciona con la química de la composición de la mezcla de monómeros, la naturaleza del sistema de iniciación y el tiempo e intensidad de la exposición a la activación fotónica[(24)(25)].

En general podemos dividir a los monómeros en dos clases: **monómeros de base o funcionales** (los que generalmente poseen solo un grupo polimerizable) y **monómeros de entrecruzamiento de cadenas** o *cross-linkers*, (que pueden tener dos o más grupos polimerizables, por ej.: grupos vinilo o -C=C-). Los monómeros funcionales pueden ser mono o multifuncionales. Los mono funcionales, poseen un grupo químico particular o grupo funcional que le imparte funciones específicas, como humectabilidad, potencial para desmineralizar el sustrato, y aquellos grupos funcionales que pueden liberar uno o más protones como grupos carboxilo, fosfatos y fosfonatos, también pueden tener potencial de formar uniones químicas con el calcio de la hidroxiapatita mediante la formación de sales con las que se unen al sustrato dentario. El inconveniente de estos monómeros si se quiere, es que como tienen solo un grupo polimerizable, tienden a formar solamente polímeros lineales. Los monómeros de entrecruzamiento de cadenas forman polímeros con cadenas cruzadas y aportan superiores propiedades mecánicas al mismo.

Por último, también existen monómeros con estructuras moleculares más complejas con varios grupos polimerizables y funcionales, los que aplican para ser clasificados en ambos grupos. Como ejemplos de estos últimos tenemos los monómeros PENTA (dipentaeritritol penta acrilato monofosfato); BPDM (bisfenil dimetacrilato) y PMDM (dietilmetacrilato piromelitico)(26).

En odontología adhesiva se utilizan principalmente mezclas de diferentes monómeros derivados de acrilatos y di-metacrilatos (aromáticos y alifáticos), debido a su buena reactividad, propiedades mecánicas y ópticas, a su potencial para formar polímeros entrecruzados y de adherirse a las estructuras dentarias. Estas combinaciones, también reconocidas como copolímeros, pretenden potenciar las cualidades del polímero resultante, aprovechando las particularidades de cada uno. Las propiedades mecánicas y físicas del polímero resultante dependerán principalmente del grado de conversión de sus monómeros y de las características de su entramado polimérico(27)(28)(29).

Los metacrilatos son menos sensibles a la inhibición por oxígeno durante su polimerización (capa de inhibición por oxígeno) y tanto los acrilatos como los metacrilatos, son sensibles a la degradación hidrolítica de su grupo éster (R1-CO-OR2), aunque también son susceptibles los grupos fosfato (PO_4) y carboxilo (COOH)(26).

Los monómeros de dimetacrilato más utilizados en la química de los composites dentales son: Bis-GMA (Bis fenol A glicol di-metacrilato), Bis-EMA (Bisfenol etoxilado dimetacrilato), UDMA (Di-metacrilato de uretano) y TEGDMA (Tri etilen glicol di-metacrilato). Todos son bien reconocidos y han sido ampliamente estudiados(27).

Aunque todos ellos son considerados hidrofóbicos, poseen sitios para enlace que son hidrofílicos, como grupos éster, uretano, hidroxilo y éter. Las redes de copolímeros que forman estos monómeros son consideradas prácticamente insolubles en los fluidos orales y con buena estabilidad química y

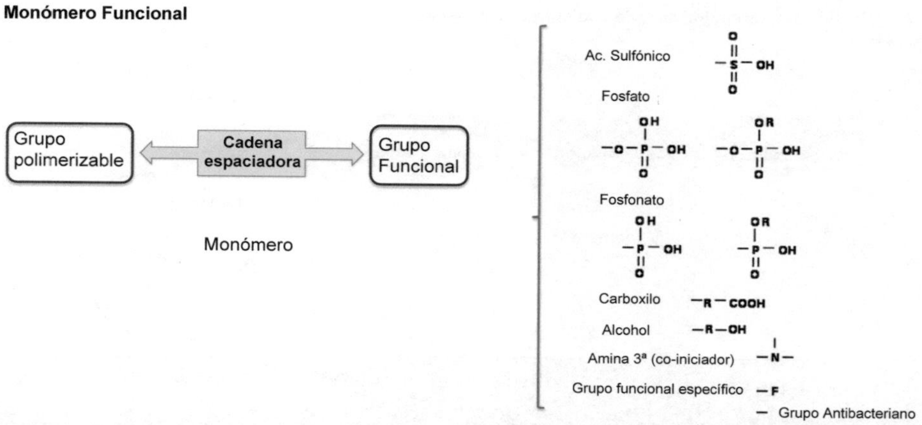

Figura 46. Esquema de una molécula de un monómero funcional y los diferentes grupos funcionales que pueden estar incluidos, según Van Landuyt *et al*., 2007.

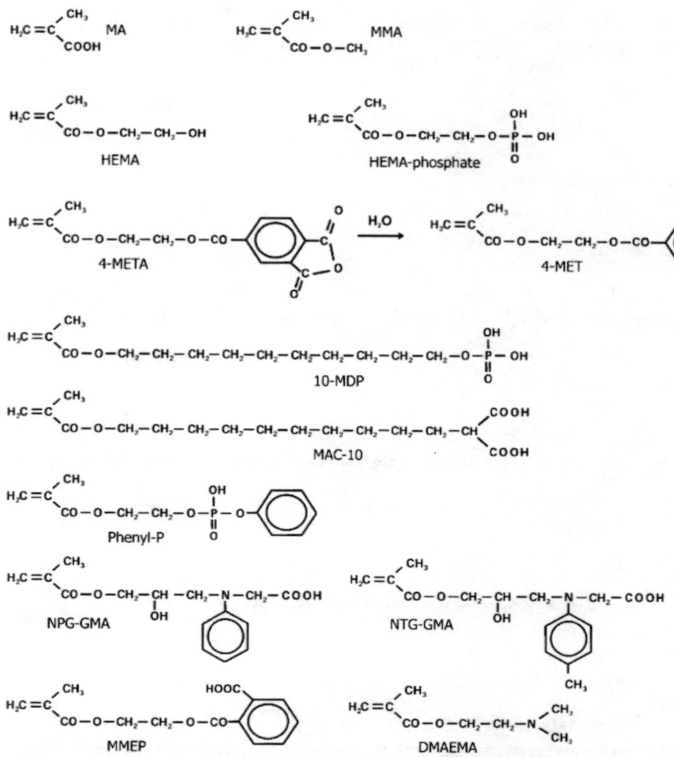

Figura 47. Ejemplos de algunos monómeros funcionales comúnmente utilizados en adhesivos de uso odontológico.

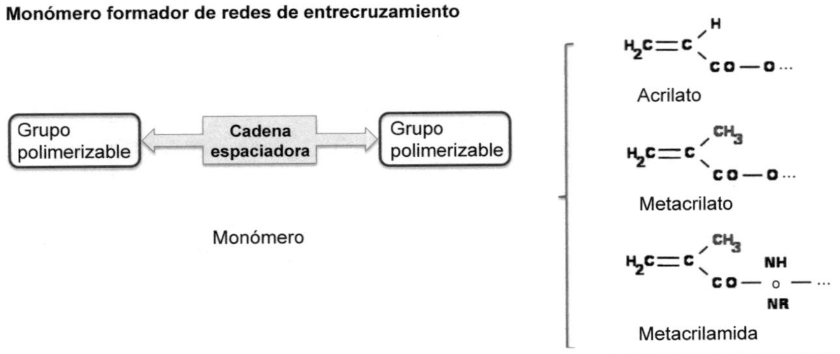

Figura 48. Esquema de una molécula de un monómero formador de redes (*cross linker*) y los diferentes grupos polimerizables que pueden estar incluidos. Según Van Landuyt *et al.*, 2007.

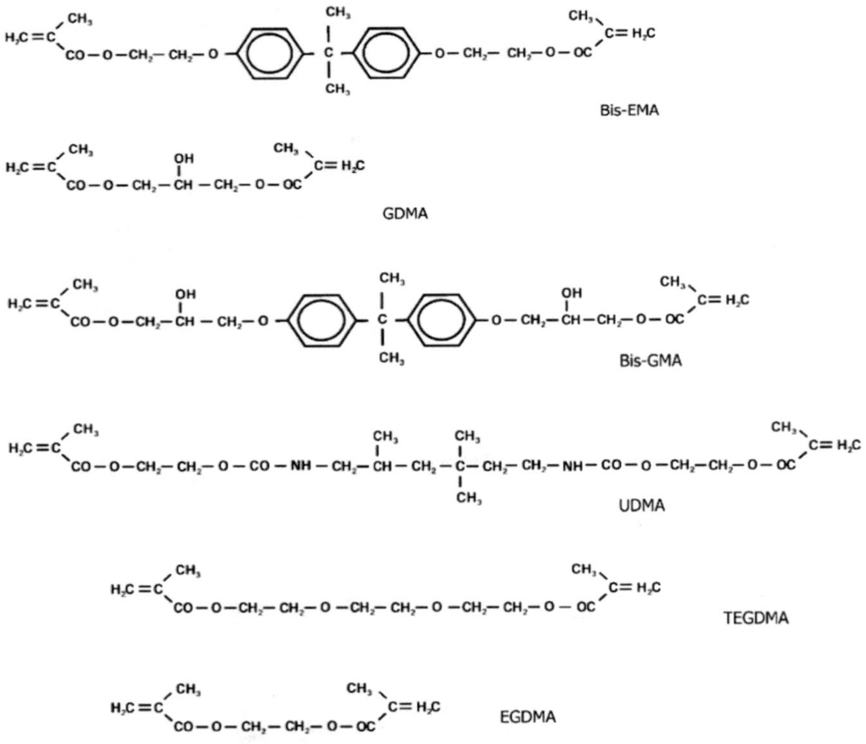

Figura 49. Esquemas moleculares de monómeros formadores de entrecruzamiento de cadenas comúnmente utilizados en adhesivos de uso odontológico.

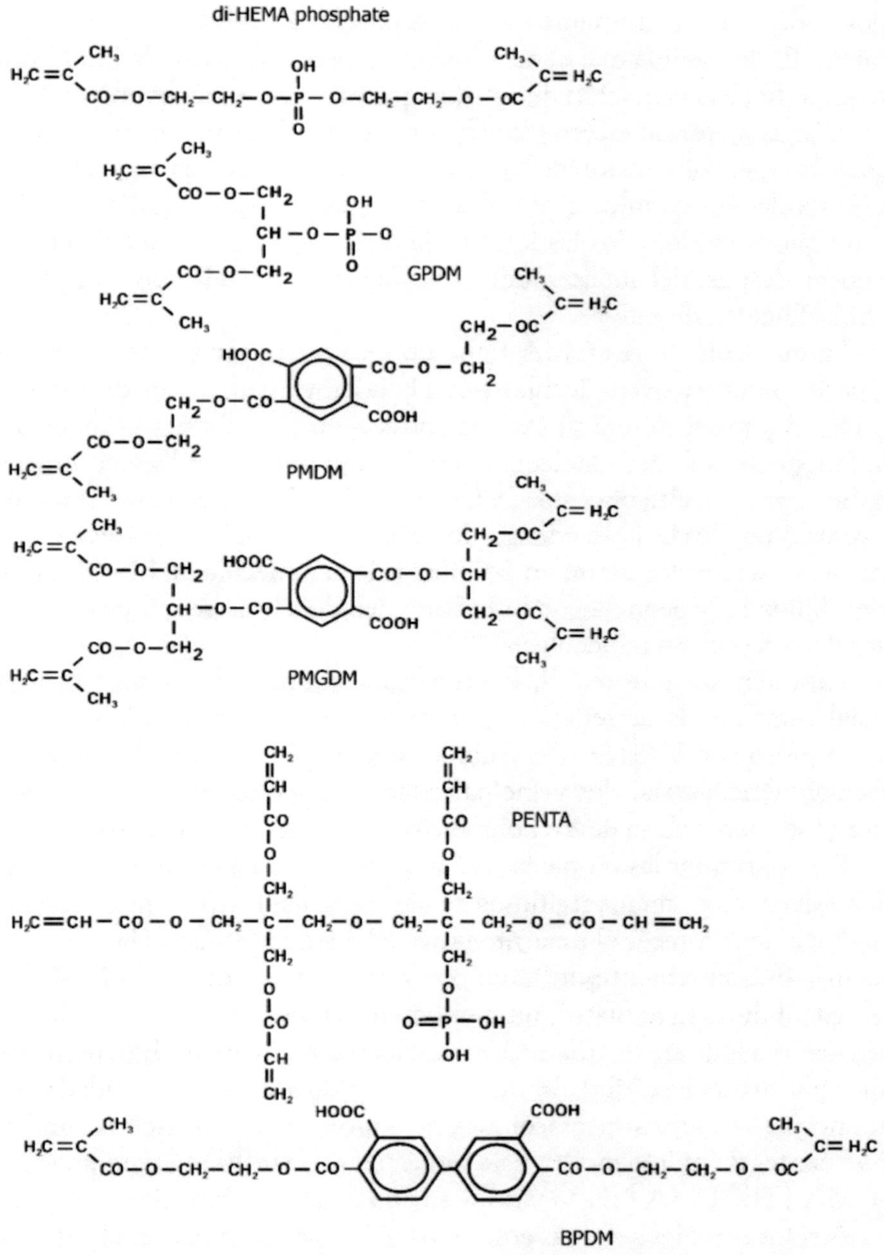

Figura 50. Esquemas de moléculas monoméricas complejas que poseen más de un grupo polimerizable comúnmente utilizados en adhesivos de uso odontológico.

térmica. Sin embargo, al estar expuestos a la saliva (externamente) y a los fluidos dentinarios (internamente), ellos pueden absorber agua y sustancias químicas. En la medida que el copolímero aumenta su capacidad hidrofílica, también lo hace la captación de agua, lo que es un gran inconveniente[(27)(29)].

El agua ejerce un efecto plastificante en el polímero, induce hinchazón y causa cambios dimensionales a la red. El agua absorbida también puede inducir oxidación química e hidrólisis de las cadenas de copolímero. Se ha descrito que el módulo de elasticidad y la resistencia mecánica del polímero, se reducen después del almacenamiento en agua en una relación proporcional a la hidrofilicidad de este[(29)].

La molécula de Bis-GMA tiene un alto poder intrínseco de reactividad, posee un alto peso molecular y una baja movilidad, lo que disminuye su reactividad y provoca que su tasa de conversión para formar polímeros sea baja. Por su elevado peso molecular, también presenta una baja contracción de polimerización, alta viscosidad y baja volatilidad con poco escurrimiento y baja difusión en los tejidos, además de buenas propiedades mecánicas. Como mencionamos anteriormente un pormenor de la molécula de Bis-GMA es su susceptibilidad a la degradación hidrolítica debido a la presencia de dos grupos hidroxilo (OH) en su molécula[(28)(29)(30)].

Para algunos autores[(31)], la estructura química del monómero (con especial énfasis en la presencia de grupos polares como hidroxilo u óxido de etileno) junto con la estructura tridimensional que conforma la trama de la malla polimérica; serían los principales factores que influyen en la mayor o menor absorción acuosa de los polímeros de cadenas entrecruzadas.

Para optimizar las propiedades físicas, se añade en las formulaciones de los adhesivos, monómeros resinosos de menor tamaño y peso molecular, con la finalidad de favorecer el escurrimiento reduciendo la viscosidad. El monómero más frecuentemente utilizado con esta finalidad es el TEGDMA (Tri etilen glicol di-meta acrilato), un monómero reconocido por su habilidad de conformar redes de entrecruzamiento de cadenas poliméricas. Este monómero destaca por su alta flexibilidad y movilidad debido a su baja viscosidad debido a que no posee fuertes interacciones intermoleculares de tipo secundario, como puentes de hidrógeno[(32)]. Esta molécula suele utilizarse combinada con Bis-GMA (TEGDMA / Bis GMA), y es una de las combinaciones más recurrentes en los actuales sistemas adhesivos. Al estar combinados, el Bis-GMA se torna más manipulable al tiempo que se incrementa la conversión de los dobles enlaces vinílicos[(27)(30)].

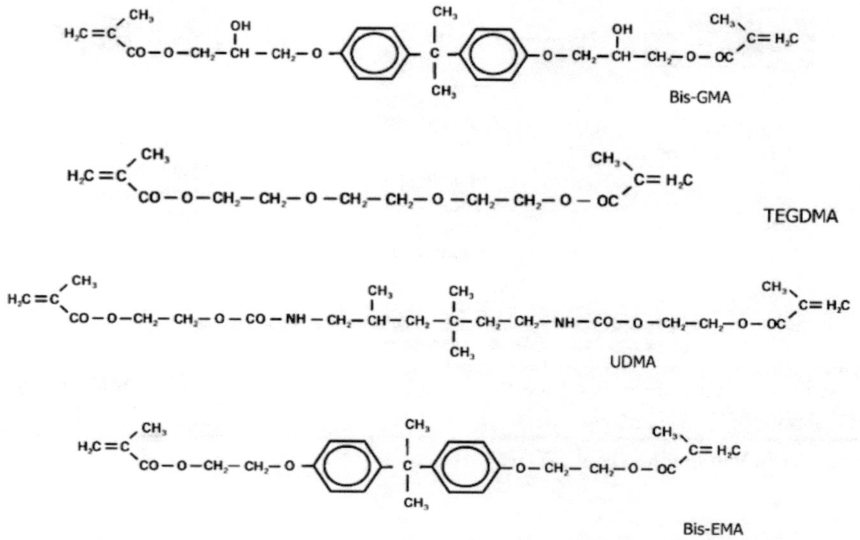

Figura 51. Esquemas moleculares de algunos de los monómeros de dimetacrilato más utilizados en la química de los composites dentales.

Existe la variante etoxilada de Bis-GMA conocida como Bis-EMA (Bis-fenol A polietileno glicol di-éter di metacrilato o Bis fenol etoxilado di-metacrilato)). Esta molécula es muy similar a la de Bis-GMA, y solo se diferencia en que no posee los dos grupos hidroxilo que le confieren la capacidad de formar puentes de hidrógeno con otras moléculas monoméricas. Se obtiene al reemplazar los grupos hidroxilo de Bis-GMA por una especie epóxica (CH2-CH2-O-) mediante una reacción de etoxilación (que utiliza óxido de etileno). También posee un alto peso molecular, pero presenta menos dobles enlaces por unidad de peso. Entre sus ventajas también podemos mencionar su baja viscosidad, baja absorción acuosa y contracción de polimerización. Su cadena etilén-glicol espaciadora, es de hecho más larga que la de la molécula de Bis-GMA, lo que le proporciona mayor flexibilidad y un significativo aumento en su grado de conversión a polímero[(27)(29)]. Por estos atributos, también es utilizado para fluidificar la matriz de resinas, como alternativa de TEGDMA. No se considera un monómero propiamente tal (en el sentido de unidades iguales repetidas), sino más bien como una larga molécula de

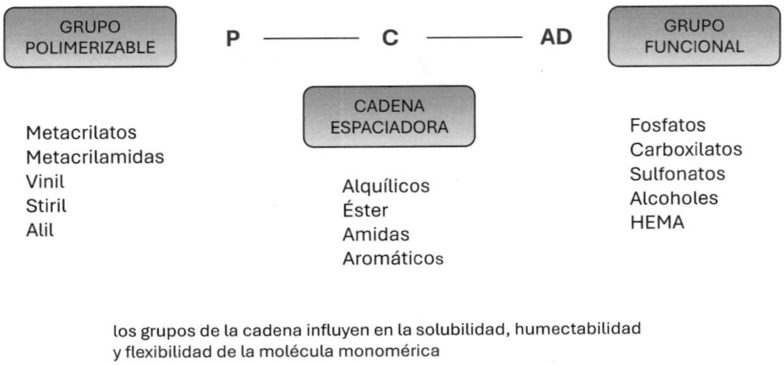

Figura 52. Esquema de una molécula de monómero funcional y los diferentes grupos que conforman sus variantes constitutivas.

Adaptación de Van Landuyt *et al.*, 2007.

homólogos de BPA (Bis Fenil Acrilato) etoxilado, los que pueden diferir en el grado de etoxilación o unidades etoxy de cada molécula. En otras palabras, no son unidades polimerizables idénticas, repetidas "n" veces para constituir un polímero, y por lo tanto no se ajustan a la definición estandarizada de lo que es un monómero.

Otros monómeros también de alto peso molecular han sido desarrollados con la finalidad de compensar las limitaciones de los sistemas basados en la molécula de Bis-GMA. Entre ellos destaca el UDMA o DI-metacrilato de uretano. Este monómero presenta baja viscosidad y alta movilidad, mayor resistencia flexural, módulo de elasticidad y resistencia mecánica. Como inconvenientes podríamos decir que aumenta la absorción acuosa del polímero resultante y presenta una menor tasa de conversión(29).

Todavía, la fórmula de muchos de los monómeros constituyentes de los adhesivos actuales es desconocida, debido a que están protegidos por veinte años por las patentes de sus creadores y, por lo tanto, no pueden ser objeto de investigaciones objetivas desarrolladas por equipos de investigadores neutrales ajenos a intereses comerciales.

La estructura de un monómero puede ser dividida en tres partes: un grupo funcional unido mediante una cadena espaciadora a uno o más grupos polimerizables.

Los grupos polimerizables más comunes son los acrilatos y de ellos, principalmente los metacrilatos. Ambos poseen una reacción de polimerización radical simple, lo que constituye una ventaja y la principal diferencia entre acrilatos y metacrilatos (un grupo metil adicionado) es su reactividad. Los acrilatos poseen un doble enlace que los hace más reactivos y esto puede derivar en problemas de biocompatibilidad y vida media del adhesivo(26).

Cabe mencionar que la degradación del adhesivo se produce debido a su formulación con monómeros funcionales altamente hidrofílicos y al estar inmerso en un medio acuoso. Estos monómeros poseen enlaces de grupos éster, hidroxilo o carboxilo, que los hacen propensos a la absorción acuosa del medio y con ello a la hidrólisis de los enlaces covalentes que mantienen la estructura de las cadenas poliméricas, y que, al ser comprometidos, se libera una cascada de eventos que comprometen el éxito a largo plazo de la adhesión.

Las metacrilamidas (donde se cambia el grupo -OH por un grupo $-NH_2$), son un nuevo grupo de monómeros que fueron desarrolladas para compensar este problema; reemplazando el grupo éster por un grupo amida (R1-CO-NH-R2) que es más resistente a la hidrólisis. Como referencia; las acrilamidas pueden sufrir hidrólisis solo en condiciones donde la acidez del medio sea extremadamente alta (pH <0.94). Por otra parte, estos compuestos también pueden unirse a las fibras colágenas mediante enlaces de hidrógeno, lo que implica mayor ventaja sobre los metacrilatos(26)(33).

Becker *et al.*, (2018); concluyen en su estudio que un sistema adhesivo de 3-pasos (E&R) que incluyera un nuevo primer en base a una tris (metacrilamida), sin acrilatos o metacrilatos sería una alternativa viable para conformar un nuevo sistema adhesivo que fuera libre del monómero HEMA, pero que no alterara otros parámetros como: el grado de conversión, ángulo de contacto, ablandamiento en solvente, resistencia adhesiva final, resistencia microtensil, patrones de falla y viabilidad celular(33)(34).

Estudios previos han reportado que la tasa de polimerización, viscosidad, contracción de polimerización y el grado de conversión de dobles enlaces dependen del tipo de monómero que compone la fase orgánica. Y si se combinan monómeros que presentan diferencias en su humectabilidad, penetración, contracción de polimerización, etc., los adhesivos resultantes pueden también tener diferentes comportamientos en lo referente a su habilidad para formar uniones adhesivas a los tejidos dentarios. Por ejemplo, UDMA posee menos viscosidad y es más flexible que Bis-GMA, pero las resinas basadas en UDMA tienen una mayor tasa de polimerización que las basadas en Bis-GMA(28)(30)(35).

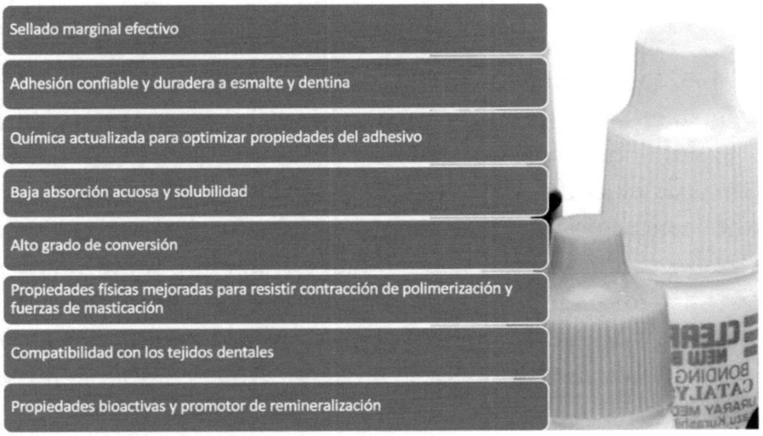

Figura 53. Bases para el éxito de una resina adhesiva.

También la densidad de enlaces cruzados de los monómeros funcionales afecta significativamente las propiedades mecánicas del polímero y la integridad de la interfase adhesiva. Si hay menos enlaces cruzados, el polímero ve disminuidas sus propiedades mecánicas y alteradas sus propiedades físicas (aumenta la flexibilidad).

Para tener una visión clarificadora de los diferentes monómeros constitutivos de una resina adhesiva, es necesario tener una unificación de criterios de clasificación y denominación de origen de cada compuesto químico, principalmente para la comparación de sus propiedades y comportamiento en diferentes investigaciones, como en la definición de los constituyentes de cada adhesivo. Esto debido a que muchas veces un mismo compuesto es reconocido con distintas denominaciones que son sinónimas pero capaces de inducir confusión.

Un ejemplo clarificador es el caso de **HEMA**; principalmente reconocido como **hidroxietil metacrilato**, pero también por las siguientes denominaciones químicas que son sinónimas:

- 2 HEMA - 2-(metacriloiloxi) etanol - ácido 2-metil-2 propiónico 2hidroxietil éster - 2-metil-2hidroxietil éster de ácido metacrilico - etilenglicol metacrilato
- Etilen glicol monometacrilato
- Glicol metacrilato - glicol monometacrilato

5.2.3.1 Monómeros funcionales y formadores de cadenas cruzadas

Los monómeros constituyentes de estructuras poliméricas sintéticas y semi sintéticas como los que forman parte de las resinas compuestas de uso odontológico pueden ser clasificados como monómeros mono o multifuncionales y monómeros formadores de cadenas cruzadas (*cross linkers*).

a) Monómeros funcionales: Monofuncionales
Multifuncionales

b) Monómeros formadores de cadenas cruzadas

5.2.3.1.1 Monómeros mono funcionales y multi funcionales

En contraste a los composites restauradores, donde la mayor parte de los ingredientes principales son monómeros formadores de cadenas cruzadas, a los sistemas adhesivos se les agregan principalmente monómeros monofuncionales que sirven para conectar la resina con el sustrato dentario y que poseen un solo grupo polimerizable y otro grupo que sirve para diferentes propósitos como humectabilidad, desmineralización de la superficie dentaria y producción de uniones químicas estables (iónicas) con esta, porcelanas y aleaciones metálicas. Este grupo funcional entonces, es un grupo característico que le da propiedades específicas (como un extremo hidrofílico para mejorar la humectabilidad o un grupo acídico que es fácilmente ionizable). Estos grupos funcionales generalmente son grupos carboxílicos, fosfatos o fosfonatos; los que se disocian para liberar uno o más protones que actúan electrostáticamente con la HAp del diente.

Los monómeros monofuncionales forman principalmente cadenas poliméricas lineales y funcionan según el llamado concepto de **adhesión/descalcificación**. Según este concepto un adhesivo de acidez suave (pH mayor a 1), puede producir uniones iónicas más fuertes y estables que los adhesivos de fuerte acidez (pH menor a 1)[(1)].

Los monómeros funcionales más reconocidos son:

4-META (4-metacriloiloxietil trimelitato anhídrido) **10-MDP** (10-metacriloiloxidecil-dihidrógeno-fosfato) **GPDM** (glicero fosfato dimetacrilato) **HAEPA** (ácido carboxi-2-(4-(dihidroxifosforil)-2-oxabutil acrilato) **EAEPA** (etil 2-(4-(dihidroxifosforil)-2 oxabutil) acrilato)) **MAEPA** (2,4,6 trimetilfenil 2-(4-(dihidroxifosforil)-2-oxabutil acrilato))

Como se mencionó, **GPDM** es uno de los primeros monómeros sintetizados y todavía es utilizado en algunos adhesivos actuales (Optibond, Optibond FL y

Optibond Solo Plus Self-Etch (Kerr, Orange,CA., USA)). Su grupo funcional es en base a derivados del ácido fosfórico (fosfatos) al igual que **10-MDP**.

Como ejemplo de monómeros auto adhesivos cuyo grupo funcional es en base a fosfonatos (ácido fosfónico acrilato), podemos mencionar a tres monómeros desarrollados por la firma Ivoclar- Vivadent (Schaan, Liechtenstein) y que son utilizados en la actualidad en sus adhesivos. Estos monómeros tienen una estructura química similar con un grupo acrilato, una cadena espaciadora etil corta y un grupo funcional fosfonato. Fueron diseñados a partir de la molécula original **HAEPA** (ácido carboxi-2-(4-(dihidroxifosforil)-2-oxabutil acrilato) y difieren en que a uno se le agregó un grupo alifático (**EAEPA** o etil 2-(4-(dihidroxifosforil)-2 oxabutil) acrilato), y al otro se le agregó un grupo aromático (**MAEPA** o 2,4,6 trimetilfenil 2-(4-(dihidroxifosforil)-2-oxabutil acrilato). Estas pequeñas modificaciones influyen drásticamente en su eficacia adhesiva; siendo **MAEPA** el más efectivo, porque **HAEPA** y **HEAPA** desmineralizan considerablemente la dentina y forman sales de fosfato de calcio que son hidrolíticamente inestables. **MAEPA** en cambio, forma uniones con la HAp que son estables y resistentes a la hidrólisis, en base a sales de MAEPA-calcio que permanecen adheridas firmemente a la dentina aún después de ser lavada(1).

Los metacrilatos y las metacrilamidas, por ejemplo, son **monómeros mono-funcionales** ya que pueden interactuar con otras moléculas solo mediante fuerzas electrostáticas o formando puentes de hidrógeno. Su debilidad es la poca afinidad que pueden tener con la estructura de la matriz polimérica, pero tienen la ventaja de que son fácilmente obtenibles y de bajo costo para sintetizarlos(32)(33).

Los monómeros multifuncionales contienen dos o más grupos funcionales que pueden interactuar separadamente con la estructura molecular de la matriz polimérica o del sustrato. Estos monómeros multifuncionales pueden formar complejos de unión más fuertes y tener un mayor rendimiento de los sitios de unión de la matriz.

5.2.3.1.2 Metacrilatos monofuncionales

El monómero ***Bis-GMA*** (2,2-bis [4(2-hidroxy-3-metacriloi-propyloi) fenil]propano o Bisfenol-A-diglicidilmetacrilato), es el producto de la reacción entre bisfenol A y glicidil éster metacrilato (GMA) y constituye la base de la mayoría de las resinas compuestas restauradoras (composites, adhesivos y cementos resinosos) disponibles en el mercado. Este monómero presenta una alta reactividad por ser un dimetacrilato que posee dos dobles enlaces de carbono reactivos. Además, presenta una estructura molecular con anillos aromáticos y grupos hidroxilo (OH), capaces de formar fuertes uniones de hidrógeno, lo que resulta en un monómero de alto peso molecular, con alta viscosidad y baja solubilidad en agua[36]. De esa manera, para obtener polímeros con un mayor grado de conversión, este monómero debe ser asociado con otros monómeros que presenten menor masa y peso molecular, menor viscosidad, mayor flexibilidad y alta solubilidad como el tri-etilenglicol di-metacrilato (TEGDMA), o el 2-hidroxietil metacrilato que también presenta bajo peso molecular y baja viscosidad, lo que aumenta su miscibilidad y solubilidad en componentes adhesivos polares y apolares[37][38].

Gracias al **efecto estérico** de la cadena del monómero Bis-GMA, con los anillos de fenilo, y la presencia de grupos hidroxilo, se obtiene como resultado un compuesto de características hidrofóbicas, baja flexibilidad y alta viscosidad. También presenta una baja tasa de polimerización y rango de conversión, debido a la poca flexibilidad de su cadena, la que se ve potenciada por la presencia de rígidos anillos aromáticos y fuertes uniones polares. Sus polímeros cuentan con un alto grado de uniones intermoleculares y una alta resistencia a la flexión[1].

Para compensar su menor grado de conversión, aumentar su flexibilidad y reducir la viscosidad, el monómero Bis-GMA se combina frecuentemente con otros monómeros alifáticos de bajo peso molecular como HEMA y TEGDMA.

En este punto, quizás sea conveniente aclarar a qué se refiere el término **efecto estérico**: en bioquímica se refiere a la influencia que ejerce el volumen de un grupo funcional de una molécula en el curso de una reacción química (en la conformación o en las interacciones intermoleculares). Al haber grandes grupos o átomos, se tiende a enlentecer la reacción que, para producirse, precisa que las moléculas colisionen de forma de alinear sus grupos reactivos.

Últimamente, este monómero Bis-GMA y sus derivados como Bis-HEMA han sido cuestionados debido a un componente de su estructura nuclear: el bisfenol A (BPA), la que es considerada como un compuesto que puede alterar el sistema endocrino y ser potencialmente carcinogénico[39][40]. En general, existe una tendencia a eliminar los bisfenoles de la confección de utensilios domésticos.

Aunque Bis-GMA ha sido reportado como incapaz de ser hidrolizado en BPA, este último, todavía se considera como un compuesto que puede ser potencialmente liberado de materiales dentales basados en este monómero[41].

Uno de los principales pormenores de las resinas compuestas en el campo odontológico; ya sea en base a Bis-GMA o UDMA (dimetacrilato de uretano), es su elevada contracción de polimerización, la que se transfiere a las paredes cavitarias como estrés de polimerización. Este último genera tensión en la junta adhesiva y en las paredes cavitarias, lo que provoca microfiltraciones, sensibilidad post operatoria, fracasos adhesivos y a la larga puede favorecer la aparición de caries secundarias.

Con el objetivo de desarrollar una resina compuesta que tenga una baja contracción volumétrica, bajo estrés de polimerización, y que sea libre de BPA, se han desarrollado varias líneas de monómeros experimentales; como los vinil-ciclopropanos, los tiolenes y los monómeros de transferencia de cadenas de adición-fragmentación. Uno de ellos fue sintetizado por medio de una típica reacción de uretano y se le denominó TMA, como alternativa al UDMA y se desarrolló para reemplazarlo total o parcialmente en aquellas formulaciones basadas en este componente(39)(42)(43).

Con una cierta cantidad de TMA, estos composites desarrollan una menor contracción y menor estrés de polimerización (estadísticamente significativo), al compararse con composites formulados únicamente en base a UDMA. La absorción acuosa, solubilidad y resistencia flexural son similares en esta comparación. Todos los composites con TMA y UDMA tienen una mayor resistencia a la fractura que aquellos compuestos con Bis-GMA (también estadísticamente significativa)(42).

Por lo tanto, TMA es una alternativa que tiene el potencial para sustituir al Bis-GMA y así obtener una resina libre de este monómero (y eventualmente de BPA), con la ventaja adicional de presentar también una menor contracción de polimerización.

UDMA o dimetacrilato de uretano (1,6- bis (methacriloxyi-2-ethoxi-carbonil-amino)-2,4,4-trimethilhexane; es un largo monómero de dimetacrilato, de bajo peso molecular y viscosidad. que contiene un grupo funcional carbamato. Se usa en combinación con Bis-GMA para modular la viscosidad, la solubilidad y el grado de conversión del copolímero. Esto se debe al menor tamaño y viscosidad de la molécula de UDMA lo que le quita rigidez, le da mayor flexibilidad y menos uniones intermoleculares. Debido a esto, se mejora la difusión del monómero. También puede liberar iones de hidrógeno (como las aminas terciarias co-iniciadoras; pero en menor proporción), mejorando la formación de radicales y oponiéndose a su mutua anulación, mejorando la tasa de polimerización(44). Este monómero también posee un alto nivel de contracción de polimerización(43).

TEGDMA es un monómero de larga cadena de dimetacrilato, de baja viscosidad y bajo peso molecular si se compara con Bis-GMA, y que sirve para diluir otros monómeros. También posee una cadena más flexible y pocas uniones intermoleculares, (debido a la ausencia de grupos hidroxilo (-OH), mejora la humectabilidad y reduce la hidrofobicidad comparada con Bis-GMA.

La mezcla de Bis-GMA y TEGDMA como co-monómero es común por ser altamente reactivos y mejoran el grado de conversión de ambos. Sin embargo, esta combinación es altamente hidrofílica debido a los grupos éter que ambos poseen, lo que provoca absorción de agua, y a la postre, degradación polimérica(1).

HEMA es un co-monómero monofuncional (2- hidroxietil-metacrilato) que posee un bajo peso molecular, alta hidrofilicidad, humectabilidad y muy buena difusión. Su reactividad es baja.

El mismo, por su característica polar e hidrosolubilidad, ve favorecida su humectabilidad y con ello, la difusión a través de las fibras colágenas de la dentina desmineralizada. Su grupo alcohol y sus características hidrofílicas tienen un efecto positivo y promueven un aumento en los valores de adhesión y en la miscibilidad de monómeros hidrofílicos e hidrofóbicos, homogenizándolos para reducir el fenómeno de separación de fases en sistemas adhesivos universales dispensados en un solo envase.

Como inconvenientes, HEMA posee una alta absorción acuosa y solubilidad (promueve la captación de agua y con ello la degradación hidrolítica del estrato adhesivo afectando la durabilidad de la adhesión). En este y también en otros metacrilatos, la hidrólisis de los grupos éster puede ocurrir desde que los monómeros son combinados en una solución acuosa durante la síntesis de estos adhesivos o a través de la interfase adhesivo-dentina. Como consecuencia, la vida útil del adhesivo se acorta y se alteran las propiedades fisicoquímicas del polímero, afectando el comportamiento a largo plazo de la capa adhesiva.

Además, una mínima cantidad de HEMA puede inhibir la formación de nano capas del monómero 10-MDP. Este principal mecanismo de retención de 10-MDP que se une iónicamente a la HAp a través de la formación de sales que se auto ensamblan en nanocapas ha sido descrito por varios autores(45)(46)(47)(36).

Yoshida *et al.*, sugieren que HEMA puede reducir significativamente la formación de nano capas porque reduce la tasa de desmineralización de la HAp; un prerrequisito para la formación de sales de MDP-Ca. De esa manera interfiere, pero no inhibe completamente la capacidad de MDP de interactuar con la HAp, pero se reducen los valores de resistencia adhesiva(46).

Principales Monómeros multifuncionales promotores de adhesión:

- **Fenil-P** (2-metacriloiloxietil fenil hidrógeno fosfato)
- **4-META** (4-Metacriloiloixietil trimelitato anhídrido)
- **10-MDP** (10 metacriloiloxi-decil-dihidrogeno-fosfato)
- **GPDM** (2 glicero-fosfato dimetacrilato)

Fenil-P fue uno de los primeros monómeros acídicos utilizados en los *primers* de adhesivos de autograbado y también se ha descrito que promueve la difusión de la resina en el sustrato dentinario acondicionado. Este monómero funcional presenta un grupo mono hidrógeno fosfato que es capaz de disociarse y liberar un protón. Lamentablemente según el concepto de adhesión/descalcificación, este monómero tiene poca afinidad con la HAp y ya prácticamente no se usa.

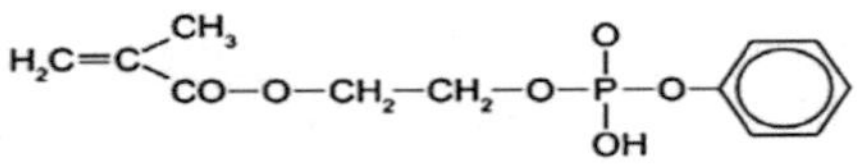

Fenil-P

4-META es un monómero anfifílico, con dos grupos funcionales carboxilos enlazados al grupo aromático, que le da las propiedades de desmineralizar y formar uniones con la hidroxiapatita (grupo hidrofílico) y otro extremo con un grupo hidrofóbico mediante el cual forma polímeros con la resina. Su mecanismo de acción es disociarse en medio acuoso y desmineralizar la superficie dentaria extrayendo iones de calcio, fosfato e hidroxilos, para luego formar sales de 4-META-Ca y precipitados de di calcio fosfato di hidrato (DCPD)(48).

Sus dos grupos carboxílicos se relacionan con las propiedades de desmineralización y de infiltración del monómero. El grupo aromático provee las características hidrofóbicas, lo que tiende a reducir la acidez y el potencial hidrofílico de los grupos carboxilo(49). Su potencial de adhesión ha sido demostrado más bajo que 10-MDP en la literatura(1).

4-MET es otro monómero con capacidad de formar uniones iónicas con el Ca de la hidroxiapatita (al igual que 10-MDP), las sales que se forman son denominadas Ca-4MET.

4-AETA es un monómero que contiene un grupo acrilato polimerizable en vez de un grupo metacrilato (como tiene el monómero 4-META), Este grupo le da mejores propiedades de polimerización que el grupo metacrilato.

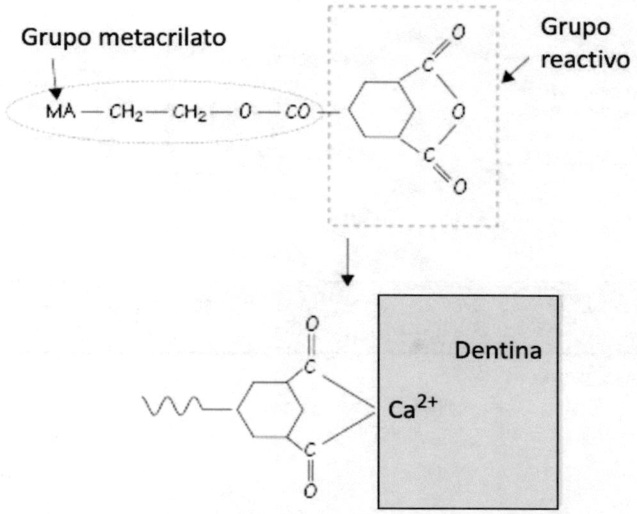

Figura 54. Cuadro que representa la adhesión de la resina 4-Meta al calcio de la dentina, a través de sus dos grupos carboxílicos.

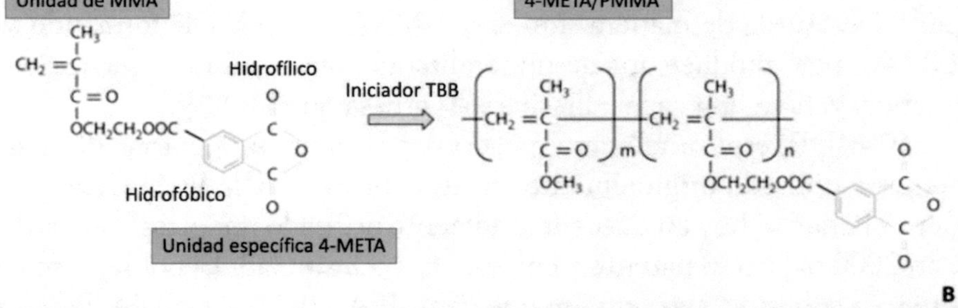

Figura 55. Estructura de una resina convencional PMMA/MMA (A) y una resina 4-META/MMA-TBB (B).

Adaptado de Nakagawa *et al.*, 2015.

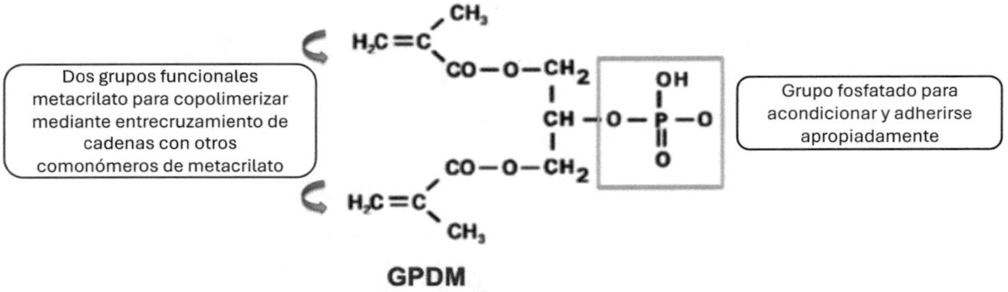

Figura 56. Molécula de GPDM donde se pueden observar sus dos grupos funcionales metacrilato y su grupo funcional fosfatado.

Adaptado de Nakagawa *et al.*, 2015.

MAC-10 es un monómero hidrolíticamente estable, gracias a su cadena espaciadora que contiene diez átomos de carbono, lo que le da características hidrofóbicas. Su potencial de adhesión ha sido demostrado más bajo que 10-MDP en la literatura.[1].

GPDM es un monómero funcional que existe desde los inicios o la génesis de los adhesivos para esmalte-dentina, pero en ese entonces, aún no se reconocía su característica como promotor de adhesión. Ahora se utiliza tanto en adhesivos E&R como SE. Posee dos grupos metacrilato y un grupo funcional acídico unido por una corta cadena espaciadora de carbón. Este monómero puede promover un mejor grado de polimerización que HEMA, 4-META e incluso 10-MDP por su doble grupo de metacrilatos polimerizables disponibles. Actúa de manera similar a 4-META y 10-MDP, formando sales de GPDM, pero produce una desmineralización más profunda, que expone el colágeno y genera una capa adhesiva más gruesa que MDP[1].

10-MDP, este monómero creado por la empresa Kuraray allá por los ochentas y utilizado originalmente en sus adhesivos de la línea Clearfill y su cemento Panavia; hoy en día es ampliamente utilizado por otras marcas desde que en 2000 expiró su patente y con ello la exclusividad. Es por lejos más eficiente y su adhesión más potente que Fenil-P, 4-META y GPDM. Posee una larga cadena espaciadora a la que se le atribuye las propiedades de flexibilidad, humectabilidad y solubilidad por su carácter amfifílico, pero esta larga cadena de carbono es esencialmente hidrofóbica por lo que los solventes más adecuados para este monómero son el alcohol y la acetona. Debido a su extensa cadena alquílica sin ramificaciones, tiende a formar polímeros lineales. El grupo funcional acídico de dihidrógeno fosfato que es de carácter hidrofílico; se ioniza, desmineraliza y forma fuertes uniones con la hidroxiapatita en forma de sales de 10-MDP-Ca mucho más estables que las sales de 4-META- Ca[1].

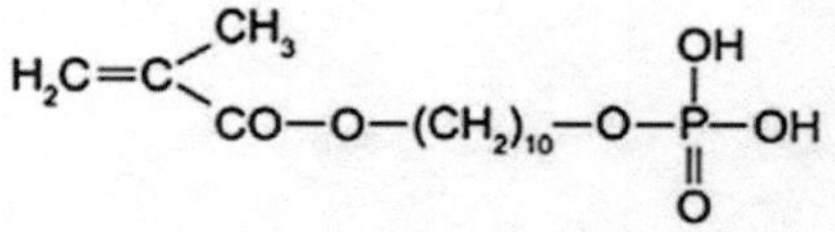

MDP

Su mecanismo de acción es mediado por la disociación de su grupo fosfato y la liberación de protones que forman iones hidronio (H3O) para disolver parcialmente la Hidroxiapatita y liberar grandes cantidades de Ca para formar sales altamente resistentes a hidrólisis. Este estrato adhesivo se caracteriza por tener un grosor de 4 nm y por presentar una formación de nano-capas donde se ubican 2 moléculas de 10-MDP unidas entre sí por sus extremos metacrilatos, dejando sus extremos fosfatos para unirse al diente por un extremo y a un cristal de Ca disuelto por el otro.

Las figuras 57 (a y b) son esquemas que ejemplifican la conexión entre las moléculas de monómero 10-MDP con la estructura dentaria y entre sí; formando un polímero lineal dispuesto en formación de nano capas.

Bajo el estrato de adhesión de aquellos sistemas adhesivos de autograbado que contienen este monómero, se forma una zona ácido base resistente con un efecto preventivo de formación recurrente de caries, reconocido como "súper dentina" el que será analizado en mayor profundidad más adelante.

Sin embargo, en este punto es preciso recalcar que 10-MDP no es infalible, debido a que posee dos grupos éster que unen la cadena central espaciadora con ambos grupos funcionales (fosfato y metacrilato). Estos grupos éster son susceptibles a la degradación hidrolítica y por lo tanto este monómero es inestable en un medio acuoso como es en el caso de los adhesivos de autograbado de un paso que requieren del agua como solvente para ionizar sus grupos fosfatados.

Esto ha desarrollado la necesidad de sintetizar nuevos monómeros funcionales como análogos de 10-MDP pero que sean hidrolíticamente más resistentes y estables. Así nacieron nuevos monómeros en base a fosfonatos y acrilamidas pero que no han logrado la interacción química y la efectividad adhesiva de 10-MDP. Otros monómeros desarrollados posteriormente con este

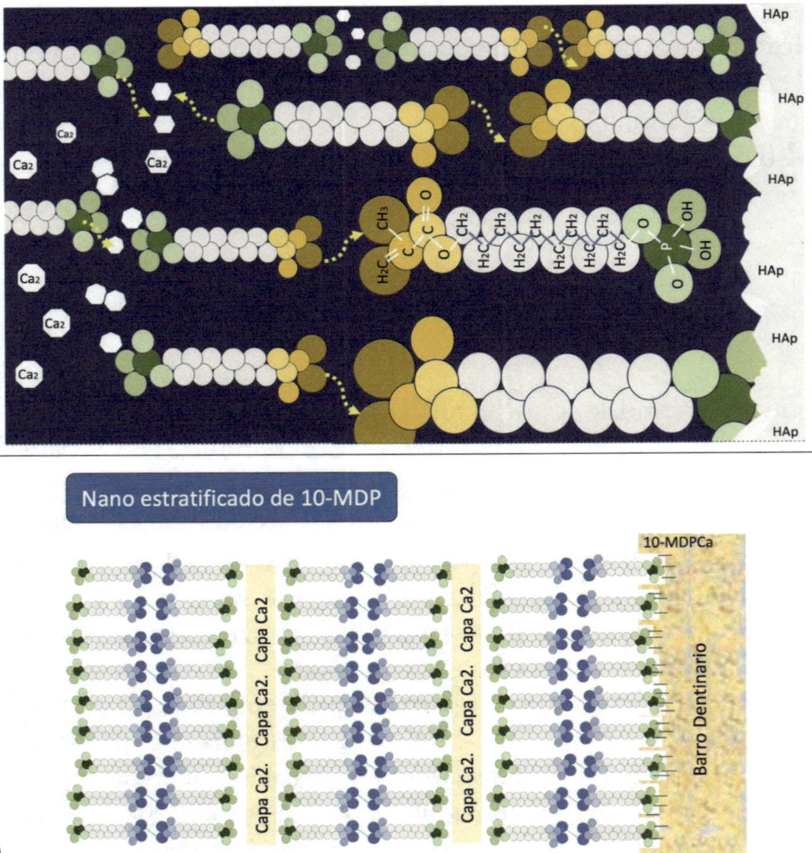

a)

b)

Figura 57 a) y b). Esquemas que ejemplifican la conexión entre las moléculas de monómero 10-MDP con la estructura dentaria y entre sí.

fin, inclusive con un mejor desempeño que 10-MDP son el MF8P y MF12P, ambos fabricados por la empresa Kuraray Noritake.

MF8P (o 6-metacriloxi-2,2,3,3,4,4,5,5-octaflúorohexil di-hidrógeno fosfato) es un monómero de tipo experimental y menor tamaño molecular desarrollado hace más de una década por la misma empresa que sintetizó el 10-MDP. Forma sales de MF8P-Ca y también se unen a la dentina formando nano capas, presentando un comportamiento similar e incluso superior al que se ha visto con 10-MDP, principalmente asociado con una fuerte unión química entre el flúor y carbón, pero definitivamente con una resistencia adhesiva significativamente mayor. El siguiente monómero desarrollado a continuación fue presentado el año 2017 y es el **MF12P** (8 metacriloiloxi-2,2,3,3,4,4,5,5,6,6,7,7-dodecafluoroctil di-hidrógeno fosfato) con un mayor tamaño molecular y una cadena más larga de 12 carbonos. Este monómero ha demostrado una rápida adsorción por parte de la HAp y una adhesión más fuerte y estable que 10-MDP y MF8P. De momento aún no existe un producto comercial que contenga estos monómeros potenciados, quizás debido al elevado coste de sintetizarlos y como esto afecta el precio del producto final[(50)(51)].

En resumen, si tomamos a cada uno de estos monómeros y formamos **homopolímeros** con ellos, podremos observar cómo se comportan en cuanto a propiedades comunes como: características mecánicas (resistencia flexural, tensil y compresiva), cinética de polimerización, grado de conversión, solubilidad y absorción acuosa. Todos ellos presentan diferentes comportamientos, donde algunos monómeros resaltarán más en alguna propiedad sobre otros. Es por ello que se justifica el uso de **copolímeros** con la finalidad de aprovechar las mejores cualidades de cada uno en una sinergia que potencie las propiedades del producto final.

5.2.3.1.3 Monómeros formadores de cadenas cruzadas (cross linkers)

Estos monómeros tienen más de un grupo polimerizable. Ellos forman estructuras poliméricas más complejas y de mayor resistencia, forman el entramado principal que le da las principales propiedades mecánicas y físicas al polímero. Los monómeros **formadores de cadenas cruzadas** son monómeros compuestos de dos o más grupos polimerizables y una cadena separadora. Estos monómeros son los principales componentes estructurales del entramado polimérico y constituyen el andamiaje de la estructura del polímero.

También existe un grupo más complejo de monómeros que forman estructuras moleculares intrincadas y poseen a la vez grupos funcionales y grupos formadores de entrecruzamiento de cadenas. Ellos pertenecen a ambos grupos a la vez. Como ejemplo tenemos a:

> **PENTA** (dipentaeritritol penta acrilato monofosfato) **BPDM** (bisfenil dimetacrilato) **TCB** (butan-1,2,3,4-ácido tetracarboxílico di-2-hidroxietilmetacrilato éster) **ASMA** (Aminosilano funcionalizado metacrilato).

Como ejemplo, **ASMA** es un monómero multifuncional amfifílico sintetizado y usado en la formulación de HEMA/Bis-GMA; que contiene un grupo metacrilato polimerizable, una amina terciaria, y metoxi-silano. Que puede actuar a la vez como co-iniciador y co-monómero formador de cadenas de entrecruzamiento. Este monómero presenta mayor hidrofilicidad y miscibilidad en agua, menor viscosidad, mejor grado de conversión de monómero a polímero y una intrínseca propiedad de endurecimiento asociada a un módulo de elasticidad significativamente más alto que las muestras de control y una importante reducción de la filtración (lixiviación) de HEMA y Bis-GMA(52).

5.2.3.2 Estructura de un monómero funcional

Un monómero funcional se describe como aquellos monómeros que pueden desmineralizar o formar fuertes uniones con el calcio de la hidroxiapatita de los tejidos dentarios u otros como metales, cerámicas o resinas y a la vez formar estructuras poliméricas resistentes, combinando su grupo meta acrílico con otros monómeros resinosos y formando hetero polímeros que potencian las características de cada unidad constituyente. Estos grupos funcionales pueden ser fosfatos, fosfonatos o carboxilo, y son hidrofílicos por lo tanto fácilmente ionizables. Cabe mencionar aquí que no todos los monómeros acídicos interactúan y se adhieren con los tejidos dentarios uniéndoseles mediante la formación de sales. Como explicaremos en el apartado del concepto adhesión /descalcificación, la persistencia de la adhesión o su propensión a la desmineralización dependerá de cuán resistente a la hidrólisis sea la sal formada(1).

Los grupos funcionales facilitan que el adhesivo interactúe con los sustratos dentales y son parcialmente responsables del comportamiento hidrofílico o hidrofóbico del adhesivo. Por ejemplo, mientras más hidrofílica sea la cadena espaciadora del monómero, tendrá mayor humectabilidad en el esmalte/dentina, pero también tendrá una mayor tendencia a la captación y retención acuosa, y con ello a la nanofiltración e hidrólisis. Por el contrario, los monómeros más hidrofóbicos como MDP tienden a formar cadenas poliméricas más resistentes a la degradación, pero requieren de otros co-monómeros y co-solventes para mejorar su difusión. También algunos monómeros funcionales pueden reducir el grado de conversión de los adhesivos y cementos de autocurado debido a que su acidez afecta a las aminas terciarias que interactúan con el peróxido de benzoílo para activar la polimerización. Este tipo de afectación es monómero dependiente (tipo de monómero y su concentración) y también se ha visto que el efecto se detiene cuando el monómero interactúa con la HAp debido a una elevación del pH del medio debido al efecto de tampón de la dentina y

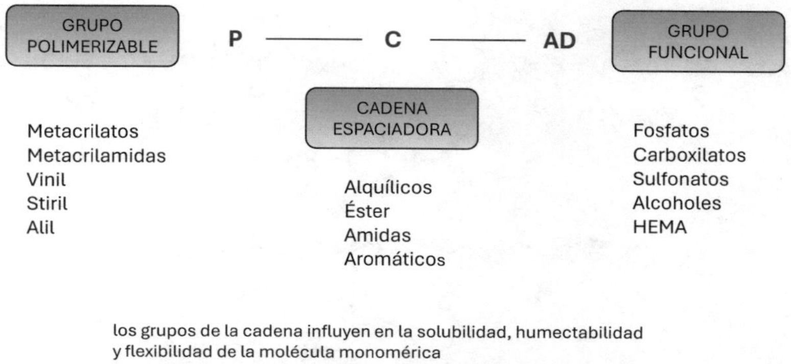

Figura 58. Representa la estructura básica de un monómero funcional y las posibles combinaciones de grupos constituyentes.

al aumento de la viscosidad del complejo adhesivo-HAp en dilución (efecto gel o Trommsdroff-Norrish)(53)(54)(55).

El efecto Trommsdorff-Norrish en los metacrilatos refiere a que la tasa de polimerización puede verse aumentada en base a una reducción en la movilidad de los terminales de las cadenas (grupos funcionales metacrilato) aumentando así la propagación de radicales libres y la conversión vinílica. Esto implica que las moléculas de monómeros están más herméticamente entrelazadas en comparación a cuando están disueltas en un solvente con una alta presión de vaporización como acetona o alcohol. Esta polimerización auto acelerada provocada por un aumento en la viscosidad (efecto gel), demuestra que no solo el pH afecta el grado de conversión, sino que también la viscosidad de la solución(55)(56)(57).

El esquema de una molécula de monómero funcional se compone de tres partes:

- Un **grupo funcional** derivado del ácido fosfórico, fosfónico o carboxílico - Una **cadena espaciadora** separando ambos grupos funcionales - Un **grupo polimerizable** derivado de algún metacrilato.

5.2.3.2.1 *Grupo funcional*

El **grupo funcional** por definición es un conjunto de átomos enlazados de forma determinada y que presentan una estructura y propiedades fisicoquímicas también determinadas que caracterizan a los compuestos orgánicos que

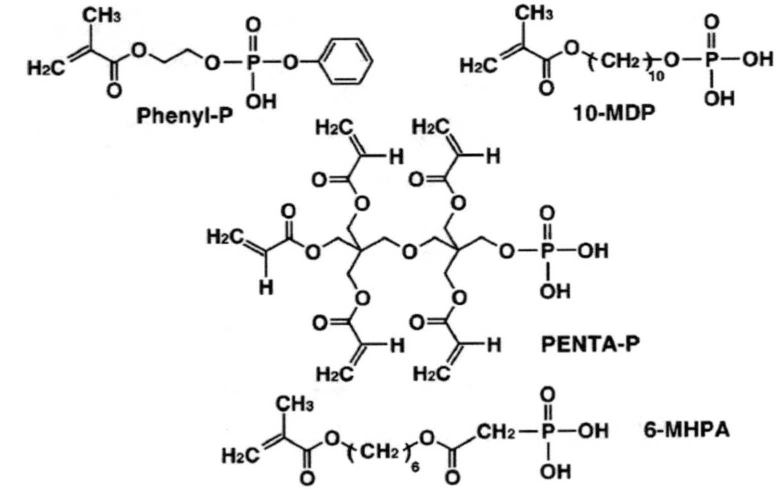

Figura 59. Estructura molecular de diferentes monómeros derivados del ácido fosfórico utilizados en la formulación de adhesivos dentinarios comerciales, donde Phenyl-P (2-metacriloiloxietil fenil hidrógeno fosfato), 10-MDP (10-metacriloiloxidecil dihidrógeno fosfato), PENTA-P (ácido fosfórico dipentaeritritol penta acrilato), 6-MHPA (6 metacriloiloxihexil fosfonoacetato).

lo poseen. Los principales grupos funcionales son: ácido carboxílico, éster, amidas, nitrilo, aldehído, cetona, alcohol, amina, éter, nitro, halógenos, aromáticos alqueno y alquino.

En las resinas utilizadas en odontología (adhesivos, cementos y materiales de restauración), estos grupos funcionales usualmente están compuestos por grupos derivados del ácido fosfónico [-P(=O) (OH)2], ácido fosfórico [-O-P(=O) (OH)2], ácido carboxílico (-COOH) o alcoholes. Ellos, en presencia de un medio acuoso, se disocian y liberan protones a la solución que por una reacción ácido base son capaces de interactuar con las estructuras mineralizadas del diente. Por su alta afinidad hidrofílica son considerados grupos promotores de adhesión y actúan humectando la dentina, produciendo su desmineralización en superficie y algunos pueden interactuar químicamente con el Calcio de la HAP, liberar flúor o componentes antibacterianos. La forma como este grupo funcional interactúa con los tejidos dentarios está relacionada con el concepto AD de **adhesión/remineralización**[26].

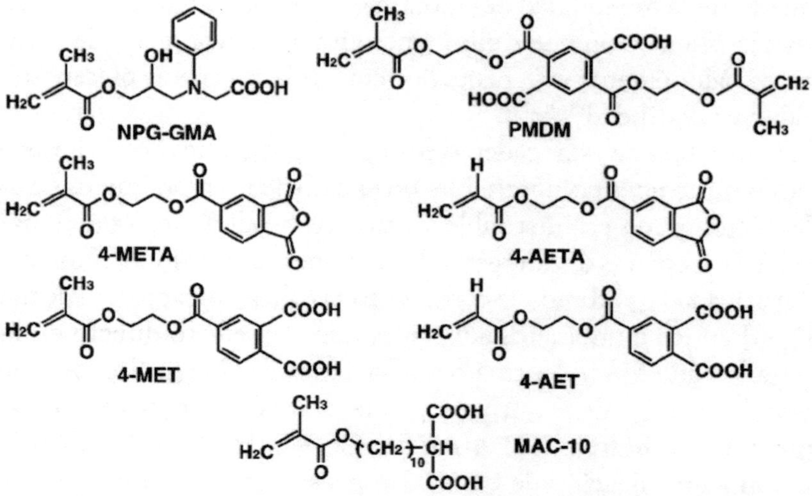

Figura 60. Estructura molecular de diferentes monómeros funcionales derivados del ácido carboxílico, donde NPG-GMA (N-fenilglicina-glicidilmetacrilato), PMDM (un aducto de di anhídrido piromelitico y 2-hidroxietil metacrilato), 4-META (4-metacriloiloxietil trimelitato anhídrido), 4-AETA (4-acriloiloxietil trimelitato anhídrido), 4-MET (4-metacriloiloxietil trimelitato ácido), 4-AET (4-acriloiloxietil trimelitato ácido), MAC-10 (11-metacriloiloxi-1,1- ácido undecanodicarboxílico).

RECORDATORIO: Un aducto es la contracción de las palabras adición y producto y se refiere a un compuesto químico, producto de la unión de dos moléculas diferentes mediante un enlace covalente.

5.2.3.2.2 Cadena espaciadora

La **cadena espaciadora** usualmente es una cadena alquílica pero también puede contener otros grupos ésteres, amidas o aromáticos. No tiene una función específica salvo la de mantener separados el grupo funcional y el grupo metacrílico. Pero si influye en varios aspectos relacionados al comportamiento de la molécula de monómero y del polímero resultante. Su polaridad puede en parte determinar su solubilidad en agua y otros solventes. El tamaño de la cadena espaciadora está relacionado con el peso molecular y este con la viscosidad, plasticidad y el grado de penetración, así como con la resistencia del polímero. El aumento de la longitud de la cadena espaciadora se relaciona con un aumento de la flexibilidad del monómero y de la movilidad del sistema lo que eleva la interacción entre ellos y permite un mayor grado de conversión a polímero. Monómeros más pequeños con cadenas cortas presentan mayor plasticidad y volatilidad(26)(31).

La estructura de estas cadenas o grupos espaciadores puede llegar a combinar dos o tres grupos polimerizables en el caso de los monómeros de cadenas cruzadas, o un grupo polimerizable y otro grupo adhesivo o funcional en el caso de los monómeros de autograbado (o co-monómero mono funcional)(58).

La cantidad de átomos de carbono en la cadena espaciadora de metileno [-(CH2)n-] en los monómeros adhesivos tiene un efecto directo en la durabilidad de la adhesión a dentina o a aleaciones de Cr-Ni. Esto se comprobó comparando el efecto de la estructura molecular de diferentes monómeros del tipo trimelitato anhídrido (C2: 4-AETA, C6: 4-MHTA y C10: 4-MDTA) en la adhesión a una aleación de Cr-Ni. Después de diez mil y veinte mil ciclos termales los valores de la resistencia tensil fueron disminuyendo en el siguiente orden: 4-MDTA (C10) > 4-MHTA (C6) > 4-AETA (C2), demostrando una correlación positiva entre la durabilidad de la adhesión y el número de átomos de carbono de la cadena espaciadora de metileno en los monómeros adhesivos. Estas cadenas flexibles de metileno (C6-C10) formarían una capa molecular más estable en el sustrato adherente lo que potenciaría la durabilidad de la adhesión. En síntesis, se concluyó que la cadena de metileno como grupo espaciador en los monómeros fosfatados era necesaria para la adhesión a dentina y metales(59)(60).

5.2.3.2.3 Grupo polimerizable

El **grupo polimerizable** usualmente está compuesto de acrilatos o de metacrilatos (estos últimos contienen un grupo metilo adicional). La principal diferencia entre ambos es su reactividad. En general los monómeros con un mayor grado de funcionalidad (mayor cantidad de dobles enlaces disponibles por molécula, tienen una mayor tasa de reacción y una mayor densidad de enlaces entrecruzados. Los dobles enlaces de los acrilatos son más reactivos y debido a eso, pueden presentar problemas de vida media de almacenamiento y de biocompatibilidad. Los metacrilatos por su parte son menos sensibles al efecto de la capa de inhibición por oxígeno. En cuanto a su polaridad; estos grupos presentan un comportamiento hidrofóbico, pero ambos son susceptibles de degradación hidrolítica de su grupo éster. Un nuevo grupo, las metacrilamidas, fue diseñado para evitar este problema al intercambiar el grupo éster por un grupo amida, el que es más resistente a la hidrólisis(26)(31)(33).

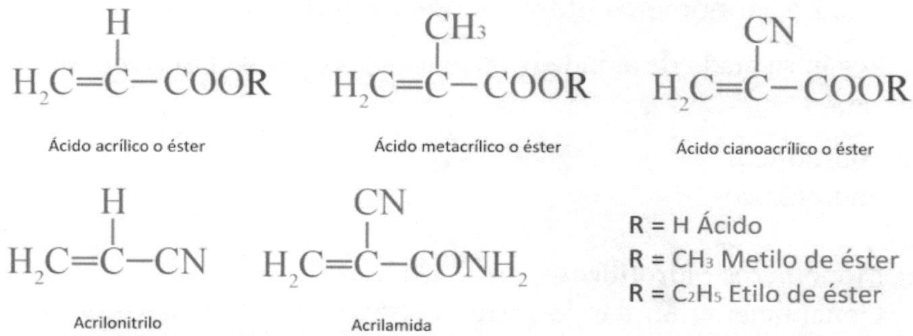

Figura 61. Algunos ejemplos de grupos polimerizables.

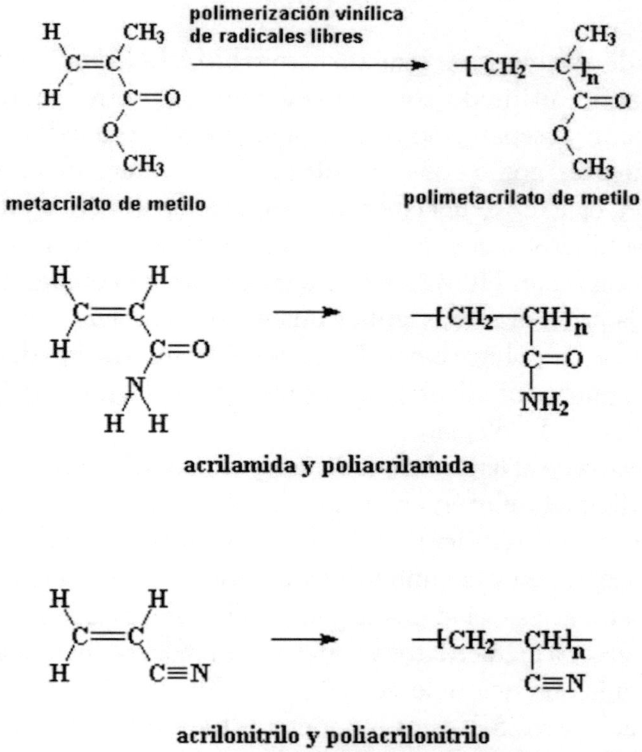

Figura 62. Algunos ejemplos de monómeros funcionales y su representación polimérica.

5.2.3.3 Monómeros hidrofílicos e hidrofóbicos

Según su grado de afinidad con el agua, podemos clasificar a los monómeros en:

- Hidrofílicos
- Hidrofóbicos

a) **Monómeros hidrofílicos**

Generalmente formando parte del *primer*, o del *primer*/adhesivo, son macromoléculas anfibólicas, con un extremo altamente hidrofílico para difundir y penetrar en la dentina húmeda y otro extremo de características hidrofóbicas que le permiten unirse químicamente con la resina adhesiva. El primer es considerado como un promotor de adhesión en la medida que permite unir dos materiales de características tan disímiles. Entre estos monómeros hidrofílicos podemos mencionar a: **HEMA**, **TEG-DMA**, **PENTA**, **BPDM**, **GPDM** o **4-META**.

Dentro de esta categoría el monómero **HEMA** (*2-hidroxi etil meta-acrilato*), es frecuentemente utilizado como co-solvente para otros monómeros para ayudar a prevenir la separación de fases agua/monómero. HEMA tiene algunos inconvenientes, como poseer un alto potencial alergénico, bajo rango de polimerización, baja resistencia mecánica de su red polimérica y alta absorción acuosa[(56)]. Los adhesivos que combinan HEMA-agua, son menos efectivos que aquellos que combinan HEMA-acetona en cuanto a la eliminación del agua debido a que la primera es más lenta y una vez que empieza la polimerización, a mayor cantidad de polímero baja la presión de vaporización del agua y parte de esta, queda remanente dentro de la capa híbrida facilitando la hidrólisis y la nanofiltración de la misma.

Se ha visto que el largo de la cadena espaciadora del monómero, asociado con su hidrofilicidad influyen en el tipo de sal formada entre el monómero y el calcio, en el comportamiento adhesivo a la dentina/esmalte y también en la micro permeabilidad y la nanofiltración. Aquellos monómeros funcionales que tienen cadenas espaciadoras largas e hidrofóbicas que mantienen bien separados sus grupos metacrilatos y fosfatos, son más recomendables e incluso esenciales para la obtención de una adhesión duradera[(61)].

En los adhesivos SE, estos monómeros hidrofílicos se presentan en un componente o frasco separado o combinado con los monómeros denominados hidrófugos[(62)].

Ha sido comprobado *in vitro* e *in vivo* que la perfusión a través de la dentina no es detenida tan efectivamente con ningún sistema adhesivo actual como lo es por el propio barro dentinario o *smear layer*(63)(64), los *smear plugs* proveen efectivamente una resistencia del 86% a los movimientos de fluidos en dentina profunda(65).

El porcentaje en peso de estos monómeros resinosos hidrofílicos en la mezcla de un sistema adhesivo; ya sea E&R o SE (*no rinse*) debe ser idealmente bajo, lo necesario para ajustar la viscosidad, mejorar la difusión, humectabilidad y penetración del adhesivo. No es conveniente excederse con ellos ya que incrementan la absorción de agua (gotas, *water blisters*, *water trees*), durante su aplicación y fotocurado por difusión hídrica desde la dentina, disminuyendo con esto las propiedades mecánicas de la capa adhesiva. Además, después de fotocurados, siguen comportándose como membranas semi permeables siendo más susceptibles a ser degradados por hidrólisis(62).

b) **Monómeros hidrofóbicos**

Son monómeros de mayor peso molecular y menor escurrimiento, capaces de formar una capa polimérica del adhesivo, de grosor suficiente y resistente del que a la vez se une químicamente con la resina compuesta restauradora. Debemos recordar que las resinas compuestas de que disponemos como materiales restauradores, están constituidas en su mayoría por monómeros de cadenas cruzadas de naturaleza hidrofóbica, por lo tanto, la presencia de estos monómeros en los adhesivos es esencial para unir el adhesivo con la resina restauradora. Como ejemplos de este tipo de monómeros tenemos:

- **Bis-GMA** (Bisfenol-A-diglicidilmetacrilato)
- **UDMA** (dimetacrilato de uretano)

Como dijimos, los monómeros utilizados para las formulaciones de materiales restauradores de uso odontológico, son unidades polimerizables de resina, principalmente derivados de metacrilato de glicidilo o GMA y del di metacrilato de uretano o UDMA. Entre ellos, el monómero más frecuentemente utilizado es Bis-GMA; una molécula resultante de la reacción por adición entre glicidil metacrilato y bisfenol A. También existe otra manera de sintetizarla mediante la reacción entre el ácido metacrílico y Di glicidil éter de bisfenol A. En ésta última reacción se produce la apertura del anillo de un grupo epóxico y se forma un enlace éter más un grupo alcohol como producto secundario. La combinación de resina acrílica (grupos metacrílicos) con grupos epoxi de la resina epóxica, potencian el monómero Bis-GMA, combinando así la resistencia química del epoxi con la resistencia físico-mecánica a factores externos del acrílico. Los puentes de hidrógeno entre los grupos hidroxilo de la cadena alquílica formada, son los principales responsables de la alta viscosidad de Bis-GMA y además restringen o disminuyen su grado de conversión. Es por este motivo que generalmente se utiliza asociado con otro monómero de baja viscosidad como el Tri-etilen glicol di metacrilato (TEGDMA). Esta combinación debe ser bien equilibrada porque, aunque logra el efecto deseado, también implica un aumento de la contracción de polimerización y la absorción acuosa del polímero resultante.

Estos monómeros hidrofóbicos de cadenas cruzadas, a diferencia de los metacrilatos mono-funcionales como HEMA o IBMA, tienen una tasa de polimerización más rápida y pueden formar un reticulado polimérico más denso y con mejoradas propiedades mecánicas(66).

5.2.4 Agentes de acoplamiento

Un agente de acoplamiento es un compuesto que actúa como promotor de adhesión porque es capaz de transformar una superficie poco receptiva para la adhesión en otra altamente receptiva. Un claro ejemplo es el uso de silanos para unir un compuesto orgánico como las resinas compuestas, y otro inorgánico como es el relleno particulado de sílice. El compuesto 3-Metacriloxipropiltrimetoxisilano (MPS) es comúnmente utilizado en los *primers* comerciales de silano y vienen como un preparado pre-hidrolizado y en una solución de agua y alcohol como solvente, con un contenido aproximado de silano de 1-5% vol. Este tipo de *primers* viene como un compuesto aparte para ser usado junto al sistema adhesivo como promotor de adhesión para la cementación de porcelanas en base a sílice y sus reparaciones directas con resinas compuestas(67).

5.2.5 Solventes

Los sistemas adhesivos en odontología están formados por mezclas de comonómeros que están disueltos en solventes de tipo volátil y orgánico (etanol o acetona) y agua o combinaciones de estos. Actúan como medio de transporte o como modificadores de viscosidad de las resinas adhesivas(68). En el caso de sistemas adhesivos de dos frascos los monómeros diluidos en solventes vienen en el frasco del *primer* o en el que contiene el acondicionador/*primer*. En cambio, los adhesivos de un solo frasco contienen los monómeros funcionales, formadores de cadenas iniciadores, solventes etc. Y en estos la cantidad de solvente puede alcanzar una proporción de un 50-80% en peso[(69)(70)].

Se ha comprobado que una cantidad elevada de solvente remanente entre la capa polimérica adhesiva antes de la foto activación, puede impedir el establecimiento de una capa de polímero con un alto grado de entramado y de entrecruzamiento de cadenas, afectando el total desempeño de la adhesión[(68)(70)].

Idealmente, la concentración de solvente en la formulación de un sistema adhesivo no debería pasar del 20% en peso; pero el promedio alcanza los 50-80%. En mayor porcentaje disminuye el grado de conversión al aumentar el espacio físico entre los elementos reactivos durante la polimerización. Con esto pueden comprometerse las propiedades mecánicas del adhesivo y aumentar la posibilidad de separación de fases de componentes hidrofílicos/hidrofóbicos, a la vez que aumenta la posibilidad de absorción y degradación acuosa de la capa adhesiva[(1)(68)(71)]. Esto se constituye en una de las principales desventajas de los adhesivos de un frasco que requieren un porcentaje muy alto de solventes en la mezcla en comparación con los adhesivos de tres etapas.

Por otra parte, una menor concentración no es suficiente para alcanzar el grado de fluidez necesario de la resina para que moje y penetre toda la superficie a adherir. Una viscosidad aumentada, disminuye la movilidad de las moléculas y su capacidad de interactuar produciendo también un menor grado de conversión[(68)].

El objetivo del solvente es mantener la dilución de los componentes del *primer* o del acondicionador/*primer*, en el frasco con el fin de reducir la viscosidad de las resinas para que al momento de la aplicación éstas tengan buena facilidad de manipulación, humectabilidad y penetración en los tejidos dentarios, a la vez que se aumenta la movilidad de las moléculas monoméricas y el grado de conversión del polímero. En el componente principal; el adhesivo propiamente tal de los sistemas de dos o tres pasos, la viscosidad de la resina también se ajusta combinándola con resinas de mayor fluidez como el **MMA**, **EGDMA**, **BisMA** o el **TEGDMA** más que con el uso de solventes.

5.2.5.1 Efecto de los solventes

Se sabe que los solventes que utilizan los sistemas adhesivos son esenciales para desplazar el agua y facilitar la difusión de la resina a través del sustrato dentario. Los solventes más utilizados son: agua, alcohol, acetona o combinaciones de ellos y se encuentran en la botella del primer en los sistemas de dos botellas o mezclado con los otros componentes en los adhesivos de un solo envase. El agua se requiere en la mezcla para permitir la disociación de los monómeros acídicos, mientras que el etanol o la acetona son considerados co-solventes adicionados para acelerar la eliminación del agua. Es importante recalcar que no son meros vehículos, sino que actúan como "buscadores de agua" (*water chasers*), desplazándola y transportando los monómeros resinosos dentro de la dentina desmineralizada y húmeda, favoreciendo la hibridización.

Secundariamente, los solventes que vienen en un adhesivo son capaces de disolver las mezclas de monómeros y co-monómeros de metacrilato y los sistemas de iniciadores y co-iniciadores, pero ellos juegan un papel muy importante en el éxito de la adhesión a los tejidos dentinarios. Aumentando su fluidez se consigue una mejor humectabilidad y penetración de los monómeros en el sustrato(62)(68)(70).

Como tercer efecto, se ha demostrado que alcoholes como el **etanol, propanolol y el tert-butanol** tienen un efecto de inhibir las metaloproteinasas de la matriz (MMP). Esto lo consiguen mediante los grupos hidroxilo de los alcoholes, los que pueden formar uniones covalentes con los iones de zinc necesarios para que actúen las MMP(70)(72)(73).

5.2.5.2 Propiedades físicas del solvente

Los sistemas adhesivos-dentales son una mezcla de monómeros y co monómeros que se disuelven para la mixtura en solventes volátiles orgánicos comúnmente agua, alcoholes (etanol, propanol o tert-butanol) y acetonas. Estos pueden llegar a tener una proporción de hasta un 80%, principalmente en los adhesivos autograbantes(70). El grupo hidroxilo de los alcoholes es capaz de formar un enlace covalente con los iones de zinc y con ello pueden tener un efecto inhibitorio de las metaloproteinasas. También los solventes se mezclan con el agua dejada en la dentina y forman un efecto azeótropo. Los azeótropos son una mezcla de compuestos (dos o más) diferentes en estado líquido, y que ebullicionan a una temperatura constante actuando como si fueran un solo compuesto químico. Como función actúan como vehículo de los co-monómeros y facilitan su infiltración. Y como propiedades físicas podemos mencionar viscosidad, tensión superficial, temperatura de ebullición, presión de vapor, solubilidad y la capacidad de adhesión al hidrógeno.

En lo referente a la viscosidad y tensión superficial, se relacionan con la penetración, humectabilidad, y difusión del solvente. La temperatura de ebullición y la presión de vapor son propiedades relacionadas con la capacidad de evaporación del solvente para eliminarlo del sustrato adherente.

La **presión de vapor** es una propiedad física que determina el tiempo que el solvente requiere para evaporarse del frasco del adhesivo o del sitio de aplicación para la adhesión a determinada temperatura. La **solubilidad** se relaciona con la manera en que el solvente forma soluciones con co-solventes y con otros componentes del adhesivo. Por último, la **capacidad de adhesión al hidrógeno** se refiere a su afinidad para formar puentes de hidrógeno por ejemplo con el agua o el colágeno. Esta característica de un solvente (principalmente el agua ha demostrado ser importante para re expandir el colágeno colapsado de la dentina desmineralizada y deshidratada.

Aquellos solventes que poseen una alta afinidad para formar puentes de hidrógeno son capaces de abrir las uniones de hidrógeno u otras fuerzas y de adherirse a dentina desmineralizada ya sea seca o húmeda[26][70].

Esta última propiedad (capacidad de formar uniones de hidrógeno), es inversamente proporcional con la presión de vaporización del solvente, vale decir: un solvente con alta presión de vaporización posee una baja capacidad de adhesión al hidrógeno[70]. Una característica importante del agua utilizada como solvente, es la habilidad de romper puentes de hidrógeno para permitir la reexpansión del colágeno colapsado tras ser deshidratado[1][68][70].

Su evaporación desde el envase altera la proporción de resina-solvente establecida por el fabricante, y con ello sus propiedades. Los solventes utilizados en general deben tener alta presión de vapor y bajo punto de ebullición para que puedan ser fácilmente removidos por vaporización facilitando su remoción junto al agua desde el sustrato. El agua presenta una baja presión de vapor por lo que se debe combinar con otros cosolventes para permitir una mejor eliminación por evaporación y con ello un mayor grado de conversión del adhesivo, mejorando las propiedades de la hibridización.

En general, podemos decir que los solventes incorporados en los adhesivos dentales, es sabido que disuelven los metacrilatos (monómeros o comonómeros) y los sistemas de iniciador y co iniciadores[70].

5.2.5.3 Etanol, agua y acetona como solventes

Son los principales solventes utilizados en los sistemas adhesivos. En general el agua es un medio natural en la dentina y abundante tras el lavado para remover el ácido fosfórico, pero como solvente no es su función principal, por lo que generalmente se le considera como un co-solvente. En los adhesivos autograbantes, el agua es fundamental para producir la ionización de los monómeros acídicos[26].

Debido a su alta afinidad para producir puentes de hidrógeno (Baja presión de vaporización), el agua es más propensa a romper las uniones inter peptídicas de las fibras colágenas colapsadas y así abrir los canales para la difusión de los monómeros adhesivos y del solvente[(70)].

De los co-solventes tanto la acetona como el etanol son altamente volátiles y con un alto poder de deshidratación. A temperatura ambiente de 25 °C la acetona tiene una presión de vaporización de 184-200 mmHg, el etanol presenta un valor de 40-54,1 mmHg. y el agua de 17 mmHg.

El agua es comparativamente más fácil de eliminar en un adhesivo basado en acetona como solvente, debido a su condición azeotrópica (mezcla de dos o más compuestos químicos diferentes en estado líquido que ebullicionan a una temperatura constante), ya que este contiene más agua y una presión de vapor más alta. La alta volatilidad de la acetona en el medio resinoso/acuoso es debida a su pobre capacidad de unirse al hidrógeno del agua o de los monómeros (a mayor presión de vaporización, menor capacidad de unirse al hidrógeno) (*water-chaser*), y esto en un adhesivo E&R lo hace más sensible al secado con aire. Idealmente, en esta condición no debería secarse con aire el solvente ya que la capacidad de formar puentes de hidrógeno de la acetona es mucho menor que la del colágeno desmineralizado y por lo tanto será incapaz de re expandir el colágeno colapsado[(70)].

Los adhesivos basados en alcohol como solvente son actualmente los más utilizados. Tienen como objetivo hacer menos hidrofílica a la interfase adhesiva (se ha reportado que los adhesivos que contienen alcohol tienden a absorber cinco veces menos agua con la técnica de adhesión húmeda; lo que hace más resistente a la capa adhesiva a la degradación hidrolítica) y a la vez poseen una mayor propensión a formar puentes de hidrógeno, lo que hace más difícil eliminar las últimas trazas de agua del adhesivo[(74)(75)]. También son capaces de ionizar los monómeros acídicos, aunque en menor proporción que el agua y aumentan el grado de conversión del polímero. De hecho, cuesta mucho eliminar todo el alcohol contenido en el adhesivo al ser aplicado sobre el sustrato dentario; pero se ha comprobado que esta condición no afecta el grado de conversión de monómeros en polímero[(76)].

Los adhesivos que tienen como co-solvente a la acetona son más efectivos en condiciones de mayor humedad de la dentina y los adhesivos que utilizan etanol como cosolvente funcionan mejor en un ambiente con menos humedad y son menos exigentes en relación con cuán húmeda está la dentina después del acondicionamiento ácido. El etanol y el agua pueden re expandir las fibras colágenas colapsadas, facilitando la infiltración de monómeros a través de ellas. El agua por si sola es capaz de obtener esa recuperación por ser un elemento natural para la dentina, pero no es tan efectiva sin los otros co-solventes, en dentina con humedad excesiva[(77)(78)].

La alta capacidad de unión al hidrógeno del etanol hace que los adhesivos que contienen etanol sean más sensibles en re expandir las fibras colágenas colapsadas por un excesivo secado con aire. En cuanto al agua remanente en la superficie, los que contienen etanol son más sensibles que los que combinan etanol-agua, pero menos que los formulados en base a acetona[(70)].

Una de las inconvenientes de los solventes, es su alto grado de evaporación; principalmente la acetona y luego el alcohol debido a su alta presión de vapor. Es por esto que los frascos que contienen el adhesivo deben ser bien cerrados después de su uso y durante su almacenamiento. La evaporación de solvente aumenta la densidad del adhesivo y disminuye su capacidad de humectación y penetración, obteniendo así, menores valores de adhesión y mayor propensión a la degradación de la interfase adhesiva[(79)(80)]. Más aún, los adhesivos autograbantes (SE) de una o dos etapas, que contienen agua muestran degradación en el tiempo cuando son dejados a temperatura ambiente. Por lo que los fabricantes recomiendan que su almacenamiento sea en refrigerador para que éstos no pierdan sus propiedades de adhesión[81)].

5.2.5.4 Otros solventes derivados de alcoholes

Propanol

Utilizado como solvente, es mezclado con agua como co-solvente para producir la ionización del monómero acídico. Ya hemos dicho que el agua tiene más baja presión de vaporización y juntos constituyen una mezcla azeotrópica que permite que ambos se evaporen simultáneamente a la misma temperatura. Se utiliza esta combinación en el adhesivo AdheSE One F (Vivadent, Shaan, Liechtenstein) junto a monómeros de metacrilamida. Posee un alto valor de presión de vaporización, equivalente al etanol y baja adhesión al hidrógeno. Aunque se han observado valores inferiores de adhesión y excesiva nanofiltración en dentina tratada con primer de HEMA-Propanol comparado con otras combinaciones de primer como HEMA-agua, HEMA-metanol y HEMA-etanol[(70)].

Tetrahidrofuran

Es un efectivo solvente que disuelve un amplio rango de componentes y puede mezclarse con compuestos hidrofílicos e hidrofóbicos. Posee características similares a la acetona (presión de vaporización y capacidad de unión al hidrógeno). Puede producir adhesión química con la dentina por efecto de quelación, lo que lo diferencia del resto de los solventes. Posee un buen comportamiento clínico después de un almacenamiento de doce meses en agua[82].

Tert-butanol

Conocido también como 2-metil-2-propanol, posee una cadena molecular con pocos hidrógenos y un alto PM comparado con otros alcoholes. Su estructura molecular consiste en 4 carbonos con un grupo alcohol rodeado de tres grupos metilo, lo que le da alta estabilidad y compatibilidad con agua y resinas polimerizables, comparado con los sistemas en base a alcohol[83].

Utilizado por primera vez en el adhesivo XP Bond (Dentsply, Caulk, Milford, DE, USA). Tiene buena difusión en dentina con fibras colapsadas, aunque su valor de adhesión al hidrógeno es menor que el valor de adhesión del hidrógeno a las fibras colapsadas. Posee un grupo hidroxilo que lo hace anfifílico. Su valor de presión de vaporización (30,6 mmHg) es menor que el del etanol (40 mmHg), lo que lo hace evaporarse más lento que el etanol y generar menor contracción de la matriz dentinaria desmineralizada. Sugerido para adhesión en *wet bonding* o *dry bonding*; su desempeño es mejor en dentina húmed.[79].

Dimetil sulfoxido

Una interesante alternativa para mejorar la infiltración de monómeros resinosos y es totalmente soluble en cualquier solvente utilizado en los sistemas adhesivos actuales. Puede disolver muchos monómeros también. También puede competir con el agua en la separación de las fibras colágenas colapsadas de la dentina deshidratada rompiendo las uniones de hidrógeno inter peptídicas ya que posee una fuerte afinidad por el hidrógeno, mayor aún que las propias moléculas de agua. Es capaz de aumentar la humectabilidad y eliminar eficientemente el agua remanente de la superficie adhesiva. La adhesión resultante es resistente a la hidrólisis y por lo tanto prolonga su efectividad clínica[19][20][21][22][70].

5.2.5.5 Reacción de separación de fases por evaporación del solvente en adhesivos libres de HEMA

El fenómeno reconocido como **separación de fases** ocurre típicamente en los adhesivos libres de HEMA y es causado por la inmiscibilidad entre monómeros hidrofóbicos y anfifílicos (que comparten un comportamiento hidrofóbico e hidrofílico) luego de que se evaporan los solventes. Más aún, ha sido atribuido a la combinación de solventes en la mezcla de un sistema adhesivo y a su diferente tasa de evaporación[85].

La separación de fases constituye un problema para la adhesión de los adhesivos simplificados donde la evaporación del solvente puede promover o acelerar este proceso. La separación de fases afecta el grado de conversión de monómeros y la dureza de la capa adhesiva con un impacto negativo en la resistencia de adhesión de los sustratos adherentes[1].

Una vez que el etanol /acetona comienzan a evaporarse, se rompe el equilibrio de la mezcla de monómeros y el agua se separa de la mezcla del adhesivo. Este proceso se da principalmente en aquellos sistemas adhesivos de un frasco donde el equilibrio de la mezcla de sus componentes es fundamental para mantener efectivas sus propiedades.

Este efecto produce perniciosas gotas de agua que quedan atrapadas en la base de la zona de hibridización y que se han reportado como causales de baja resistencia a la fatiga y menores valores de adhesión obtenidos por estos adhesivos autograbantes de un frasco, principalmente aquellos que en su formulación no incluyen HEMA. Efectivamente HEMA actúa como solvente que capta el agua devolviendo a los componentes del adhesivo nuevamente a su estado de solución y evitando de esa manera, la separación de fases en los adhesivos de un frasco[86][87][88]. De otra manera esas pequeñas gotas van transitando hacia la superficie de la capa adhesiva y pueden llegar a alcanzarla en un tiempo clínico no aceptable de 4 a 10 minutos y con el tiempo recomendado por el fabricante para el secado con aire de tan solo 10 segundos, quedarían atrapadas en la capa de resina polimerizada (nanofiltración).

Es debido a esto que se ha propuesto un secado de solventes con una corriente de aire fuerte que permita la eliminación de todo el solvente por evaporación.

El agua, aunque posee un valor bajo de presión de vapor, es imposible de remover completamente por vaporización en un tiempo clínico adecuado. A medida que el agua se evapora de la mezcla monómero-solvente, la concentración molar de comonómeros aumenta, reduciendo la presión de vapor del agua remanente. Esto se conoce como **Ley de Raoult**[88]. Este investigador encontró que cuando se agregaba soluto a un solvente puro disminuía la presión de vapor del solvente. Entre más soluto se agrega, más disminuye la presión de vapor.

Así la evaporación del agua va disminuyendo en la medida que aumenta la concentración de copolímeros como resultado de la polimerización[71]. Lo mismo ocurre con los otros solventes como el etanol y la acetona. Este punto

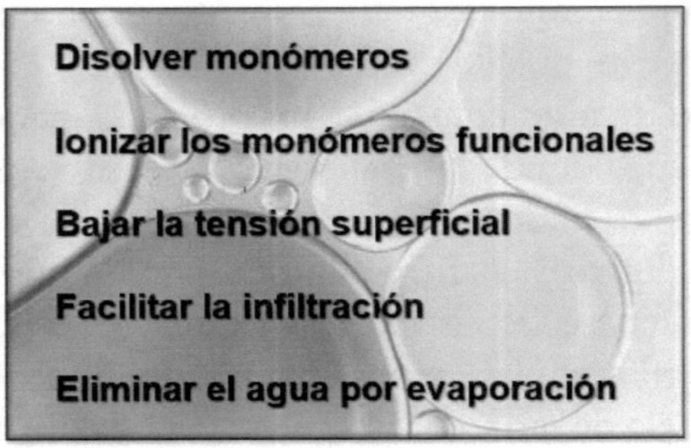

Figura 63. Efecto esperado del solvente en un sistema adhesivo.

es aún más crítico en el caso de los sistemas de autograbado (SE) de una o dos etapas; donde el porcentaje del contenido de solventes es aún mayor. En este caso la evaporación total de solventes es menor en la medida de que el adhesivo es más hidrofílico. De hecho, en este caso se recomienda un tiempo extendido de soplado del adhesivo en relación con el recomendado por los fabricantes y que puede ser tan largo como 20 segundos para lograr el máximo de evaporación(68).

El etanol tiene el potencial de impedir la separación de fases de componentes en adhesivos de un solo envase. Un exceso de etanol que quede remanente después del secado con aire puede aumentar la captación de agua, la solubilidad del adhesivo y la degradación de la capa adhesiva por hidrólisis.

5.2.5.6 Monómeros que actúan como cosolventes

Un grupo aparte que también presentan utilidades como cosolventes, fluidificantes o controladores de viscosidad, son algunos monómeros de bajo peso molecular, baja viscosidad y alto escurrimiento. Como ejemplos de ellos tenemos:(89)

Bis-MA (dimetacrilato de bisfenol A)
EGDMA (etilenglicol dimetacrilato)
TEGDMA (trietilenglicol dimetacrilato)
MMA (metil metacrilato)
UDMA (dimetacrilato de uretano)

- Prolongar el tiempo de aplicación del primer/adhesivo
- Aplicación vigorosa del primer/adhesivo
- Múltiples capas de adhesivo
- Secado prolongado del primer/adhesivo
- Uso de aire tibio para el secado
- Extender el tiempo de exposición a la luz de polimerización

Figura 64. Métodos para facilitar la eliminación de solventes[(65)].

El TEGDMA se combina frecuentemente con Bis-GMA y reduce significativamente su viscosidad. Es común que se combinen porque ambos tienen alta reactividad y mejoran el grado de conversión de la mezcla de monómeros. Pero la alta hidrofilicidad que producen ambos, debido a los enlaces éter que ambos poseen, resulta en alta absorción acuosa y degradación del polímero[(1)].

El siguiente es un cuadro resumen acerca de las acciones que podemos tomar con el fin de facilitar la penetración del adhesivo, reducir la permeabilidad del estrato híbrido y facilitar la evaporación de la mayor cantidad de solvente en el sustrato adherente.

5.2.6 Iniciadores

El endurecimiento de las resinas compuestas en odontología se realiza a través de una reacción de polimerización por radicales. La canforoquinona (CQ) es el foto iniciador (o activador), más comúnmente utilizado en los adhesivos y resinas compuestas restauradoras. Para iniciar la cascada de polimerización, a través de la generación de radicales libres, la CQ es combinada con un co-iniciador (o catalizador), que usualmente es una amina terciaria como el **4-etil dimetil aminobenzoato (EDAB)** o el **dimetilamino etil acrilato (DMAEMA)**. Entre ambas aminas utilizadas EDAB supera a DMAEMA, debido a que promueve una mejor reacción de polimerización y mejora el grado de conversión cuando se combina con CQ[(90)].

Estos complejos de iniciador y co-iniciador, actúan rompiendo los dobles enlaces de carbón de los grupos metacrilatos y así se van uniendo los monómeros para formar el polímero. Para tal efecto se les agregan pequeñas cantidades de iniciadores, suficientes para producir una total conversión de monómeros en polímero y así obtener la resistencia mecánica requerida de la resina, para luego ser consumidos completamente en la reacción.

Los iniciadores son generalmente moléculas que poseen enlaces atómicos con baja energía de disociación, los que pueden liberar radicales por tres diferentes tipos de reacciones: **térmica**, **fotoquímica** y de **óxido-reducción**[26], y éstos radicales catalizan la reacción química de polimerización en cadena. La reacción térmica, por ejemplo, se utiliza para iniciar la polimerización de resinas acrílicas de termocurado, que se utilizan para la confección de prótesis y aparatos removibles. En cuanto a las resinas compuestas y sus respectivos adhesivos se utilizan las reacciones de tipo redox (auto curado), y la fotoactivación.

La reacción de fotoactivación utiliza energía electromagnética producida por una lámpara que utiliza luz del espectro visible. La reacción redox requiere de la combinación con otro componente. Una reacción redox o de oxidación-reducción es una reacción de transferencia de electrones donde la especie que los pierde se oxida y la que los gana se reduce.

Analizaremos más en profundidad estos dos tipos de iniciadores: los que se activan por una reacción química o **iniciadores químicos**, como el complejo **amino/peróxido de benzoílo**, y los que se activan por luz de espectro visible, denominados **foto iniciadores** (como las **canforoquinonas** o el **PPD**). El término "dual" que se les asigna a algunas resinas se refiere a que contiene ambos tipos de activadores. El objetivo de agregar ambos sistemas de iniciación en una resina es potenciar su efecto de polimerización y asegurar la conversión en zonas de difícil acceso a la luz para la foto activación.

5.2.6.1 Iniciadores químicos

Los cementos resinosos y adhesivos que utilizan iniciadores químicos vienen en dos pastas o en dos frascos, donde uno contiene al iniciador y el otro al co-iniciador. Para utilizarlos se deben mezclar ambos componentes lo que desencadena la reacción de polimerización. El sistema de activación química más comúnmente utilizado es el peróxido de benzoílo (PB) como iniciador y se le adiciona una amina terciaria como co-iniciador.

Este complejo PB/amina es cristalino, incoloro y poco hidrosoluble, en cambio es soluble en alcohol y acetona. Los materiales que contengan PB deben guardarse protegidos de la luz y refrigerados ya que tanto la luz como el calor lo estimulan para liberar radicales.

PB no debe ser usado en adhesivos que tengan agua como solvente, a menos que venga en diferente envase ya que puede sufrir hidrólisis. Con este tipo de iniciadores también se pueden presentar los problemas asociados con las aminas como decoloración, toxicidad y neutralización en soluciones ácidas[26].

Otro iniciador químico es el **TBB** (tri-n-butyl-borano). Este compuesto no requiere co-iniciador y se activa por una reacción de auto oxidación. Es muy inestable en agua, aire y ácido, así que viene dispensado por separado. Solo lo utilizan dos cementos: C&B Superbond (Sun Medical) y C&B Metabond (Parkell)[26].

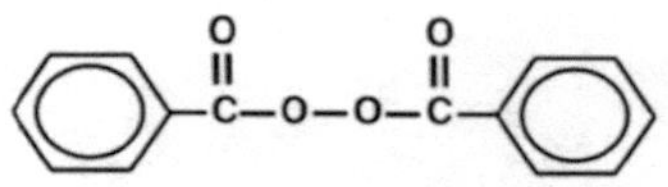

Peróxido de Benzoilo

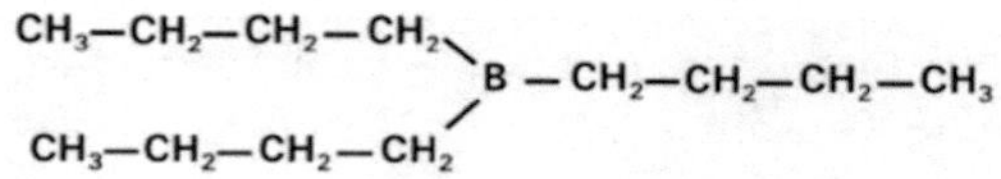

Tri-butil borano

La reacción química de polimerización involucra la activación de un agente que sea capaz de liberar un radical libre. Esta molécula liberada es llevada a un nivel más alto de energía y transmitido a otra molécula por colisión. Esta reacción química se produce al combinar **peróxido de benzoílo** y una **amina terciaria**. Cuando un radical libre se une con un doble enlace de carbón en el monómero, forma un par con uno de los electrones del doble enlace, convirtiendo al otro miembro del par de carbón en un nuevo radical libre que propiciará que la reacción continúe.

En la figura 66 el peróxido de benzoílo se descompone a alta temperatura generando dos radicales libres. Estos radicales van reaccionando con un monómero de acrilato de etilo en la primera etapa de iniciación y forman una nueva especie radicalaria. En la segunda etapa de propagación esta especie sigue reaccionando con más monómeros de acrilato de etilo y alargando la cadena de polímero. Por último, en la etapa de terminación se juntan y reaccionan dos especies radicalarias entre sí para dar finalidad al proceso de polimerización[91].

Según explica Tay *et al.*, la polimerización química de las resinas basadas en un grupo vinil, a través de un mecanismo de polimerización vía radicales libres, generalmente se consigue usando una reacción binaria tipo sistema

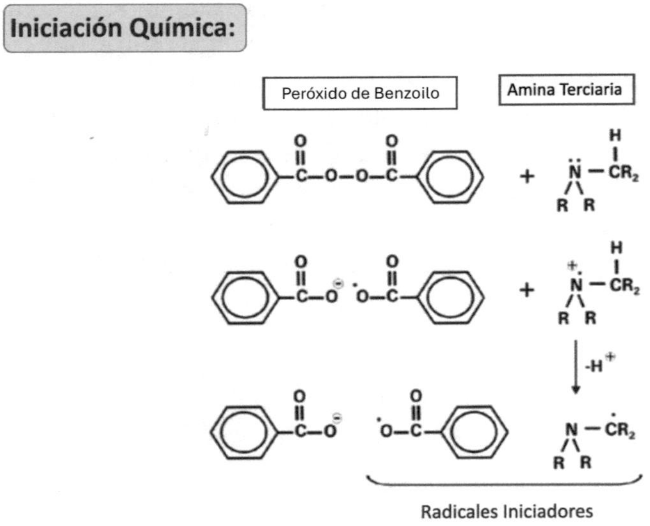

Figura 65. En los sistemas activados químicamente, la amina terciaria que actúa como un donador de electrones es utilizada para separar al peróxido de benzoílo en radicales libres. En los sistemas activados por calor, el peróxido de benzoílo se separa al ser expuesto al calor para formar radicales libres.

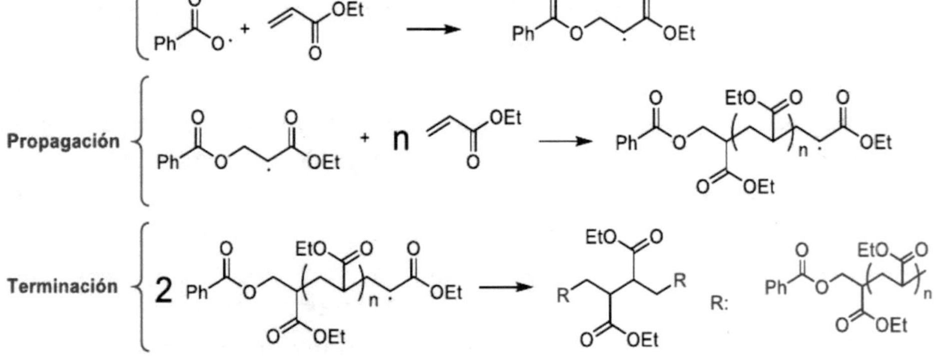

Figura 66. Esquema de descomposición del peróxido de benzoílo en la polimerización por radicales libres del poli (etilacrilato)[91].

catalítico redox, haciendo interactuar un peróxido y una amina terciaria altamente nucleofílica y aromática.

También se ha comprobado que en aquellos adhesivos que contienen monómeros bifuncionales acídicos, la CQ pierde su efectividad producto de la inactivación de la amina terciaria en el medio ácido. Esta anulación que se produce entre los monómeros acídicos de los adhesivos de una botella y los composites de auto curado, o de curado dual, se piensa que es causada por la interacción entre el acelerador nucleofílico de la amina terciaria en el composite y los monómeros acídicos no polimerizados en la capa de inhibición por oxígeno de estos adhesivos(92)(93).

Esto se traduce en una disminución de la resistencia tensil de las resinas compuestas activadas químicamente con la dentina(93)(94). Al respecto también se ha reportado una diferencia en la resistencia adhesiva de 33% a 76% entre los cementos de resina en modo de curado dual y autocurado. Chen *et al.*, compararon la resistencia adhesiva de tres adhesivos experimentales y dos comerciales (All Bond Universal (Bisco) y Optibond All in One (Kerr)) junto con el cemento adhesivo Duo Link (Bisco) en modo autocurado y foto curado. Ellos reportaron que los adhesivos más hidrofílicos fueron menos compatibles (mayor diferencia de resistencia adhesiva en los diferentes modos de curado)(94).

Los complejos de transferencia de cargas que se forman entre los monómeros acídicos y las aminas terciarias aromáticas impiden que estas participen en la reacción redox, impidiendo la generación de radicales libres, lo que se traduce en una incompleta polimerización del composite de curado químico(92).

Para contra restar este efecto negativo de incompatibilidad se ha incorporado en algunos adhesivos un espectro de catalizadores ternarios redox como las sales de sodio del aromático ácido aryl sulfínico. Estas reaccionan con los monómeros acídicos para producir radicales libres de fenil o benzenosulfonil que inician la polimerización de los composites de autocurado(95).

Muchos adhesivos autograbantes de un frasco incluyen otra botella separada de aditivos de catalizadores de curado-dual.

Otros sistemas contienen co-iniciadores químicos como parte integral de la mezcla del adhesivo para aumentar su compatibilidad con composites de curado químico. Por ejemplo, AQ Bond, (Sun Medical, Shiga, Japón) y Reactmer Bond (Shofu, Kyoto, Japón).

Clínicamente, la incompatibilidad de los adhesivos autograbantes en un solo frasco con los composites de curado químico o Dual, tiene el principal inconveniente de que ambos no pueden ser combinados al momento de cementar

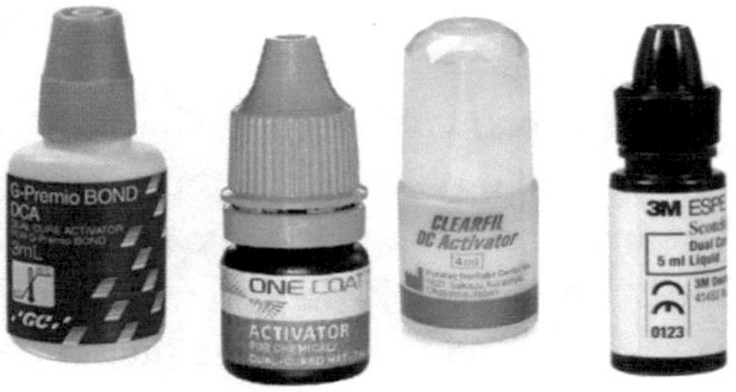

Figura 67. Diferentes botellas de activadores de curado dual para adhesivos de autograbado.

Cuadro 68. Algunos adhesivos de autograbado de un frasco, con aditivos externos catalizadores de curado dual.
• Prime & Bond NT Dual Cure (Dentsply, De Trey, Konstanz, Alemania)
• Excite DSC (Vivadent, Schaan, Liechtenstein)
• Dentastic Uno Duo (Pulpdent, Watertown, MA, USA)
• Optibond Solo Plus Dual Care (Kerr, Orange, CA, USA)
• BondLink (Den-Mat, Santa Maria, CA, USA)

una restauración indirecta como una incrustación con cavidades profundas con poco acceso a la luz de la lámpara de fotopolimerización. Esta incompatibilidad no se da en los adhesivos autograbantes de dos frascos donde los monómeros acídicos incluidos en el primer quedan separados del cemento o composite de autocurado por una capa de resina hidrofóbica del adhesivo propiamente tal.

5.2.6.2 Fotoiniciadores

Antes de la década de los setentas se utilizaron los fotoiniciadores que se activaban por luz del espectro ultravioleta (365 nm), donde las lámparas utilizadas tenían poca penetración de su luz para la polimerización y significaban un riesgo de exposición para la salud.

A partir de esa década se fue introduciendo gradualmente el sistema de foto activación en base al espectro de luz visible de longitud de onda que usualmente va de los 380 a 480 nm con una irradiación de 500-2000 mW/cm^2 y para ello se usaban lámparas de tipo halógenas. Actualmente la potencia de iluminación de una lámpara de tipo led ronda en torno a los 755 mW/cm^2, muy cercano al de las lámparas halógenas. Pero no es solo la potencia lo que importa sino también el hecho de que la irradiación de estas lámparas esté dentro del rango del nivel de absorción del sistema iniciador.

Según Jakubiak y colaboradores(96), la fotopolimerización de precursores de resinas compuestas de uso odontológico debe cumplir con los siguientes criterios clínicos:

- La tasa de polimerización para cada incremento debe ser suficientemente rápida para no incomodar al paciente (máximo 30-40 segundos).
- La intensidad y el espectro de la fuente lumínica usada para la fotopolimerización (luz visible en el espectro azul de 480 nm), no debe producir daño (quemaduras) de los tejidos blandos de la mucosa oral ni ser dañino para la pulpa.
- Debe asegurarse una completa polimerización de la resina en las zonas más profundas de la restauración para que no queden monómeros sin reaccionar, los que pueden afectar negativamente a la pulpa.
- La contracción de polimerización debe ser mínima para asegurar el íntimo contacto entre el sustrato dentario y la resina.
- Los componentes de la resina no deben causar reacciones tóxicas, inflamatorias, alérgicas, carcinogénicas ni mutagénicas en el paciente.

Para la foto iniciación de resinas compuestas de uso odontológico se utiliza comercialmente el sistema basado en la canforoquinona (CQ) y diferentes aminas como la N, N-dimetil-p toluidina, N-fenilglicina, 2-etil-dimetilbenzoato, y otras más. La canforoquinona puede por sí sola iniciar la fotopolimerización, pero a una lenta tasa de conversión. Las aminas se utilizan como co-iniciadores para acelerar la reacción. La fotopolimerización ocurre por una reacción de transferencia de electrones/protones. Las aminas inician la polimerización formando radicales de aminoalquil por la vía de esta transferencia de electrones foto inducida. La reactividad de los radicales derivados de estas aminas aromáticas pareciera estar muy ligada en función del número de grupos metilo que están enlazados al átomo de nitrógeno, aunque en el caso de la N-fenilglicina que es un co-iniciador muy efectivo, esta regla no se cumple(96)(97).

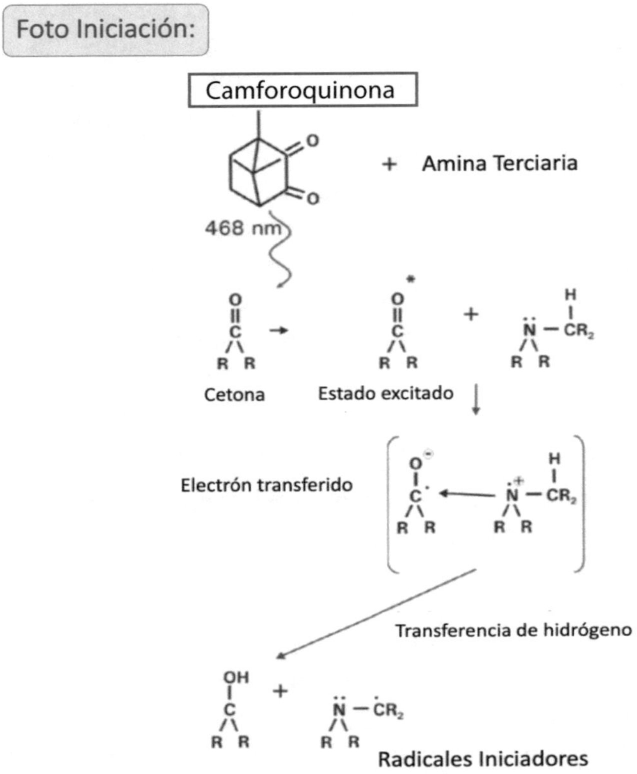

Figura 69. Reacción de radicalización de la camforoquinona como foto iniciador típico, reaccionando con una amina terciaria como co-iniciador para producir radicales libres para la polimerización.

5.2.6.2.1 Aminas terciarias como iniciadores

La canforoquinona (CQ) o (bornanediona, 1,7,7-trimetilbiciclo [2.2.l] heptano-2,3-diona) proviene de las a-dicetonas y al interactuar con aminas, proporciona un sistema de fotoiniciación muy efectivo para la polimerización de resinas restauradoras en base a metacrilatos. Entre sus principales beneficios están: una baja toxicidad, sus productos de degradación y su comportamiento de blanqueo. Puede absorber la luz dentro del espectro de luz visible (400-500nm), con una absorción máxima (kmax) a los 465-475 nm.

Ronald George Wreyford Norrish fue un químico inglés y ganador del premio Nobel en 1967 por sus estudios de reacciones químicas extremadamente rápidas mediante perturbaciones del equilibrio provocadas por pulsos de energía muy cortos. Mediante la variación del tiempo de retardo entre dos pulsos de energía, fue capaz de estudiar la cinética de la reacción y el decaimiento de los radicales o iones de vida muy corta. Su trabajo estableció lo que se conoce como "reacciones Norrish", una clase de reacciones químicas catalizadas por la luz UV, en las que los aldehídos y las cetonas en la fase gaseosa producen una variedad de compuestos a través de radicales intermedios.

En relación con el tema que nos convoca; nuestro interés debe enfocarse en las reacciones Norrish tipo II. Para que ocurra,; se requiere de un co-iniciador con el fin de comenzar la polimerización. La generación de radicales libres se relaciona con la proporción entre los iniciadores tipo II y aminas. En general, la proporción de aminas es de 1 a 4 veces la cantidad de canforoquinonas[98][99][100][101][102].

Para los sistemas Norrish tipo II se utilizan fotoiniciadores como el Etil-4-dimetilaminobenzoato (EDAB) y una amina terciaria aromática como el dimetil aminoetilmetacrilato (DMAEMA) o la canforoquinona (CQ). Cuando la CQ es irradiada en la presencia de moléculas donantes de hidrógeno, se produce inicialmente la extracción de H+ de esta. Los radicales resultantes derivados de los donantes de H + pueden dar inicio entonces a la polimerización[101][102].

En la reacción de foto descomposición del sistema CQ/amina, la amina terciaria es excitada por los fotones (espectro de luz azul) desde el estado de singlete hacia el estado de triplete (el estado singlete es un estado molecular donde todos los electrones están pareados en el estado triplete, un electrón excitado ya no está pareado como en su estado fundamental) de la CQ y la lleva hasta un estado de excímero o exciplete (término que proviene de dímeros excitados, utilizado originalmente para complejos en estado de excitación). Este exciplete recibe un H+ (catión hidrógeno) de la amina terciaria y genera un radical aminoalquil que es capaz de iniciar la polimerización mientras los radicales quetil tienden a formar dímeros.[1][93].

Según Dressano y cols.: "la nucleofilicidad, que es la habilidad de transferir químicamente electrones a una molécula electrofílica (por ejemplo, la CQ en su estado de excitación o triplete) es una característica importante del co-iniciador utilizado. Esta depende de la estructura del co-iniciador, reduciendo la reactividad con el fotosensibilizador (CQ) de acuerdo con el número de C=C presentes en la molécula"[1].

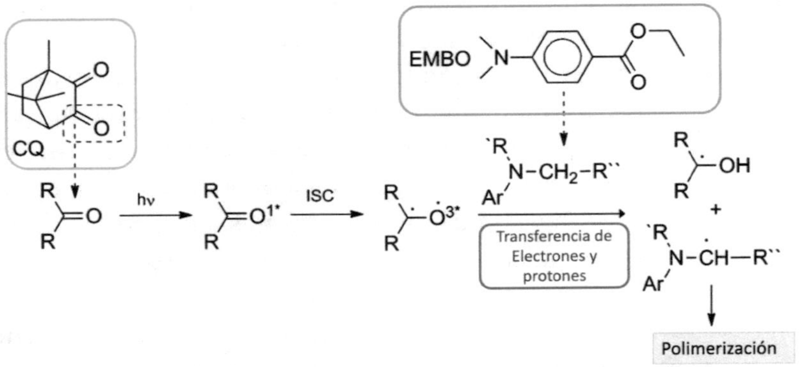

Figura 70. Formación de radicales y polimerización de sistemas fotoiniciadores de CQ/ aminas. CQ= camforoquinona, EMBO= etil 4-dimetilaminobenzoato (amina 3ª).

EDAB presenta mayor nuclefilicidad que DMAEMA y provee más protones a la CQ aumentando la reactividad y la conversión del monómero. Además de la nucleofilicidad, el radio CQ/amina es otro factor importante en la reacción de polimerización.

También otros investigadores han propuesto iniciadores alternativos como el 1-fenil-1-2 propanodiona (PPD), los óxidos de acilfosfino, y sales de onium(103)(104).

Estas aminas terciarias presentes en las resinas adhesivas pueden ser neutralizadas por algunos monómeros funcionales acídicos, lo que resulta en una inhibición significativa de la polimerización y por lo tanto en una reducción del grado de conversión de la resina. Al respecto, un ejemplo es la eventual incompatibilidad que puede existir entre cementos adhesivos de curado dual y algunos adhesivos de autograbado por su acidez. Esto se produce por la inactivación de las aminas terciarias iniciadoras de la polimerización del cemento, provocadas por los monómeros acídicos que no reaccionaron en la capa de inhibición por oxígeno(93).

Para Masao Hanabusa *et al.*, esta afectación del grado de conversión es variable (dependiendo del tipo de monómero) y transitoria, porque al interactuar el adhesivo con la HAp se eleva el pH del medio por el efecto de tamponaje de la dentina y además por un aumento de la viscosidad o gelificación de la resina que auto acelera la conversión. Este "efecto gel" sugiere que

	Nombre Amina	Estructura.
Aminas Alifáticas	Propilamina	$CH_3-CH_2-CH_2-NH_2$
	Butilamina	$CH_3-CH_2-CH_2-CH_2-NH_2$
	Pentilamina	$CH_3-CH_2-CH_2-CH_2-CH_2-NH_2$
	N,N´-Dimetiletilamina	$CH_3-CH_2-N(CH_3)_2$
	N,N,N´,N´,-Tetra-metiletilendiamina	$(CH_3)_2N-CH_2-CH_2-N(CH_3)_2$
Piperidinas	Piperidina	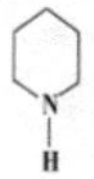
	1-Metilpiperidina	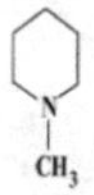
	2,2,6,6,-Tetrametil piperidina	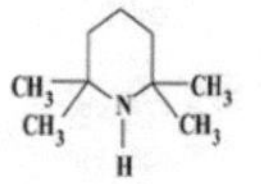
	1,2,2,6,6,- Penta-metilpiperidina	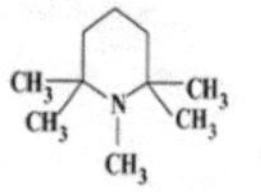
Aminas Aromáticas	4-(Dimetilamino) benzonitrilo	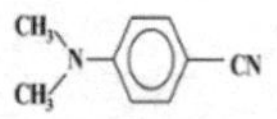
	N,N,-Dimetil-p-toluidina	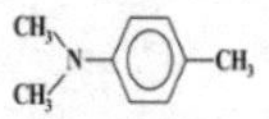
	N,N,-Dimetil-anilina	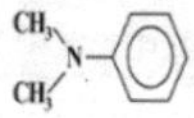
	N-Fenil-glicina	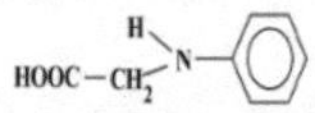

Figura 71. Listado de aminas disponibles como co-iniciadores de la polimerización de resinas.

una reducción en la terminación de cadenas acompañada de una disminución de la movilidad de los radicales de polímero podría ser consecuencia de este aumento de la viscosidad[(55)].

El rango de absorción de la canforoquinona va desde los 360 a 520 nm, con un *peak* máximo a los 465 nm. Por lo tanto, el espectro óptimo de emisión para una lámpara de fotopolimerización debería ser entre los 440 y 480 nm. En este sentido, las lámparas led son más eficientes; ya que en ellas el 95% de su emisión se ubica entre los 440-500 nm mientras que las lámparas halógenas el 95% de la luz emitida ronda entre los 400 y 510 nm[(89)].

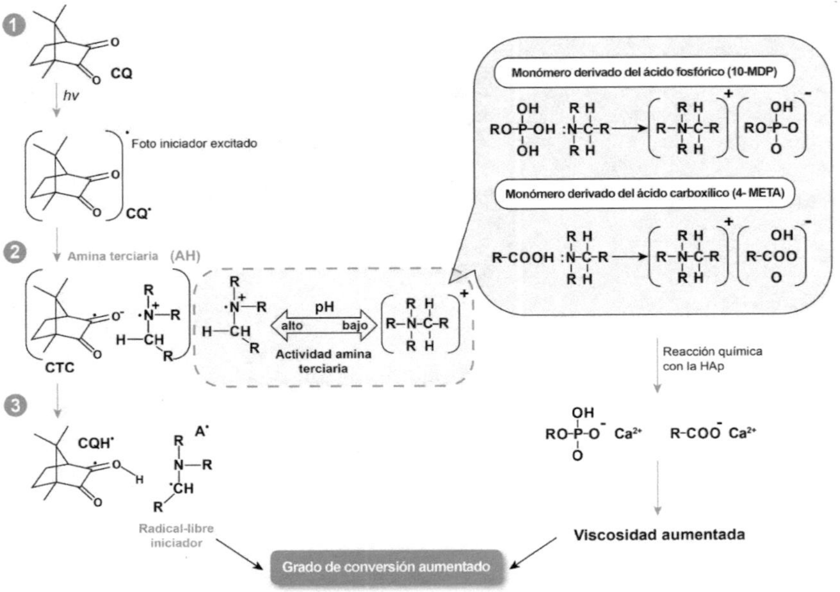

Figura 72. Esquema explicativo del proceso de fotoiniciación del complejo camforoquinona/amina y su interacción con dos monómeros acídicos funcionales (4-metacriloiloxietil trimelitato. Anhídrido (4-META), 10-metacriloiloxidecil dihidrógeno fosfato (10-MDP). HAp (hidroxiapatita), CQ (camforoquinona).

Adaptado de Hanabusa *et al.*

Actualmente el sistema de fotoiniciación se puede dar por dos tipos de reacciones (reacciones de Norrish)

TIPO I: o de foto fragmentación del fotoiniciador como con el óxido de acilfosfino o el PPD.

TIPO II: o de transferencia de electrones, donde se requiere de un co-iniciador (aminas alifáticas o aromáticas) para liberar los radicales, como con la canforoquinona.

La canforoquinona (CQ) posee una corta vida media para reaccionar con monómeros por lo que requiere un donante eficiente de hidrógeno para mejorar su efectividad (TIPO II). Para ello se adicionan aminas terciarias como donantes de electrones/protones y así se conforma el **complejo CQ-amina terciaria**[26].

También existe una variedad de monómeros que son promotores de adhesión y que también cumplen funciones como co-iniciadores para la camforoquinona, debido a que poseen un grupo aromático de amina terciaria como **NPG-GMA** (N-fenilglicina glicidilmetacrilato) y **NTG-GMA** (N-tolilglicina glicidilmetacrilato)[(26)].

Existe evidencia de que una mayor concentración de CQ mejora el grado de conversión y, por lo tanto, las propiedades mecánicas del polímero formado. Pero esto tiene un límite sobre el cual ya no se obtienen más ventajas, y sobrepasarlo, incluso, puede tener un efecto negativo[(105)]. La camforoquinona es una di-cetona que, a temperatura ambiental, se presenta como un polvo amarillo intenso. Si aumentamos su concentración, la pigmentación puede afectar negativamente las propiedades ópticas y el color de la resina.

Se ha visto que el grado de conversión de un adhesivo puede verse afectado por el tipo de monómero funcional, pero que esto a su vez también depende del sistema de foto iniciación que se utilice. Por ejemplo, el grado de conversión de un adhesivo foto iniciado por el sistema CQ puede verse significativamente afectado por el monómero MAC-10 (ácido 11-metacriloxi-1,1-undecanodicaboxylico) debido a la inactivación de la amina co-iniciadora por una reacción de tipo ácido-base, dada su elevada acidez. En cambio, el grado de conversión de un adhesivo que utilice borato como co-iniciador no se vería afectado por ningún monómero acídico que pueda estar incluido en la formulación[(103)(104)(105)].

Otro efecto negativo del uso del complejo CQ/Amina terciaria es el potencial tóxico de ambos compuestos y los productos oxidativos generados por ellos que a futuro pueden afectar la estética de las restauraciones. Debido a que la CQ no queda incorporada en la malla de polímero, la posibilidad de que se vaya liberando desde el material restaurador es alta[(105)].

5.2.6.2.2 *Otras alternativas de iniciadores*

En la búsqueda por llevar a cabo nuevos sistemas de foto iniciación para la odontología, que no requieren de una amina terciaria como co-iniciador y que a la vez sean altamente reactivos a la luz visible, se han desarrollado tres compuestos comerciales:

- **MAPO** (óxido de monoacrilfosfino)
- **APO** (óxido de acrilfosfino) y
- **BAPO** (óxido de bisacrilfosfino)

Estos iniciadores han demostrado que en cuanto a la fotopolimerización de monómeros de dimetacrilato pueden ser muy rápidos y eficientes. Ambos presentan una absorción aumentada en el rango cercano al límite de luz UV/ luz visible, alrededor de 350-420nm. y una reacción de Norrish TIPO I[(71)].

APO y **BAPO** sufren una rápida fotolisis que se traduce en la formación de radicales libres como benzoílo y fosfinilos. Se ha visto que el fotoiniciador **APO** puede experimentar una rápida apertura del enlace carbonil-fósforo y generar dos radicales orgánicos libres, capaces de iniciar la polimerización, pero a diferente tasa de liberación, lo que mejora el grado de conversión. Por otra parte, una molécula de **BAPO** puede generar cuatro radicales en un proceso gradual a partir de un único precursor lo que habla de su mayor reactividad respecto a **APO**, resultando en un mayor grado de conversión en un medio hidrofóbico y materiales restauradores con relleno[(71)].

Una desventaja para el uso de estos agentes fotoiniciadores alternativos, es que requieren de un sistema dual de emisión de luz, debido al punto máximo de absorción de estas moléculas y que implica la utilización de luz visible y ultravioleta. Siendo esta última menos eficiente en penetrar a través de la restauración, lo que puede provocar un deficiente grado de conversión de los monómeros más profundos[(90)].

Otro compuesto desarrollado como fotoiniciador bajo luz visible, han sido las **cetonas** con contenido de germanio orgánico. Este compuesto muestra un nivel de absorción de luz significativamente mayor que la CQ y también es utilizado como sistema fotoiniciador libre de aminas. Ambos compuestos ofrecen interés aparte por eliminar el "efecto amarillo" de la CQ y la posible alteración cosmética a futuro por la degradación de la amina[(105)].

El **PPD** (1-fenil-1,2-propanodiona), es otro tipo de dicetonas, con un *peak* de absorción de 400nm (de luz visible). A diferencia de la CQ, se presenta como un fluido viscoso, lo que le da buena compatibilidad con las resinas actuando como co-solvente. Su color es ligeramente amarillo lo que también es una ventaja respecto a la CQ y también presenta mejores propiedades mecánicas y eficiencia de polimerización.

Otra alternativa a utilizar como una efectiva alternativa al sistema CQ/ amina es la **butanediona,** otro tipo de fotoiniciador que, junto a las tioxantonas, benzofenonas, fotoiniciadores catiónicos, basados en nanopartículas de óxido de zinc y otros monómeros que actúan como fotoiniciadores son una extensa fuente para el lector que esté interesado en desarrollar este tema[(103)(104)].

5.2.7 Relleno inorgánico

La incorporación de partículas de relleno inorgánico en los sistemas adhesivos tiene como objetivo mejorar sus propiedades físicas, ya sea aumentando su viscosidad, dándole radiopacidad, mejorando sus propiedades mecánicas con potencial de absorción de cargas, regulando el grosor de película o infiriendo propiedades bacteriostáticas o bactericidas(106).

Este relleno inorgánico puede tener un origen natural o sintético. El más utilizado es la sílice (o sílica), un mineral que se obtiene al precipitar silicato de sodio en presencia de un ácido o una sal de un metal alcalino. Mientras más pequeño sea el tamaño de estas partículas de relleno y mientras más estrecha sea su distribución, mayor es su capacidad de reforzamiento.

El desarrollo tecnológico de los materiales compuestos responde a la necesidad de mejorar las prestaciones de las resinas tradicionales. En la fabricación de resinas restauradoras, existe un creciente interés en el empleo de nanocomposites plásticos.

La dureza y microdureza de los composites guarda una relación exponencial con la fracción volumétrica del relleno, y depende en menor medida de la dureza del relleno. La adición de cargas nanométricas frente a las micrométricas permitió una mejora sustancial de las propiedades físicas de las resinas compuestas. Es bien conocido que los nanocomposites exhiben propiedades que son muy diferentes a aquellos que están en la escala macroscópica.

La resistencia a la compresión y tracción suele aumentar de forma lineal con el porcentaje volumétrico de relleno. Con un mismo porcentaje de relleno inorgánico, al disminuir el tamaño de las partículas también se consigue un aumento de los valores de resistencia, pero como contraparte también se aumenta la viscosidad de los materiales, razón por la cual solo se pueden utilizar cantidades limitadas de relleno(89)(107).

Para conseguir un verdadero aumento de la resistencia mecánica en los composites de microrrelleno, es necesario adicionar entre un 40% a 60% de carga. Sin embargo, cuando las partículas de carga son de tamaño nanométrico, se consiguen similares o mejores reforzamientos con solo un 0.5 a 5% de relleno inorgánico.

Entre los rellenos inorgánicos utilizados tenemos: partículas esféricas de sílice, metal, otras partículas orgánicas e inorgánicas, partículas fibrosas (nanofibras y nanotubos) y otras nanopartículas como carbono, grafito,

En el caso de los composites se ha reemplazado el cuarzo parcialmente por partículas de metales pesados.

Entre los rellenos metálicos resaltan las nanopartículas de plata por su gran energía superficial y potencial bacteriostático¸ además porque aumentan significativamente la resistencia adhesiva y sus propiedades de infiltración reduciendo el ángulo de contacto del adhesivo a cero(2)(108). Otros rellenos utilizados son nanopartículas de ácido polimetacrílico, sepiolita (filosilicatos), dióxido de silicio, borosilicatos y aluminosilicatos de litio.

En principio, la resistencia flexural debería disminuir al adicionarle relleno, pero con las nanopartículas silanizadas, se forma una fuerte adhesión entre la matriz de resina y la superficie del relleno, lo que hace que el estrés se transfiera entre ambos y se reduzca la propagación de eventuales cracks(107).

Los silanos orgánicos son moléculas que poseen una doble polaridad (moléculas bifuncionales) y frecuentemente son utilizados para producir uniones químicas entre el relleno inorgánico (a través de enlaces iónicos) y la resina orgánica mediante enlaces de tipo covalente.

Se ha reportado que con una óptima cantidad de nano-relleno en la resina adhesiva causa un aumento en la fuerza de adhesión y la resistencia mecánica. Como se dijo, para que se produzca un beneficio mecánico, el porcentaje de nanorrelleno debe ser bajo (0,5-5% en peso); de esa manera no se afecta la profundidad de fotocurado ni el escurrimiento. Esto importa en el caso de rellenos opacos, pero en el caso de las nanopartículas de sílice, su índice refractario es similar al de la matriz de resina, por lo que la profundidad de fotocurado no se ve afectada(107).

La explicación al problema de la profundidad de curado es que, al ser el relleno de partículas tan pequeñas, no reflejan bien la luz, y esto es un problema principalmente para los composites restauradores. Para ello se les agregan partículas de relleno de mayor tamaño de alrededor de un micrón cuyo diámetro promedio se ubica dentro de la longitud de onda de la luz visible, lo que mejora su comportamiento óptico. Este no es un problema para los sistemas adhesivos ya que sus espesores de capa son muy delgados(89).

El aumento en la resistencia flexural producido por la adición de relleno en la resina, puede explicarse por el hecho de que éste puede aumentar las propiedades cohesivas de la capa adhesiva. Esta capa superficial de resina en conjunto con la zona hibridizada, actúan como una capa elástica que absorbe en parte la tensión de contracción de polimerización y el estrés oclusal transmitido desde la restauración.

5.2.8 Estabilizadores e inhibidores

La degradación y envejecimiento de las resinas compuestas es quizás el mayor problema para la longevidad de las restauraciones. Así como la adición de nanopartículas de relleno puede mejorar las características físicas del polímero, la incorporación de estabilizadores e inhibidores también puede mejorar dramáticamente su longevidad. Estos aditivos pueden alargar la vida del polímero inhibiendo cambios químicos y previniendo alteraciones físicas como pérdida de la resistencia, cracs o pérdida del color y brillo.

La degradación típicamente tiene un origen de tipo termo-oxidativo; vale decir, la estructura cargada energéticamente interactúa con el oxígeno ambiental y se desencadena una cascada de reacciones que llevan finalmente a la degradación del polímero. Esto puede ocurrir desde el momento en que se fabrica el producto, cuando se polimeriza y después mientras está en función. Como antioxidantes pueden utilizarse fenoles, fenoles y aminas modificados estéricamente (protección estérica) utilizados para ralentizar o detener una reacción química y fosfonatos los que juntos pueden actuar sinérgicamente[109]. En el caso de los fosfonatos u organofosfitos, son compuestos órgano fosforados que se caracterizan por tener un enlace carbono-fósforo (C-P) cuya fuerza es similar a la del enlace carbono-carbono (C-C) y que es resistente a la degradación bioquímica (hidrólisis), térmica y fotoquímica. La actividad de estos compuestos está directamente relacionada con sus características estructurales, como el tipo de heteroátomo o grupo funcional unido al átomo de fósforo y también con su estado de oxidación[110].

Kirsten Van Landuyt *et al.*,[26] también refieren que los inhibidores que se añaden a las resinas dentales son esencialmente antioxidantes; y explican que son capaces de capturar los radicales libres originados por una reacción prematura de los iniciadores. Además, refieren que a veces algunas moléculas de iniciadores pueden descomponerse o reaccionar espontáneamente y generar radicales, por ejemplo, en condiciones de alta temperatura que pueden darse durante el traslado o almacenamiento del producto comercial. En estas situaciones los inhibidores actúan rápidamente capturando los radicales liberados e inhibiendo así la polimerización. Entonces podríamos decir que estos inhibidores favorecen la vida útil del adhesivo. Los inhibidores más frecuentemente utilizados en los sistemas adhesivos de uso en nuestro campo son el hidroxytolueno butilado, el Butilhidroxitolueno (BHT), el mono metil éter hidroquinona (MMEQ) y otros derivados de fenoles como: P-4 metoxifenol (PMP) y el butil-fenol triterciario (BHT).

El BHT es el más comúnmente utilizado en combinación con resinas hidrofóbicas y el MMEQ se utiliza con mayor frecuencia en combinación con resinas más hidrofílicas.

Otros inhibidores que ocupan las resinas compuestas son la benzoquinona, el éter mono metílico de hidroquinona (también funciona como estabilizador y es el más utilizado), los derivados del fenol, como el P-4 metoxifenol (PMP) y el butil-fenol-triterciario[(111)].

5.2.9 Componentes bioactivos

5.2.9.1 Nanopartículas y monómeros con propiedades antimicrobianas

Ciertas formulaciones de adhesivos contienen exclusivamente materiales de relleno de tipo nanométrico. Según los fabricantes; este tipo de relleno potencia las propiedades mecánicas del polímero, le confiere alta ductilidad sin disminuir su resistencia, mejoras en sus propiedades ópticas (porque la transmisión de la luz a través del material es dependiente del tamaño de partícula del relleno), mayor resistencia a la abrasión. Esto, principalmente debido al hecho de que al estar relleno de partículas de menor tamaño y con una mayor relación de superficie por volumen, se reduce la separación entre partículas, fortaleciendo la matriz.

En ellos se adicionan componentes bioactivos con propiedades antibacterianas, ya sea que contengan en su composición o liberen sustancias que inhiban el desarrollo bacteriano o su adherencia en forma de placa bacteriana. En este sentido, uno de los primeros aditivos estudiados fue el relleno con nanopartículas cargadas con iones de plata en forma de iones Ag2+; las que son capaces de inhibir tanto bacterias, hongos y virus[(101)(112)]. Las propiedades antimicrobianas de las nanopartículas de plata son bien reconocidas. Los cationes metálicos como la plata en una dosis suficiente tienen una fuerte tendencia a provocar oxidación de las proteínas y lípidos de la pared o membrana celular, así como la ruptura de enlaces de hidrógeno en las cadenas de DNA. Debido a que las nanopartículas de plata (y las nanopartículas en general), tienen una elevada relación de superficie/volumen, éstas pueden contener un alto contenido de óxido de plata[(113)(114)(115)].

Las nanopartículas de plata (Ag) tienen una alta efectividad por su alta relación de superficie/masa, lo que permite que con una pequeña cantidad de este nano relleno se obtenga un potente efecto antibacteriano sin comprometer las propiedades físicas y mecánicas del material[116].

Las nanopartículas de plata se han asociado con resinas acrílicas, comonómeros de resina, sistemas adhesivos de uso odontológico, medicación intracanal y como cobertura en implantes con la finalidad de evitar infecciones microbianas (principalmente la recurrencia de caries y las periimplantitis), con excelentes resultados in vitro. Lamentablemente, la cantidad de estudios in vivo que confirmen tal efecto en la clínica, es muy baja[101][102]. Este tipo de nano relleno se puede incluir en un porcentaje de 0.1 a 1% en los adhesivos (en mayor porcentaje aumentaría su densidad y se reduciría su capacidad de escurrimiento), lo que promovería un reservorio con efecto prolongado de inhibición de la proliferación microbiana, tanto in situ como en la periferia.

Otras nanopartículas de relleno que contienen óxido de zinc (ZnO) u óxido de Titanio (TiO_2), también han sido probadas por su efecto antibacteriano en los composites[117]. Aumentando su presencia en la resina se ha comprobado una reducción significativa en la población de *Streptococo mutans*. Lamentablemente, esto conlleva también una reducción significativa de la profundidad de polimerización de este tipo de materiales.

También se ha reconocido un efecto antimicrobiano en nanorellenos que incorporan iones de cobre (Cu), óxido de nanografeno, nanopartículas de sílice, y nano cápsulas cargadas de antibióticos y antibacterianos como doxiciclina, farnesol y clorhexidina; que se van liberando de a poco y así aumenta la sustantividad del efecto antimicrobiano[118][119][120][121]. Últimamente, se han desarrollado cristales de aluminosilicatos en forma de nanotubos (Halloysite, HNT), como una plataforma para administrar aditivos en los adhesivos dentales. Se ha podido encapsular con éxito clorhexidina utilizando como vehículo estos nanotubos, y se han incluido de manera experimental en el adhesivo dentinario Scotch bond MP (3M-ESPE) los ha incluido en el primer / adhesivo. Tras un seguimiento de seis meses, este adhesivo modificado no vio afectada la polimerización ni su viscosidad, y mejoró el comportamiento adhesivo (en comparación con las otras muestras y el grupo control) mostrando un efecto a largo plazo prometedor para las muestras en que se aplicaron los HNTs + CHX y en las que se aplicó solución de CHX al 0,2% antes de la adhesión[122]. Un inconveniente que puede presentar este tipo de estrategia antimicrobiana es la limitada sustantividad que puede tener la liberación de estos compuestos ya que es muy difícil recargarlos en el tiempo[118].

Para contrarrestar la disminución de la actividad antimicrobiana, se han desarrollado monómeros que perduran en esta actividad en el tiempo, ejerciendo un efecto sinérgico al de los iones de plata. Me refiero a los monómeros derivados de amonio cuaternario. El primero que se obtuvo fue el bromuro de 12- metacryloyloxyydodecylperidinium; obtenido de la mezcla de alkylpyridinium (un amonio cuaternario) con un grupo metacrilato. Este monómero además no presenta toxicidad, puede inhibir las enzimas colagenolíticas (MMPs) y no altera las propiedades mecánicas del adhesivo[(1)]. Otro monómero con el mismo efecto es el dimetilaminohexadecil metacrilato[(101)(102)(123)(124)(125)].

También se ha presentado otro mecanismo bioactivo desarrollado para ser utilizado con algunos sistemas adhesivos, que se basa en la incorporación de nuevos monómeros modificados con aminas terciarias como: **DMAEM** (dodecil metilaminoetil metacrilato) y **HMAEM** (hexadecilmetilaminoetil metacrilato). Estos monómeros aplicados en una mínima concentración inhibitoria, y bactericida contra el *Streptococcus mutans*, *Streptococcus sanguinis*, y el *Streptococcus gordonii*, son capaces de generar una respuesta antibacteriana frente a los cambios de pH del medio, con la finalidad de reducir la ocurrencia de caries secundaria. Esta respuesta antibacteriana se exhibe solo en medios acidificados donde se ha producido un desequilibrio de los mecanismos de desmineralización y remineralización y se regula por la vía de la protonación o desprotonación del monómero adhesivo[(122)(123)(125)].

Una amina terciaria es una base orgánica donde su átomo central de Nitrógeno se conecta a tres grupos alkyl o aromáticos. Estas bases reaccionan de manera reversible frente a los cambios de pH del medio captando o liberando protones con la finalidad de mantener el equilibrio. Los átomos de nitrógeno de estas aminas terciarias pueden ser cargados con protones para formar amonios cuaternarios en condiciones de bajo pH, y en cuanto se consigue reducir la acidez ellos son desprotonados para volver a la estructura original de la amina terciaria[(122)(123)].

Se ha demostrado tanto in vivo como in vitro que la incorporación de estos monómeros (DMAEM y HMAEM) en una mínima concentración de 5% en la masa del adhesivo, no afecta las propiedades físicas o mecánicas ni la biocompatibilidad del mismo[(118)]. De esta manera, la respuesta reversible frente a la acidificación del pH, que permite regular a la población bacteriana del medio y el hecho de que esta regulación se ejerce sin la necesidad de liberación de algún tipo de droga antibacteriana hacen que este tipo de adhesivos tengan un promisorio desarrollo comercial en el futuro[(118)(125)].

5.2.9.2 Nanopartículas con propiedades biomineralizantes

Otro mecanismo para el control de los ácidos producidos por el biofilm y para favorecer la remineralización de los tejidos dentarios, es la adición de nanopartículas en la formulación del adhesivo o de la resina restauradora, que favorezcan la liberación de compuestos que son capaces de la captación o liberación de iones que participan activamente de la remineralización de la superficie dentaria. Este efecto, es muy útil en ayudar a prevenir la recurrencia de caries a nivel de los márgenes cavitarios(102)(116)(117).

Mediante la incorporación de nanopartículas de fosfato de calcio amorfo, que liberan iones de fosfato y calcio, se puede obtener un efecto para neutralizar los ácidos y remineralizar las lesiones incipientes de caries. Al combinar nanopartículas de plata, metacrilatos de amonio cuaternario y nanopartículas de fosfato de calcio amorfo se puede obtener un nuevo tipo de material restaurador (composite, cemento, sellante, base, liner o adhesivo), con un doble beneficio al asignarle un efecto antibacteriano y remineralizante(117)(119)(120).

Las nanopartículas tienen un tamaño que bordea los 100 nm o menos y su aplicación en odontología va desde el ámbito de la prevención hasta los materiales restauradores. La definición del tamaño de un material de relleno entre micrones y nanómetros puede ejercer cambios marcados en las propiedades físicas de un compuesto, por ejemplo, la dureza, su área de superficie reactiva y su propia reactividad química y biológica(120)(121).

BIBLIOGRAFÍA CAPÍTULO 5

(1) Dressano D., Salvador M. V., Tavares Oliveira M., Maria Marchi G., Fronza B.M., Hadis M., Palin W.M., Fonseca Lima A; Chemistry of novel and contemporary resin-based dental adhesives. *J. of the Mechanical Behav. of Biomed. Mat.* 110 (2020) 103875.

(2) Van Meerbeek B., Perdigao J., Lambrechts P. and Vanherle G. The clinical performance of adhesives, *J. Dentistry* 26 (1998) l.

(3) Munksgaard E.C., Hansen E.K., Engen T. and Ulla Holm: Self-reported occupational dermatological reactions among Danish dentists. *Eur J Oral Sci.* 1996; 104:396-402.

(4) Munksgaard EC: Permeability of protective gloves to (di)methacrylates in resinous dental materials. *Scand J Dent Res.* 1992. 100:189-92.

(5) Sano H, Takatsu T, Ciucchi B, Horner JA, Matthews WG, Pashley DH.: Nanoleakage: leakage within the hybrid layer. *Oper Dent.* 1995; 20:18-25.

(6) Hashimoto M., Ohno H.,Kaga M., Endo K., Sano H. and Oguchi H.: In vivo degradation of resin-dentin bonds in humans over 1 to 3 years. *J Dent Res.* 2000, 79:1385-1391.

(7) Sano H, Yoshiyama M, Ebisu S, Burrow MF, Takatsu T, Ciucchi B, Carvalho R, Pashley DH; Comparative SEM and TEM observations of nanoleakage within the hybrid layer. *Oper Dent* 1995; 20:160-167.

(8) Doèrfer CE, Staehle Hj, Wurst MW, Duschner H, Pioch T; The nanoleakage phenomenon: influence of different dentin bonding agents, thermo cycling and etching time. *Eur J Oral Sci* 2000 108:346-351.

(9) Pioch T, Pioch T, Staehle HJ, Duschner H, García-Godoy F; Nanoleakage at the composite-dentin interface: a review. *Am J Dent* 14:252-258.

(10) Tay FR, Pashley DH.: Water-treeing: a potential mechanism for degradation of dentin adhesives. *Am J Dent* 2003 16:6-12.

(11) Li H, Burrow MF, Tyas MJ: The effect of thermocycling regimens on the nanoleakage of dentin bonding systems. *Dent Mater.* 2002 18:189-196.

(12) Sofan E, Sofan A, Palaia G, Tenore G, Romeo U, Migliau G; Classification review of dental adhesive systems: from de IV generation to the universal type. *Annali di Stomatologia* 2017; VIII (1):1-17.

(13) Bowen RL, Marjenhoff WA: Dental composites/glass ionomers: the materials. *Adv Dent Res* 6:44-49, september, 1992.

(14) Giannini M, Makishi P, Almeida Ayres AP, Vermelho PM, Marin Fronza B, Nikaido T, Tagami J; Self-Etch adhesive systems: a literature review. *Braz Dental J*, (2015) 26(1):3-10.

(15) Gwinnett A.J And García-Godoy F; Effect of etching time and acid concentration on resin shear bond strenght to primary tooth enamel. *Am J Dent* 1992 (5):237-239.

(16) Swift EJ Jr and Cloe BC; Shear bond strenghts of new enamel etchants. *Am J Dent*. 1993 (6):162-164.

(17) Takamizawa, T.; Barkmeier, W.W.; Tsujimoto, A.; Suzuki, T.; Scheidel, D.D.; Erickson, R.L.; Latta, M.A.; Miyazaki, M. Influence of different pre-etching times on fatigue strength of self-etch adhesives to dentin. *Eur. J. Oral Sci*. 2016.

(18) De-Pau DM, Lomonaco D, Ponte AMP, Cordeiro KE, Moreira MM, Mazzetto SE, Feitosa VP; Influence of collagen cross-linkers addition in phosphoric acid on dentin biomodification and bonding of an etch-and-rinse adhesive. *Dent Mater*. 36 (2020) e1-e8.

(19) Stape TH, Tjäderhane L, Tezvergil-Mutluay A, Yanikian CR, Szesz AL, Loguercio AD, Martins LRM. Dentin bond optimization using the dimethyl sulfoxide-wet bonding strategy: A 2-year in vitro study. *Dent Mater*. 2016; 32:1472-1481.

(20) Tjäderhane L, Mehtala P, Scaffa P, Vidal C, Paakkonen V, Breschi L, Hebling J, Tay FR, Nascimento FD, Pashley DH, Carrilho MR. The effect of dimethyl sulfoxide (DMSO) on dentin bonding and nanoleakage of etch-and-rinse adhesives. *Dent Mater*. 2013; 29:1055-1062.

(21) Mehtala P, Pashley DH, Tjaderhane L. Effect of dimethyl sulfoxide on dentin collagen. *Dent Mater*. 2017; 33:915-922.

(22) Millan Cardenas AF, Rodrigues Araujo LC, Szesz AL, Tavarez RRJ, Figuerêdo de Siqueira FS, Reis A, Loguercio A.D.; Influence of application of dimethyl sulfoxide on the bonding properties to eroded dentin. *J Adhes Dent* 2021; 23:589-598.

(23) Asmussen E, Peutzfeldt A. Influence of selected components on crosslink density in polymer structures. *Eur J Oral Sci* 2001; 108:282-285.

(24) Asmussen E. Factors affecting the quantity of remaining double bonds in restorative resin polymers. *Scand J Dent Res* 1982; 90:490-496.

(25) Ferracane JL, Greener EH. The effect of resin formulation on the degree of conversion and mechanical properties of dental restorative resins. *J Biomed Mater Res* 1986; 20:121-131.

(26) Van Landuyt K L, Snauwaert J, De Munck J, Peumans M, Yoshida Y, Poitevin A., Coutinho E., Suzuki K., Lambrechts P., Van Meerbeek B. Systematic review of the chemical composition of contemporary dental adhesives. *Biomaterials* 2007 (28):3757-3785.

(27) Gajewski V, Pfeifer CS, Niivea RG, Fróes-salgado NRG, Boaro LC, Braga R: Monomers Used in Resin Composites: Degree of Conversion, Mechanical Properties and Water Sorption/Solubility. *Braz Dent J* (2012) 23(5):508-514.

(28) Moraes RR, Gonçalves LS, Ogliari FA, Piva E, Sinhoreti MA, Correr-Sobrinho L. Development of dental resin luting agents based on Bis-EMA4: bond strength evaluation. *Express Polymer Letters* Vol.2, No.2 (2008) 88-92.

(29) Sideridou ID, Karabela MM: Characteristics of the sorption of water an ethanol/water solution by light-cured copolymers of 2-hydroxyethyl methacrylate with dental dimethacrylate. *Journal of Applied Polymer Science*, Vol. 109, 2503-2512 (2008) 2008 Wiley Periodicals, Inc.

(30) Martínez-Ceballos EC, Martínez-Barrera G, Olea-Mejia O; Análisis del efecto del poli (bis (HEMA-fosfaceno y poli(HEMA-g-PLA) fosfaceno) en la contracción de fotopolimerización de Bis-Gma / TEGDMA. *Superficies y Vacío*, marzo de 2012 25(1):21-25.

(31) Ogliari FA, Ely C, Zanchi CH, Forte CBB, Samuel SMW, Demarco FF, Petzhold CL, Piva E; Influence of chain extender length of aromatic dimethacrylates on polymer network development. *Dent Mater*. 24 (2008) 165-171.

(32) Sideridou I and Karabela M I.; Characteristics of the sorption of water and an ethanol/water solution by light-cured copolymers of 2-hydroxyethyl methacrylate with dental dimethacrylates. *Journal of Applied Polymer Science* 2008, Vol. 109, 2503-2512.

(33) Becker Rodrigues S, Liberato Petzhold C, Gamba D, Castelo Branco Leitune V, Mezzomo Collares F: Acrylamides and methacrylamides as alternative monomers for dental adhesives. *Dent. Mater*. 34(2018):1634-1644.

(34) Becker Rodrigues S, Mezzomo Collares,F Castelo Branco Leitune V. Estratégias adesivas para prevenção da degradação da interface adesivo/dentina: revisão de literatura. *J Clin Dent Res*. 2018 Sept-Dec; 15(3):154-67.

(35) Jacques Lalevée y Jean Pierre Fouassier; Photopolymerisation Initiating Systems. Polymer Chemistry Series No. 29. Edited by *The Royal Society of Chemistry*. 2018.

(36) Peutzfeldt A. Resin composites in dentistry: the monomer systems. *Eur J Oral Sci*. 1997 Apr; 105(2):97-116.

(37) Asmussen E, Peutzfeldt A. Influence of selected components on crosslink density in polymer structure. *Eur J Oral Sci*. 2001 Aug; 109(4):282-5.

(38) Moszner N, Salz U. Recent developments of new components for dental adhesives and composites. *Macromol Mater Eng*. 2007; 292(3):245-71.

(39) Liang X, Liu F, He J; Synthesis of none Bisphenol A structure dimethacrylate monomer and characterization for dental composite applications. *Dent Mater*. 2014; 30:917-925.

(40) Vom Saal FS, Nagel SC, Coe BL, Angle BM, Taylor JA.; The estrogenic endocrine disrupting chemical bisphenol A (BPA) and obesity. *Mol Cell Endocrinol.* 2012; 354(1-2):74-84.

(41) Schmalz G, Preiss A, Arenholt-Bindslev; Bisphenol-A content of resin monomers and related degradation products. *Clin Oral Invest.* 1999; 3:114-119.

(42) Luo S, Liu F, Yu B. y He J.; Preparation of low shrinkage stress Bis-GMA free dental resin composites with a synthesized urethane dimethacrylate monomer. *Journal Of Biomaterials Science, Polymer Edition* 2019, Vol. 30, (2) 137-149.

(43) Shuzhen Luo, Wenbin Zhu, Fang Liu and Jingwei He; Preparation of a Bis-GMA-free dental resin system with synthesized fluorinated dimethacrylate monomers. *Int J Mol Sci.* 2016; 17:2014.

(44) Asmusen S, Arenas G, Cook WD, Vallo C; Photobleaching of camphorquinone during polymerization of dimethacrylate-based resins. Dent Mater. 25 (2009) 1603-1611.

(45) Zhou J, Wurihan, Shibata Y, Tanaka R, Zhang Z, Zheng K, Li Q, Ikeda S, Gao P, Miyazaki; Quantitative/qualitative analysis of adhesive-dentin interface in the presence of 10-methacryloyloxydecyl dihydrogen phosphate. *Journal of the Mechanical Behavior of biomedical Materials*. 2019, abril, Vol 92 (71-78).

(46) Yoshida Y, Yoshihara K, Hayakawa S, Nagaoka N, Okihara T, Matsumoto T, Minagi S, Osaka A, Van Landuyt K and Van Meerbeek B.; HEMA Inhibits Interfacial Nanolayering of the Functional Monomer MDP. *J Dent Res* 2012 91(11) 1060-1065.

(47) Yoshihara K, Yoshida Y, Hayakawa S, Nagaoka N, Irie M, Ogawa T, Van Landuyt KL, Osaka A, Suzuki K, Minagi S, Van Meerbeek B; Nanolayering of phosphoric acid ester monomer on enamel and dentin. Acta Biomaterialia 2011 (7):3187-3195.

(48) Yoshihara K, Hayakawa S, Nagaoka N, Okihara T, Yoshida Y and Van Meerbeek B: Etching Efficacy of Self-Etching Functional Monomers. J Dent Res 2018, Vol. 97(9) 1010-1016.

(49) Nakagawa K, Saita M, Ikeda T, Hirota M, Park W, Chang-Il Lee M and Ogawa T: Biocompatibility of 4-META/MMA-TBB resin used as a dental luting agent. *J Prost. Dent.* 2015-07-01, Volume 114, Issue 1, Pages 114-121.

(50) Yoshihara K, Hayakawa S, Nagaoka N, Yoshida Y, Van Meerbeek B. Chemical interaction of novel functional monomer with hydroxyapatite/dentin. Abstract presented at the 2017 IADR/AADR/CADR General Session at San Francisco, CA, *J Dent Res* 2017a; 96(spec Iss A):1713 (abstract).

(51) Yoshihara K, Yoshida Y, Hayakawa S, Nagaoka N, Kamenoue S, Okihara T., Ogawa T., Nakamura M., Osaka A. and Van Meerbeek B. Novel fluorocarbon functional monomer for dental bonding. *J Dent Res* 2014, 93:189-194.

(52) Song L, Sarikaya R, Ye Q, Misra A, Tamerler C, Spencer P; Multifunctional monomer acts as co-initiator and crosslinker to provide autonomous strengthening with enhanced hydrolytic stability in dental adhesives. *Dent Mater.* 2020, 36:284-295.

(53) Matsui, N.; Takagaki, T.; Sadr, A.; Ikeda, M.; Ichinose, S.; Nikaido, T.; Tagami, J. The role of MDP in a bonding resin of a two-step self-etching adhesive system. *Dent. Mater.* 2015, 34, 227-233.

(54) Yoshihara, K.; Yoshida, Y.; Hayakawa, S.; Nagaoka, N.; Torii, Y.; Osaka, A.; Suzuki, K.; Minagi, S.; Van Meerbeek, B.; Van Landuyt, K.L. Self-etch monomer-calcium salt deposition on dentin. *J. Dent. Res.* 2011, 90, 602-606.

(55) Hanabusa, M.; Yoshihara, K.; Yoshida, Y.; Okihara, T.; Yamamoto, T.; Momoi, Y.; Van Meerbeek, B. Interference of functional monomers with polymerization efficiency of adhesives. *Eur. J. Oral Sci.* 2016, 124, 204-209.

(56) Oguri M, Yoshida Y, Yoshihara K, Miyauchi T, Nakamura Y, Shimoda S, Hanabusa M, Momoi Y, Van MeerbeeK B.; Effect of functional monomer and photo-initiator system on the polymerization conversion of a dental adhesive. *Acta Biomaterialia* 2012; 8:1928-1934.

(57) Zhang Y, Wang Y. Improved degree of conversion of model self-etching adhesives through their interaction with dentine. *J Dent* 2012; 40:57-63.

(58) Moszner N, Salz U, Zimmermann J. Chemical aspects of self- etching enamel-dentin adhesives: a systematic review. *Dent Mater.* 2005; 21(10):895-910.

(59) Omura I, Yamauchi J. Correlation between molecular structure of adhesive monomer and adhesive property. 1st Congress *Int Dent Mater.* 1989; 356.

(60) Kemura K and Endo T.; A review of our development of dental adhesives - Effects of radical polymerization initiators and adhesive monomers on adhesion. *Dent Mater.* 2010; 29(2):109-121.

(61) Feitosa, VP, Sauro S, Ogliari F, Oliveira Ogliari A, Yoshihara K, Zanchi C.H., Correr-Sobrinho L., Sinhoreti M.A., Correr A.B., Watson T.F and Van Meerbeek B. Impact of hydrophilicity and length of spacer chains on the bonding of functional monomers. *Dent Mater.* 2014, 30:e317-323.

(62) Hidalgo-Lostaunau R. Reacción de la dentina a los sistemas adhesivos resinosos: aspectos biológicos relacionados y biodegradación de la capa híbrida. *Rev Estomatol Herediana.* 2008; 18(1):50-64.

(63) Koliniotou-Koumpia E. Pulpal responses after application of current adhesive systems to deep cavities, *Clin Oral Invest* (2007) 11:313-320.

(64) Auschill T.M.; Occurrence and Causing Stimuli of Postoperative Sensitivity in Composite Restorations, *Operat. Dent.* 2009, 34-1, 3-10.

(65) Bhatti U.A. The Phenomenon of Postoperative Sensitivity and Composite Restorations - A *Review, JPDA* 2019, Vol. 28 No. 01 Jan-Mar.

(66) Chen L. and In Suh B; Effect of Hydrophilicity on the Compatibility Between a Dual-curing Resin Cement and One-bottle Simplified Adhesives, *J Adhes Dent* 2013; 15:325-331.

(67) Rodríguez-Quirós. H A, Casanova-Yepes H F.; Effect of the functionalization of silica nanoparticles as a reinforcing agent on dental composite materials. *Rev. Fac. Ing. Univ. Antioquia* N.° 75 (2015) pp. 36-44, June.

(68) Klein-Júnior CA, Zander-Grande C, Amaral R, Stanislawczuk R, Garcia EJ, Baumhardt-Neto R, Meier M.M., Loguercio A.D., Reis A. Evaporating solvents with a warm air-stream: Effects on adhesive layer properties and resin-dentin bond strengths. *J Dentistry* 36 (2008) 618-625.

(69) Reis A.F., Oliveira M.T., Giannini M., De Goes M.F., Rueggeberg F.A.; The Effect of Organic Solvents on One-Bottle Adhesives' Bond Strength to Enamel and Dentin. *Operat. Dent.*, 2003, 28-6, 700-706.

(70) Ekambaram M, Cynthia Kar Yung Yiu, Jukka Pekka Matinlinna; An overview of solvents in resin-dentin bonding. *Int. J. of adhesión and adhesives* 57 (2015):22-33.

(71) Cadenaro M, Breschi L, Rueggeberg F A, Suchko M, Grodin E, Agee K., Di Lenarda R, Tay F.R., Pashley D.H. Effects of residual ethanol on the rate and degree of conversion of five experimental resins. *Dent Mater.* 25 (2009) 621-628.

(72) Tezvergil-Mutluay A, Agee K A, Hoshika T, Toshikazu Uchiyama, Tjäderhane L, Breschi L, Mazzoni A., Thompson J.M., McCracken C.E., Looney S.W., Tay F.R., Pashley D.H. Inhibition of MMPs by alcohols. *Dent. Mater.* 2011 (27) 9:926-933

(73) Pashley D H, Tay F R, Yiu C, Hashimoto M, Breschi L, Carvalho M and Ito S. Collagen Degradation by Host-derived Enzymes during Aging. *J Dent Res* 83(3):216-221, 2004.

(74) Chen C, Niu L-N, Xie H, Zhang Z-Y, Zhou L-Q, Jiao K, J.-H. Chen J-H, Pashley D.H., Tay F.R. Bonding of Universal Adhesives to dentine - Old wine in new bottles? *J. of Dentistry* 43 (2015):525-536.

(75) Cintra Mailart M, Poletto A, Bogado Escobar L y Bühler Borges A; Degradación de la interfaz adhesiva: ¿Cuáles son las consecuencias para la longevidad de las restauraciones? Facultad de Odontología. UNCuyo. 2017. Volumen 11. N° 1.

(76) Cadenaro M, Breschi L, Rueggeberg F, Suchko M, Grodin E, Agee K, Di Lenarda R, Tay F.R, Pashley D.H. Effects of residual ethanol on the rate and degree of conversión of five experimental resins. *Dent. Mater.* 2009; (25):621-628.

(77) Perdigão J, Lambrechts P, Van Meerbeek B, Braem M, Yildiz E, Yücel T, Vanherle G.; "The interaction of adhesive systems with human dentin". *Am J Dent* 1996; 9:167-73.

(78) Martín Hernández J; Aspectos prácticos de la adhesión a dentina, *Av. Odontoestomatol* 2004; 20-1:19-32.

(79) Garcia Lima F, Ratto de Moraes R, Demarco F, Burkert Del Pino F A and John Powers; One bottle adhesives: in vitro analisis of solvent volatilisation and sealing ability. *Braz. Oral Research* 2005 (19):278-283.

(80) Yoshio Furuse A, Peutzfeldt A, Asmussen E.; Effect of evaporation of solvents from one-step self etching adhesives. *J. Adhes. Dent* 2008 (10):35-39.

(81) Sadr A, Ghasemi A, Shimada Y, Tagami J; Effects of storage time and temperature on the properties of two self-etching systems. *J. Dent.* 2007 (35):218-225.

(82) Fontes S T, Ogliari F A, Lima G S, Bueno M, Schneider L F, Piva E.; Tetrahydrofuran as alternative solvent in dental adhesive systems. *Dent Mater.* 25 (2009) 1503-1508.

(83) Manhart J *et* Trumm C; Marginal adaptation of an etch-and-rinse adhesive with a new type of solvent in class II cavities after artificial aging; *Clin Oral Invest* (2010) 14:699-705.

(84) Papadogiannis D, Dimitriadi M, Zafiropoulou M, Gaintantzopoulou M D and Eliades G. Universal Adhesives: Setting characteristics and reactivity with dentin. *Materials* 2019, 12:1720.

(85) Van Landuyt K L, De Munck J, Snauwaert J, Coutinho E, Poitevin A; Monomer-Solvent Phase Separation in One-step Self-etch Adhesives. *J Dent Res* 2005; 84(2):183-188.

(86) Tay FR, King NM, Chan KM, Pashley DH. How can nanoleakage occur in self-etching adhesive systems that demineralize and infiltrate imultaneously? *J Adhes Dent* (2002) 4:255-269.

(87) Tay FR, Pashley DH. Have dentin adhesives become too hydrophilic? *J Can Dent Assoc 2003* 69:726-731.

(88) Raoult F M.; Loi générale des tensions de vapeur des dissolvants. *Comptes rendus* Hebdomadaires des Séances de L'Academie des Sciences", (1882) Tome 95, No 22 a. Tome 104 No 21, Pp. 1017-1076 and pp. 1387-1462. Raoult's papers: pp. 1030-33 (tome 95) and pp. 1430-1433 (tome 104).

(89) Hervás García A., Martínez Lozano M.A., Cabanes Vila J, Barjau Escribano A, Fos Galve P. Resinas compuestas. Revisión de los materiales e indicaciones clínicas. *Med. Oral Patol Oral Cir. Bucal* 2006:11; E215-20.

(90) Verzola K C, Dressano D, Coury Saraceni C H, Souza Gonçalves L, Hadis M.; Bis(4-methyl phenyl)iodonium as an alternative component to diphenyliodonium in camphorquinone-based ternary initiating systems. *Dent Mater.* 2020 (36):1282-1288.

(91) Sperling, L. H. (2006). *Introduction to physical polymer science.* Hoboken, New Jersey: John Wiley & Sons Inc.

(92) Tay F R, Pashley D H, Cynthia K.Y. Yiu C K, Sanares A M, Wei S H.; Factors contributing to the incompatibility betwen simplified-step adhesives and chemically cured or dual cured composites. part 1. single step self etching adhesive. *J. Adhes. Dent.* 2003 (5):27-40.

(93) Gutiérrez M F, Sutil E, Malaquias P, De Paris Matos T, Marques de Souza L, Reis A, Perdigão J, Loguercio A:D. Effect of self-curing activators and curing protocols on adhesive properties of universal adhesives bonded to dual-cured composites. *Dent Mater*. 2017; 33:775-787.

(94) Chen L and In Suh B.; Effect of Hydrofilicity on the Compatibility Between a Dual-curing Resin Cement and One-bottle Simplified Adhesives. *J Adhes. Dent*. 2013 (15):325-331.

(95) Tay F R, Pashley D H,Yiu C K, Sanares A M, Stephen H.Y. and Wei S H.; Factors Contributing to the Incompatibility Betwen Simplified step Adhesives and Self cured or Dual cured Composites. Part II. Single-bottle, Total Etch Adhesive. *J Adhes Dent*. 2003 (5)91-105.

(96) Jakubiak J, Allonas X, Fouassier J P, Sionkowska A, Andrzejewska E, Lindene L A, Rabek J F. Camphorquinone-amines photoinitating systems for the initiation of free radical polymerization. *Polymer* 2003, 44:5219-5226.

(97) Allonas X, Fouassier J P, Angiolini L, Caretti D. Excited-State Properties of Camphorquinone Based Monomeric and Polymeric Photoinitiators. *Helvet. Chim. Acta* 2001, Vol. 84:2577-88.

(98) Yatabe M, Seki H. Effect of reducing agent on oxygen inhibited layer of cross linked reline material. *Journal of Oral Rehab*. 2001; 28:180-5.

(99) Gauthier M A, Stangel I, Ellis T H and Zhu X X.; Oxygen inhibition in dental resins. *J Dent Res*. 2005; 84:725-9.

(100) Sereda L, López-González M M, Yuan Visconte L L, Nunes R C, Guimarães Furtado C R and Riande E.; Influence of silica and black rice husk ash fillers on the diffusivity and solubility of gasses in silicone rubbers. *Polymer* 2003 44:3085-3093.

(101) Andrzejewska E, Lindkn L-A, Rabek JI; The role of oxygen in camphorquinone-initiated photopolymerization. *Macromol. Chem. Phys*. (1998) 199,441-449.

(102) Noronha V T, Paula A J, Durán G, Galembeck A, Cogo-Müller K, Michelle Franz-Montan M, Durán N. Silver nanoparticles in dentistry. *Dent. Mater*. 2017 (33):1110-25

(103) Oliveira D, Rocha M, Gatti A, Correr A, Ferracane J, Sinhoret A. Effect of different photoinitiators and reducing agents on cure efficiency and color stability of resin-based composites using different LED wavelengths. *J Dent*. 2015; 43(12):1565-72.

(104) Schroeder WF, Vallo CI. Effect of different photoinitiator systems on conversion profiles of a model unfilled light-cured resin. *Dent Mater*. 2007; 23:1313-1321.

(105) Schneider L F, Cavalcante L M, Prahl S A, Pfeifer C S, Ferracane J L; Curing efficiency of dental resin composites formulated with camphorquinone or trimethylbenzoyl-diphenyl-phosphine oxide. *Dent. Mater*. 2012 (28):392-397.

(106) Van Meerbeek, B.; Yoshihara, K.; Van Landuyt, K.; Yoshida, Y.; Peumans, M. From Buonocore's Pioneering Acid-Etch Technique to Self-Adhering Restoratives. A

Status Perspective of Rapidly Advancing Dental Adhesive Technology. *J. Adhes. Dent.* 2020, 22:7-34.

(107) Azad E, Atai M, Zandi M, Shokrollahi P, Solhi L; Structure-properties relationships in dental adhesives: Effect of initiator, matrix monomer structure, and nano-filler incorporation, *Dent Mater.* 018 (34); 1263-1270.

(108) Mohammad Nassif *et* El Askary F; "Nanotechnology and nanoparticles in contemporary dental adhesives", *Nanobiomaterials in Clinical Dentistry*. Chapter 7, © 2019 Elsevier Inc.

(109) Wade Leroy, *Química Orgánica.* 7ª Edición 2011. Pearson Education. México

(110) Rebello dos Santos V M, Donnici C L, Neves DaCosta J B e Marques Rodrigues Caixeiro J; Compostos Organofosforados Pentavalentes: Histórico, Métodos Sintéticos De Preparação E Aplicações Como Inseticidas E Agentes Antitumorais. *Quim. Nova*, Vol. 30 (2007), No. 1, 159-170.

(111) Loarte-Merino G J,Perea-Corimaya E, Portilla-Miranda S, and Juela-Moscoso C.; Fundamentos para elegir una resina dental; *Revista OACTIVA* UC Cuenca. Vol. 4, No. Esp, pp. 55-62, diciembre, 2019.

(112) Allaker RP. The use of nanoparticles to control oral biofilm formation. *J. Dent. Res*. 2010; 89(11):1175-1186.

(113) Jandt Klaus D., Watts David C.; Nanotechnology in dentistry: Present and future perspectives on dental nanomaterials. *Dent. Mater.* 20230 (36):1365-78.

(114) Morones J R, Elechiguerra J L, Camacho A, Holt K, Kouri J B, Tapia Ramírez J and Yacaman M J.; The bactericidal effect of silver nanoparticles. *Nanotechnology*. 2005; 16(10):2346-2353.

(115) Lu Z, Rong K, Li J, Yang H, Chen R. Size-dependent antibacterial activities of silver nanoparticles against oral anaerobic pathogenic bacteria. *J. Mater. Sci. Mater. Med.* 2013; 24(6):1465-1471.

(116) Cheng Y-J, Zeiger D N, Howarter J A, Zhang X, Lin N J, Antonucci J M, Lin-Gibson S.; In situ formation of silver nanoparticles in photocrosslinking polymers. *J. Biomed. Mater. Res. Part B Appl. Biomater.* 2011; 97(1):124-131

(117) Cheng L, Zhang K, Weir M D, Melo M A, Zhou X, and Xu H; Nanotechnology strategies for antibacterial and remineralizing composites and adhesives to tackle dental caries. *Nanomedicine* (London) 2015, 10(4):627-641.

(118) Liang J, Liu F, Zou J, Xu H H K, Han Q, Z. Wang Z, Li B, Yang B, Ren B, Li M, Peng X, Li J, Zhang S, Zhou X and Cheng L. pH-Responsive Antibacterial Resin Adhesives for Secondary Caries Inhibition. *J Dent Res* 2020, Vol. 99(12) 1368-1376.

(119) Zhou Z, Hu F, Hu S, Kong M, Feng C, Liu Y, Cheng X, Ji O and Chen X.Ph-activated nanoparticles with targeting for the treatment of oral plaque biofilm. *J Mater Chem* B. 2018 6(4):586-592

(120) Horev B, Klein M I, Hwang G, Li Y, Kim D, Koo H and Benoit D.S· PH activated nanoparticles for controlled topical delivery of farnesol to disrupt oral biofilm virulence. *ACS Nano*. 2015, 9(3):2390-2404.

(121) Zhao Z, Ding C, Wang Y, Tan H and Li J.; Ph-responsive polymeric nanocarriers for efficient killing of cariogenic bacteria in biofilms. *Biomater Sci*. 2019, 7(4):1643-1651.

(122) Fielding LA, Edmondson S, Armes SP.; Synthesis of pH-responsive tertiary amine methacrylate polymer brushes and their response to acidic vapour. *J Mater Chem*. 2011, 21(32):11773.

(123) Kocak G, Tuncer C, Bütün V.; pH-responsive polymers. *Polym Chem*. 2017, 8(1):144-176.

Capítulo 6

Degradación de la capa adhesiva

La adhesión a los tejidos dentarios (esmalte/dentina) se basa en la formación de una interfaz o capa híbrida construida *in situ*, mediante la difusión de monómeros resinosos que impregnan y plastifican el sustrato dentario previamente acondicionado, y todo se realiza a una escala micrométrica y nanométrica. De esa manera la llamada "capa híbrida" es una mezcla de colágeno, hidroxiapatita, monómeros resinosos, agua y/o fluido dentinario, solventes residuales y barro dentinario (en el caso de los adhesivos de autograbado). Podríamos decir que mientras más compacta y homogénea sea la capa híbrida, mayor será la estabilidad de la adhesión. Pero la realidad es que las condiciones del huésped, en este caso más específicamente de la cavidad oral y del sustrato dentinario son particularmente adversas en cuanto a lo que se refiere a la adhesión de compuestos adhesivos resinosos(1).

Aparte de las dificultades para crear una capa de ínter difusión en la dentina para establecer una zona híbrida, la estabilidad de este biocomposite está desafiada constantemente por procesos degradativos que afectan por un lado a la matriz orgánica de la dentina y por otro a la resina adhesiva. Es así, entonces, como la degradación de la capa híbrida podemos dividirla en dos aspectos distintos pero muy interrelacionados: la degradación y desorganización de las fibras colágenas y la degradación de la resina adhesiva en los espacios interfibrilares. Ambos aspectos involucran procesos de degradación tanto hidrolítica como enzimática(2)(3). Ambos mecanismos involucran procesos de hidrólisis inducidos por el agua residual presente al interior de la capa híbrida. Este contenido acuoso puede provenir del líquido intrínseco de la dentina, de la técnica de adhesión utilizada (por ejemplo, del lavado con agua para eliminar el gel de ácido fosfórico), o de la química del adhesivo (como solvente residual no eliminado). Del mismo modo, el agua también puede provenir por contaminación de la técnica adhesiva desde el medio bucal (saliva), o por microfiltración a través de desajustes, fracturas del composite u otro mecanismo de infiltración marginal desde el exterior. Al margen de la degradación hidrolítica que va degradando la red de colágeno y rompiendo enlaces del polímero, simultáneamente van actuando enzimas específicas que degradan el colágeno y la resina, produciendo la ruptura y la elusión de compuestos, todo lo cual lleva a la pérdida de la adhesión; lo que en la clínica se expresa como caries secundaria, zonas o brechas de microfiltración, áreas de tinción marginal, cuadros pulpares y en último caso, desalojo de las restauraciones. Todos estos procesos (degradación hidrolítica y enzimática) se ven potenciados unos con otros.

6.1 DEGRADACIÓN ENZIMÁTICA DE LAS FIBRAS COLÁGENAS

El proceso de degradación del colágeno comienza inmediatamente tras el acondicionamiento de la dentina con ácido ortofosfórico. Este remueve el barro dentinario y libera parte del entramado de fibras colágenas de la superficie para que la resina se infiltre entre ellas, a la vez que penetra en la entrada de los túbulos dentinarios expuestos (tags de resina) y de esa manera se logra el anclaje micromecánico.

La matriz colágena está normalmente cubierta por varias proteínas que fueron necesarias para la dentinogénesis y que quedaron incluidas en su seno, en la medida en que esta se fue mineralizando. Entre ellas están aquellas enzimas que se encargan de los procesos de remodelado de la dentina. Estas enzimas conocidas como metaloproteinasas (MMPs), utilizan iones de calcio y zinc para ejercer su proceso de degradación de las fibras colágenas. Algunos autores sostienen que el zinc juega un rol más importante en la actividad de las MMPs[(4)]. Ellos afirman que el zinc se une más firmemente a la matriz que el calcio y por lo tanto este se elimina con mayor facilidad durante el grabado ácido. Las MMPs son una subclase de péptido hidrolasas en su mayoría colagenasas (degradan colágeno), gelatinasas (degradan gelatin colágeno desnaturalizado) y estromelisinas (degradan proteoglicanos y proteínas no colágenas)[(5)].

Son producidas por fibroblastos, odontoblastos, osteoblastos y otras células de defensa como leucocitos polimorfonucleares y macrófagos. Actúan en diversos procesos biológicos como desarrollo y remodelado de tejidos o como mediadores químicos y diversas proteínas pueden inhibir su accionar. Además de la matriz extracelular del tejido dentino-pulpar, las metaloproteinasas también se encuentran en la saliva, el fluido dentinario y el fluido crevicular(6).

En la dentina madura se encuentran inactivas y se activan por la desmineralización de esta, ya sea por el grabado ácido o por el proceso de caries(5)(7)(8)(9). En la caries, las colagenasas bacterianas pueden degradar colágeno y otras proteínas no colágenas en presencia de un pH neutro, pero no resisten un pH inferior a 4.3(6). Se ha estudiado previamente que valores de pH entre 2,3 y 5 son efectivos para activar gelatinasas salivales, a este tipo de activación de MMPs se le ha denominado "activación ácida"(5)(9).

Las fluctuaciones críticas de pH en el medio oral, como consecuencia de la actividad bacteriana, activan enzimas colagenolíticas propias del huésped (endógenas) en la saliva y el fluido crevicular que a su vez activan zimógenos (precursores enzimáticos de MMPs) y otras metaloproteinasas que queden inactivas y así continúa la progresión y perpetuación de la caries(10)(5).

Al desmineralizar la dentina mediante el grabado ácido, las metaloproteinasas-2, -3, -8, -9 y -20 y catepsinas presentes son activadas por la reducción del pH y comienzan a degradar lentamente las fibrillas colágenas de la capa híbrida (principalmente aquellas que no fueron infiltradas debidamente por el adhesivo)(4)(9). La hidrólisis de los componentes resinosos derivados de metacrilato es catalizada por esterasas propias de la matriz dentinaria o de la saliva(12)(13).

También los monómeros resinosos y/o las aminas terciarias presentes en los sistemas adhesivos y cementos resinosos juegan un rol en la activación de las MMPS; sea por la inhibición de TIMPs (inhibidores tisulares de MMPS), activando las formas latentes de MMPs interfiriendo en el grupo cisteína de su estructura molecular zinc dependiente, o estimulando a los odontoblastos para la expresión y secreción de nuevas MMPs(5)(13)(14).

Entre las enzimas MMPs más abundantes de la matriz están la MMP-2 seguida de la MMP-9 que no son verdaderas colagenasas, pero intervienen en la apertura del acceso de las MMP-1, MMP-8, MMP-13 y MMP-18 que sí lo son. Se piensa que el colágeno es fragmentado por la MMP-8 colagenasa, que lo divide en fragmentos de péptidos de ¼ y ¾, y que la posterior degradación es hecha por la MMP-2 y MMP-9 que son gelatinasas y atacan los fragmentos no helicoidales y los reducen a fragmentos aún más pequeños. La conversión de fibrillas de colágeno insoluble a péptidos de gelatina solubles causa una pérdida de la continuidad entre la capa híbrida y las fibrillas de colágeno ancladas en la dentina subyacente[15].

La catepsina CT-K es la responsable de casi la totalidad de la actividad de las catepsinas contra el colágeno (el 98%), y se diferencia del resto de las catepsinas y de las MMP-s, en su habilidad para segmentar las estructuras helicoidales del colágeno en varios sitios generando múltiples pequeños fragmentos actuando sinérgicamente con las MMP-s[15].

Es importante destacar que el colágeno dentinario está altamente unido por enlaces de entrecruzamiento en cadenas peptídicas, así que estos fragmentos son más difíciles de solubilizar ya que no son susceptibles a las colagenasas peptídicas. La actividad de las MMPs es más rápida inicialmente (los primeros tres días) y reducen significativamente el grosor de la matriz. La menor actividad que continúa tras los primeros tres días se debe al clivaje de péptidos remanentes unidos por enlaces más débiles[4].

Todo esto sugiere la importancia de inhibir las enzimas responsables de la degradación del colágeno y de controlar la humedad de la cavidad tras el lavado del acondicionador ácido, así como la suficiente evaporación de los solventes presentes en el primer y adhesivo.

6.1.1 Mecanismos de inhibición de enzimas proteasas dentinarias endógenas

Dentro de los inhibidores de las proteasas dentinarias endógenas que se han probado podemos mencionar entre otros:

- Agentes quelantes (EDTA)
- Agentes de entrecruzamiento de proteínas (*cross-linkers*) (glutaraldehído (glumma))[16][18][11][12].
- Inhibidores específicos vs. no específicos (galardin, batimastat, illomastat y clorhexidina)[14][16][19][20].

Como agente quelante se ha usado el ***ácido etilen diamino tetra acético (EDTA)*** que actúa atrapando los iones de Zn que son necesarios para que las MMPs desarrollen su actividad de hidrolasas catalíticas. También capturan iones de Ca que les permiten mantener su estructura terciaria a dichas enzimas[20]. El acondicionamiento de la dentina utiliza EDTA al 0,5M disuelto en etanol durante uno o dos minutos, lo que crea una capa de reacción-integración más delgada donde los monómeros hidrófobos se infiltran completamente sin dejar espacios libres de adhesivo(20).

El ácido etilen diamino tetra-acético (EDTA) es una molécula que posee 4 grupos derivados del ácido carboxílico, los que le dan propiedades de eliminar el barro dentinario (BD) y desmineralizar la dentina mediante procesos de quelación de iones de Ca desde la matriz de colágeno. Esta remoción de calcio es menos agresiva que el grabado con ácido fosfórico e involucra principalmente el calcio extrafibrilar (a diferencia de este último que afecta tanto al calcio intra y extrafibrilar). La quelación del Ca y el Zn mediante EDTA promueve la inactivación de MMPs.

Osorio reportó que los grupos tratados con 0.1M. de EDTA mostraban una adhesión más duradera después del almacenamiento en NaClO comparado con adhesivos de grabado total y de autograbado. El lavado, tras la desmineralización, de la dentina tratada con EDTA, remueve este último, lo que reduce significativamente las propiedades mecánicas y aumenta la degradación del colágeno dentinario, hecho que confirma el efecto anti MMPs de EDTA y apunta a que esta inhibición es reversible(22)(23).

El ***bromuro de metacriloiloxi dodecilpiridinio (MDPB)*** es un metacrilato de amonio cuaternario que ha sido utilizado en el adhesivo Clearfil Protect Bond (Kuraray) y ha demostrado capacidad para inhibir MMPs. Los compuestos de amonio cuaternario son surfactantes catiónicos con actividad detergente, bactericida y virucida. Ellos están cargados positivamente y pueden inhibir las MMPs por un mecanismo catiónico(24)(25).

También se ha probado el ***cloruro de benzalconio*** *(cloruro de alkil-benzil dimetilamonio (BAC))*, el cual tiene un efecto inhibitorio de MMPs inmediato, comparado al de la CHX y se une fuertemente a la dentina desmineralizada. Se ha utilizado como metacrilato de BAC al 1% o 0,5% BAC mezclado con el adhesivo, siendo más efectivo el primero, pero no han demostrado un efecto sostenido en el tiempo(26).

Otros compuestos quelantes probados han sido los bisfosfonatos, especialmente el **ácido polivinil fosfónico** que ha mostrado un buen resultado inmediato pero una longevidad cuestionable(27).

Dentro de los agentes de entrecruzamiento de proteínas más investigados están la **carbodiamida**, el **glutaraldehído** y las **proantocianidinas**. Estos agentes inducen la formación de conexiones cruzadas exógenas o secundarias que resultan en la mejoría de las propiedades mecánicas de resistencia a la tracción y el módulo de elasticidad de los tejidos formados por esa proteína. Esas nuevas conexiones cruzadas son formadas al interior de las moléculas de colágeno (intramoleculares), entre esas moléculas (intermolecular) y entre fibrillas de colágeno (interfibrilar). Paralelamente, y en lo que nos interesa, esos agentes también son potentes inhibidores de metaloproteinasas (MMPs) y cisteínas catepsinas (CATs)[17][11][12].

En un estudio multicéntrico publicado por Seseogullari-Dirihan *et al.*, el año 2016[28], se probó el efecto inhibidor de enzimas MMPs de seis agentes promotores de entrecruzamiento: glutaraldehído, riboflavina/UVA (riboflavina activada por luz UV-A) y riboflavina-5-monofosfato/UVA,), extracto de semillas de uva (fuente natural de proantocianidinas), extracto de bayas de zumaque (especie de la cocina árabe con propiedades antiinflamatorias y que también es fuente natural de proantocianidinas) y cúrcuma; comparando la actividad enzimática con un grupo control al cual se le realizó el protocolo convencional de adhesión. Como resultado la actividad proteolítica de los grupos tratados con estos agentes de entrecruzamiento se redujo significativamente en un rango de 21-70% en comparación con el grupo control, mostrando una notoria disminución en la actividad de MMP-8, MMP-2 y MMP-9; mientras que en el grupo control dicha actividad aumentó por sobre un 84%.

Estos agentes inhibidores de MMPs que actúan ya sea como adicionados en la química del sistema adhesivo o aplicados como un paso adicional en el procedimiento de adhesión y parecieran ser efectivos en reducir la degradación de la interfaz adhesiva de los sistemas E&R (de grabado y lavado) pero no en la de los sistemas SE o autograbantes. Esto es debido a que la acidez de los monómeros acídicos de los sistemas SE de autograbado suaves (PH=2) solo liberan una baja cantidad de estas enzimas y son estables y activas por apenas unas horas, en tanto que la mayor degradación observada en los sistemas de grabado y lavado (E&R) ha sido observada entre los seis y doce meses después de su aplicación[29]. La absorción acuosa de las interfaces adhesivas sigue siendo la principal causa de la degradación de éstas en ambos sistemas (E&R y SE), mientras que la degradación por enzimas endógenas es solo un problema para los adhesivos de grabado y lavado (SE)[29].

Para aumentar la estabilidad de la adhesión también se ha sugerido aplicar más de una capa del adhesivo polimerizando cada una[30][31][32]; o aplicar una capa de resina hidrofóbica sobre el estrato adhesivo polimerizado (por ejemplo, Fortify) con la finalidad de reducir la permeabilidad y la susceptibilidad a hidrólisis de este[33].

Otros autores han sugerido técnicas para mejorar la infiltración del adhesivo con el fin de reducir aquella zona de fibras colágenas expuestas tras la desmineralización que no quedan plastificadas por una incompleta infiltración del adhesivo. Entre las sugerencias está el darle un mayor tiempo para la aplicación del adhesivo(34)(35), asistir con un ligero agitado del *microbrush* aplicador(30) o con la utilización de un suave impulso eléctrico(36)(37).

6.1.1.1 Clorhexidina como agente anti MMPs inespecífico

Dentro de los inhibidores inespecíficos de las MMPs, hemos de hacer especial mención de la **clorhexidina** (CHX), un antiséptico de uso común que ejerce un efecto bacteriostático en bajas concentraciones y bactericida en altas concentraciones. Además, gracias a su sustantividad su efecto podría permanecer activo según refieren distintos autores hasta por dos(38), cinco(39) o diez años(18), según estudios *in vitro*. En ellos se demuestra que la CHX tiene una acción bactericida inmediata a su aplicación seguida de una prolongada acción bacteriostática que extiende su eficacia(18)(19)(38)(39). Por otra parte, otros estudios también han mostrado resultados contradictorios; con un efecto positivo registrado a los seis y nueve meses de almacenamiento de las muestras, pero no demuestran un efecto sustantivo en períodos mayores de tiempo(40)(41)(42).

La clorhexidina (CHX) es una molécula anfifílica (o anfipática, vale decir con un extremo hidrofílico y otro hidrofóbico) capaz de unirse a varios tipos de proteínas a través de un mecanismo de quelación de cationes. Ha sido utilizada en un principio como desinfectante cavitario. Luego se le dio un enfoque como un efectivo inhibidor de enzimas como las proteasas. En este sentido, existe evidencia de que la CHX inhibe la actividad de MMPs y cisteínas catepsinas (CATs), al unirse a los iones de Zn y Ca necesarios para su actividad y reaccionando con grupos sulfidrilos y/o grupos cisteína en sus sitios catalíticos(43)(44). En relación con las MMPs, la clorhexidina también presenta un mecanismo de inhibición que es tiempo de aplicación y dosis dependiente, pero con resultados controversiales en la literatura(45)(46)(47). Cuando se usa en alta concentración inhibe a las MMPs con un efecto bactericida por desnaturalización de proteínas, mientras que en bajas concentraciones interactúa mediante un efecto bacteriostático con los grupos esenciales sulfidrilo y sitios de cisteína de las MMPs(18)(19).

Ante la duda de si al aplicar la CHX tras el grabado ácido de la dentina y previo al sistema adhesivo podría afectar la adhesión, se vio que esta dejaba un residuo en la superficie a adherir, pero que no afectaba la resistencia al clivaje del composite adherido[48].

Desde hace algunos años se ha estado trabajando en el desarrollo de cristales de aluminosilicato en forma de nanotubos (Halloysite, HNT), como una plataforma para administrar aditivos en los adhesivos dentales[19]. Se ha podido encapsular con éxito clorhexidina usando como vehículo HNTs para modificar una marca comercial de adhesivo dentinario (Scotch bond MP) aplicándolos en el *primer*/adhesivo. Tras un seguimiento de seis meses esta modificación no afectó la polimerización, la viscosidad y mejoró el comportamiento adhesivo (en comparación con las otras muestras y el grupo control) mostrando un efecto a largo plazo prometedor para las muestras en que se aplicaron los HNTs + CHX y en las que se aplicó solución de CHX al 0,2% antes de la adhesión.

6.1.1.2 Alcoholes como agente anti MMPs inespecífico

La naturaleza hidrofóbica de gran parte de los monómeros que actúan como componentes de los actuales sistemas adhesivos, ha sugerido la utilidad del etanol como solvente, y cuando su comportamiento fue testeado, se comprobó que también ejercía un efecto parcialmente inhibidor sobre la actividad de las MMPs.

También se ha descrito un efecto inhibidor de estas enzimas provocado por otros alcoholes como metanoles, propanoles, butanoles, pentanoles, hexanoles, heptanoles y octanoles. De todos ellos; aquellos alcoholes que presentaban cadenas más largas con más de cuatro grupos metileno eran los que ejercían un mayor efecto inhibitorio de MMPs[49]. El mecanismo para la inhibición sería mediante la captación de iones de zinc (Zn), necesarios para la actividad colagenolítica de estas enzimas, y capturarlos con los grupos hidroxilo del alcohol en cuestión. Algunos de estos alcoholes pueden ser incluidos como solventes en la formulación de ciertas marcas de adhesivos. Lamentablemente la mayor parte de estos solventes se pierde por evaporación durante la adhesión o por vía del desplazamiento por agua después de la adhesión[49].

El monómero HEMA (hidroxietil metacrilato) también puede considerarse como un alcohol por ser un etanol-éster del ácido metacrílico y es utilizado como solvente en muchos sistemas adhesivos. Su actividad anti MMPs es nueve veces mayor que la del etanol; otro solvente etílico comúnmente utilizado. Pero aquellos adhesivos que contienen HEMA también sufren una lenta degradación en el transcurso del tiempo, lo que puede deberse a que una vez polimerizado, este monómero pierde su actividad anti MMPs. Esto sugiere que

Cuadro 73. Algunas estrategias o enfoques propuestos para optimizar la adhesión y reducir la degradación.
• Uso de inhibidores de las MMPs
• Mejoras para favorecer la impregnación del adhesivo
• Mejoras para favorecer la evaporación del solvente
• Aplicación del adhesivo en capas múltiples
• Aplicar una capa de resina hidrofóbica sobre el adhesivo
• Extender el tiempo de polimerización

el efecto inhibitorio de HEMA requiere libertad rotacional de estas moléculas para obtener un óptimo acoplamiento de su grupo alcohol primario con los sitios activos o halostéricos de las MMPs y esa libertad de desplazamiento se pierde al estar polimerizado, o en su estado de poliHEMA[49].

6.2 MICROFILTRACIÓN Y NANOFILTRACIÓN COMO VÍA PARA LA DEGRADACIÓN HIDROLÍTICA

Otro aspecto para tener presente es que, al abrir una cavidad en el espesor de la dentina de un diente vital, se van cortando gran cantidad de túbulos dentinarios los que se van sellando con el barro dentinario. Con el acondicionamiento ácido para la hibridización se elimina entre otros ese barro dentinario y comienza inmediatamente a emerger por los túbulos un suave flujo de fluido dentinario producto de la gradiente de presión intrapulpar.

Este fluido dentinario va humedeciendo el piso de la cavidad al momento de aplicación del sistema adhesivo y la sobre hidratación aumenta por osmosis vía puentes de hidrógeno adheridos con los componentes hidrofílicos de la resina compuesta. Así se van formando pequeñas burbujas de líquido en el interior de la capa híbrida, que se comporta como una membrana permeable que permite el paso de fluidos después de la polimerización. Este proceso se puede observar al microscopio electrónico con la ayuda de nitrato de plata con la forma de intrincados patrones formados por las diminutas partículas de líquido atrapadas en la capa adhesiva (*water trees*), las que van a su vez inhibiendo la polimerización y aumentando la plasticidad del adhesivo, contribuyendo también a su degradación. Cabe enfatizar que la hidrólisis de los componentes resinosos derivados de metacrilato es catalizada por esterasas propias de la matriz dentinaria o de la saliva[(5)(50)].

La insuficiente conversión de monómero ya sea por una inadecuada polimerización y principalmente por una incompleta evaporación de solventes del primer puede determinar la formación de brechas en la interfaz diente-restauración. Esto determina zonas de microfiltración y sensibilidad post operatoria.[(51)]

Sano *et al.*, descubrieron que el nitrato de plata difundía a través de la capa híbrida en ausencia de brechas (gaps) entre el composite y esta, y llamaron a este fenómeno **nanofiltración** para distinguirlo de la **microfiltración** que ocurre a través de brechas. Se ha establecido que siempre existe algún grado de nanofiltración en toda zona de adhesión dentinaria[(52)].

Aparentemente el nitrato de plata difunde desde los márgenes de la restauración hacia la capa híbrida por la vía de defectos interconectados o porosidades que existan entre la capa híbrida y la dentina subyacente y que no fueron debidamente infiltrados por el adhesivo[(53)(54)].

Esto se ha demostrado en estudios con microscopía electrónica; y por el aspecto característico del nitrato de plata (como un árbol) infiltrado en la capa híbrida se reconoce a este proceso como *water trees*. Ellos representan regiones nanométricas en las cuales ha sido retenida agua dentro de la interfase dentina-adhesivo resinoso. Los espacios son menores a un micrón y no permiten el paso de bacterias, pero sí de sus ácidos y enzimas o agua y fluidos orales que ayudan a degradar la capa híbrida[(52)].

Tay *et al.*, aplicaron un adhesivo auto gravante de un paso en dentina afectada y observaron bajo microscopía electrónica de transmisión que, aunque esta dentina es porosa, el nitrato de plata no infiltró la zona híbrida en forma de *water trees* o burbujas (a diferencia de lo ocurrido en las muestras con dentina sana). Ellos concluyeron que esto se debía a la oclusión de los túbulos que impide la difusión del fluido dentinario hacia la zona de hibridización[(56)].

El mismo patrón de burbujas vistas en la capa adhesiva de los adhesivos autograbantes de un paso también se ha visto en los adhesivos de grabado total más acídicos de una botella. Pareciera ser que las interacciones químicas adversas, la incompatibilidad y la permeabilidad de la interfase adhesiva también pueden extenderse a los adhesivos de grabado total de un frasco con los composites de autocurado o curado dual[(49)].

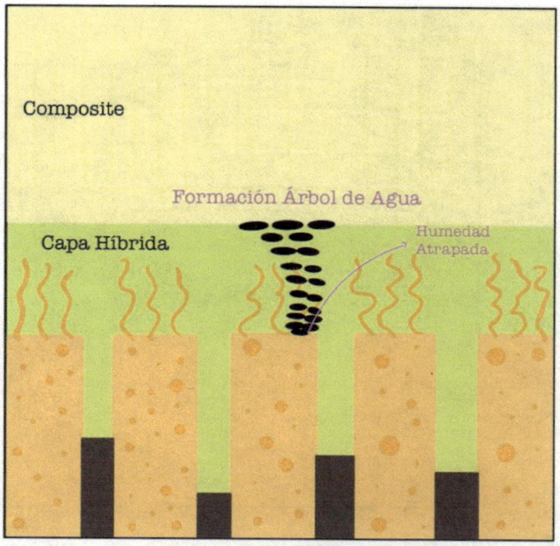

Figura 74. Esquema de *water treeing* como se vería al microscopio electrónico de transmisión con una solución con nitrato de plata como agente trazador. Este fenómeno es la primera señal de la nanofiltración. Siempre existe algún grado de nanofiltración en toda zona de adhesión dentinaria.

Tay también estudió bajo microscopía electrónica de barrido la naturaleza y localización de la microfiltración de un adhesivo en la interface diente-restauración (zona híbrida) bajo diferentes condiciones de manipulación; variando el grado de polimerización del adhesivo y la evaporación de solventes del primer(57). Sus observaciones revelaron que la microfiltración parecía iniciarse desde la interface adhesiva o capa-híbrida lo que representaba el punto débil intrínseco y que la insuficiente polimerización y evaporación de solvente era un factor extrínseco que debía controlarse. Además, definió cinco zonas como un continuo y progresivo patrón de microfiltración, como se muestra a continuación en la figura 75(57).

En el control del equilibrio hídrico van a tener gran importancia el aislamiento que realicemos sobre la pieza dentaria a tratar (aislamiento absoluto siempre que sea posible), la técnica adhesiva y la correcta evaporación del solvente.

Clínicamente, después del gabado total, la pérdida prematura de las restauraciones ya no fue más un problema; principalmente con el uso de los

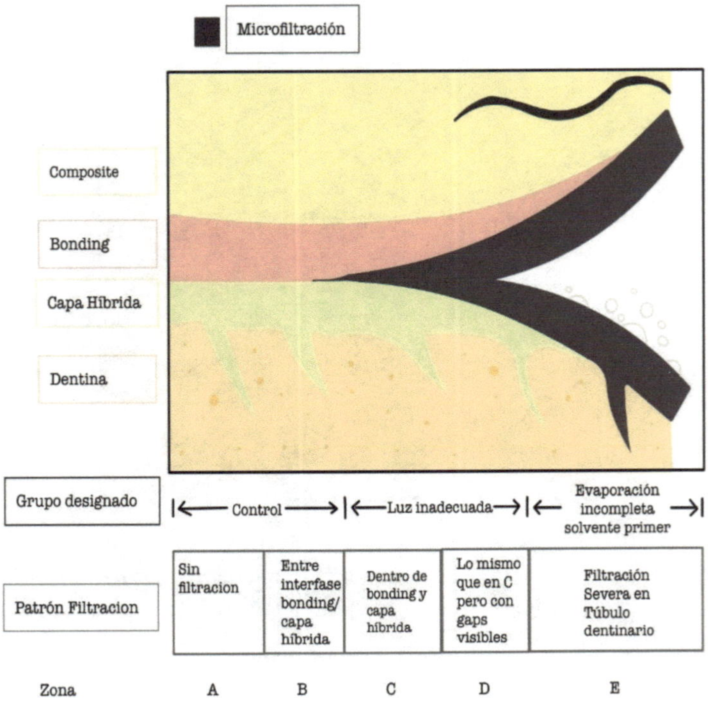

Figura 75. Representación esquemática de la distribución relativa de las cinco zonas de microfiltración en relación a insuficiente polimerización e incompleta evaporación de solventes según Tay *et al.*[59].

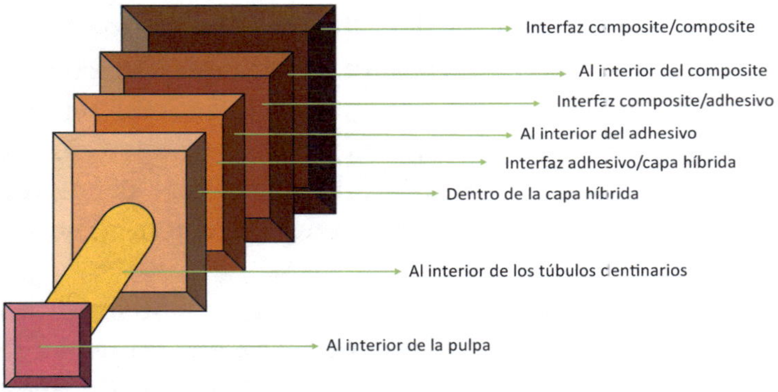

Figura 76. Posibles sitios (o combinaciones) donde se puede dar la microfiltración a través de la interface diente-restauración en un adhesivo con la técnica de grabado total según Tay *et al.*[57].

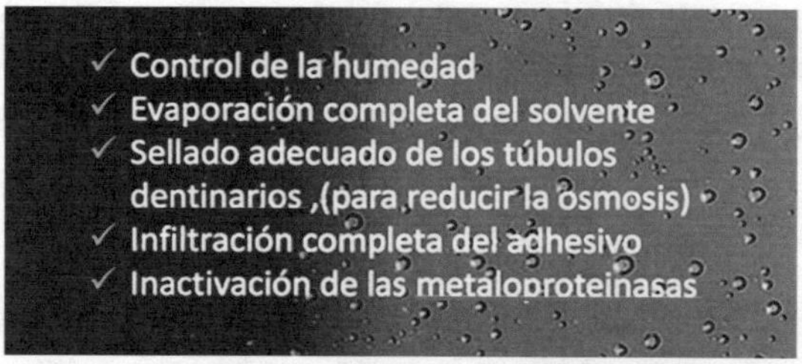

Figura 77. Algunas estrategias propuestas para reducir la nanofiltración.

adhesivos E&R de tres pasos. Sin embargo, la infiltración marginal, su consecuente decoloración y la aparición de caries recurrente continúan siendo la indicación más frecuente para el recambio o reparación de estas restauraciones[58][59].

En síntesis, los inconvenientes del grabado total en los adhesivos para la técnica E&R son el riesgo de desmineralizar y deshidratar demasiado la dentina, de dejarla demasiado húmeda tras el proceso de lavado además de que el proceso involucra muchas etapas que quedan a cargo de la subjetividad del clínico

La discrepancia entre la profundidad de la desmineralización producida por el grabado de la dentina con ácido ortofosfórico (5-8 micrones); y la penetración del primer/adhesivo (3-5 micrones), en los sistemas adhesivos Etch & Rinse; deja una zona desmineralizada con colágeno expuesto no hibridizado y susceptible de ser degradado por un grupo de enzimas proteasas (colagenasas) denominadas Metaloproteinasas. Estas enzimas que han quedado inactivadas desde la odontogénesis al interior del tejido dentinario; son activadas por el grabado ácido. También el descenso del pH producido por el metabolismo bacteriano en el proceso de la caries puede activar estas enzimas e inducir la liberación de catepsinas que aceleran la degradación del colágeno. El agua utilizada para hacer escurrir el ácido; la saliva y el fluido dentinario mediante la nanofiltración y la microfiltración contribuyen con la degradación hidrolítica dentro de la capa híbrida. Esta se incrementa gradualmente a través del tiempo, manifestándose como una disminución notable de la fuerza adhesiva que es evidente a partir de los tres meses, y en un ensanchamiento y aumento de gaps o fallas en la interfase dentina- adhesivo que llevan finalmente al fracaso de la restauración en un lapso de cinco a seis años.

Con todo esto en palabras de Van Meerbeek: "El grabado total de la dentina con ácido fosfórico se puede considerar hoy (2011), una «técnica demasiado agresiva para la dentina» dadas las consecuencias relacionadas al exponer el colágeno"[(60)].

6.3 DEGRADACIÓN HIDROLÍTICA Y ENZIMÁTICA DEL ADHESIVO

La dentina es un sustrato esencialmente húmedo y por ende de naturaleza hidrofílica. Para facilitar la difusión del adhesivo en este tipo de sustratos, los sistemas adhesivos odontológicos actuales utilizan mezclas de monómeros hidrofílicos e hidrofóbicos con solventes orgánicos. Estos monómeros hidrofílicos, incluso cuando están polimerizados, son capaces de absorber grandes cantidades de agua y en el caso de los sistemas adhesivos de autograbado, permiten la difusión de ésta a través de toda la capa híbrida. Es por ello que se dice que estos adhesivos se comportan como una membrana semi permeable frente al agua[(60)].

Los adhesivos odontológicos de autograbado mezclan el primer y el adhesivo en una sola botella, y están constituidos en base a metacrilatos y un alto contenido de agua, e incluyen grupos susceptibles de ser hidrolizados como grupos éster, uretano, carbonilo, hidroxilo y fosfato[(61)]. Estos metacrilatos en presencia de agua pueden experimentar "separación de fases", y este proceso en la matriz húmeda provoca una débil penetración del adhesivo, con la consiguiente formación de una interfase diente-restauración que no queda integrada estructuralmente y se degrada rápidamente en el ambiente bucal.

La degradación hidrolítica es una reacción química que es capaz de romper los enlaces covalentes de un compuesto, en este caso del polímero, y la consecuencia es la afectación de la fuerza adhesiva de este al sustrato correspondiente. Aparte del agua, algunos agentes químicos acídicos, las cargas oclusales, el estrés de contracción y dilatación térmica son factores del medio que también afectan la integridad de la interfaz adhesiva.

Por otra parte, también se ha reportado la hidrólisis enzimática de los enlaces éster de los monómeros basados en metacrilato, producida por enzimas esterasas (esterasas salivales, colesterol esterasas, pseudocolinesterasa y acetilcolinesterasas)[(62)(63)]. El mecanismo para que esto suceda, comienza con la exposición de la resina al medio acuoso bucal. Tras una prolongada exposición, el agua comienza a difundir hacia el interior de la resina. Inicialmente difunde entre los componentes hidrofílicos (ricos en HEMA) y aquellas secciones débilmente polimerizadas o con poco entrecruzamiento de cadenas, o en última instancia, queda atrapada al interior de la matriz durante la polimerización. La presencia de agua promueve la degradación hidrolítica de los enlaces éster de los monómeros de metacrilato. Esta reacción que a pH neutro se desarrolla lentamente, se ve acelerada con los cambios de pH provocados por la marea ácida y la actividad de bacterias cariogénicas(63). En teoría, la hidrólisis de los grupos sin reaccionar de una red de polímero de HEMA/BisGMA libera etilen glicol si deriva de unidades repetidas de poli-HEMA, y si deriva de grupos de poli-bisGMA, se liberan ácido meta acrílico, bis-GMA diol, o monometacrilato alcohol de bisGMA(64). Los productos degradativos de los enlaces éster como carboxilatos y alcoholes son mucho más hidrofílicos que los propios enlaces éster, lo que aumenta el ingreso de agua hasta que se genera un compuesto suficientemente degradado e hidrofílico que facilita el ingreso de enzimas esterasas las que aceleran más aún la degradación. Además, se ha sugerido que aquellos adhesivos en base a HEMA/bis GMA que experimentan la separación de fases en condiciones clínicas de *wet bonding*, pueden experimentar una degradación acelerada con una mayor pérdida de material(64).

Bo Huang y colaboradores de la Universidad de Toronto, Canadá, publicaron recientemente una investigación donde observaron que aunque el proceso degradativo pareciera ser inevitable, las variaciones en la química de éstos polímeros muestran diferencias en cuanto a la extensión de la microfiltración bacteriana y la generación de biomasa, lo que sugiere que estos procesos también pueden ser afectados por otros factores como la actividad de esterasas salivales y bacterianas, absorción acuosa, contracción de polimerización, elusión de monómeros y fluctuaciones térmicas. Y finalmente concluyen que: “La biodegradación de las interfaces diente-resina es acelerada por esterasas, modulada por la inhibición de las MMPs y es dependiente de la química de la resina y del modo o técnica de adhesión”(65).

6.3.1 Efectos higroscópicos e hidrolíticos de las estructuras poliméricas utilizadas en odontología

Partiremos con la premisa de que todos los polímeros dentales son capaces de absorber cierta cantidad de agua y sustancias químicas del medio bucal, y con ello, sufrir degradación por efectos de hidrólisis y degradación enzimática de sus enlaces químicos. Ambos procesos tienden a producir efectos deletéreos en las estructuras poliméricas. También se ha dicho que monómeros como 10-MDP producen uniones resistentes a la hidrólisis al formar sales prácticamente insolubles con el calcio de la HAP; pero aquí también debemos establecer que la diferencia entre un polímero susceptible de degradación y otro que aparentemente no, es solamente temporal. El primero lo hará más prematuramente y el segundo tomará más tiempo, pero a la larga, ambos se degradarán. En general, se dice que un polímero no sufre degradación cuando esta ocurre más allá del período de estimación de duración de la restauración.

La mayoría de las resinas compuestas restauradoras de uso odontológico, (incluidos los adhesivos), son derivados de mono o di-metacrilatos, aunque sabemos que también se utilizan moléculas de mayor complejidad y funcionalidad, pero ellos son la base del polímero. Otro grupo de polímeros utilizados son los derivados del ácido poliacrílico, que son usados en los polialquenoatos de vidrio y en algunos adhesivos. Las prótesis dentales utilizan polímeros de poli metil metacrilato y adicionalmente para dar enlaces de entrecruzamiento, pueden agregar algún otro metacrilato como etilen glicol di metacrilato[66].

La combinación de monómeros Bis-GMA y TEGDMA es lejos la más recurrente y sabemos que ambos monómeros contienen enlaces éster que unen los segmentos Bis-fenolA y tri-etilenglicol con otros segmentos vinílicos polimerizables. También, hoy se sabe que estos grupos éster son altamente susceptibles de ser hidrolizados o degradados por la saliva y principalmente por sus enzimas, generando subproductos como el ácido metacrílico (MA), trietilenglicol (TEG) y bis-hidroxypropoxyfenilpropano (BisHPPP) los que pueden ejercer efectos tóxicos y/o probióticos. Por ejemplo, estos subproductos pueden intervenir en algunas funciones celulares del huésped o de microorganismos (morbilidad, inhibición de la síntesis biomolecular intracelular o de la función adhesiva celular), producir reacciones alérgicas (bis-fenol diglicidil éter), o efectos estrogénicos (por derivados del Bisfenol-A), etc.[67][68][69].

Como se dijo, la degradación polimérica puede producirse por hidrólisis y por la acción de enzimas, las que van destruyendo enlaces intermoleculares. Este proceso puede ocurrir degradando pequeñas moléculas a través de la oxidación, el rompimiento de cadenas y el ataque a grupos funcionales. Se ha reportado que esta biodegradación de los composites va reblandeciendo la superficie de las restauraciones y favoreciendo el desgaste abrasivo en el tiempo debido a la masticación o al bruxismo.

La saliva del medio bucal, contiene entre otros: agua, histatinas, estaterinas (proteína que evita la precipitación del calcio en la saliva), proteínas ricas en prolina, anhidrasas carbónicas, amilasas, esterasas, lisozimas, peroxidasas, lactoferrina, mucina e IgA secretada (secretory IgA o sIgA; un anticuerpo de primera línea de defensa de las mucosas), las que ejercen funciones múltiples, tales como digestión, lubricación mineralización, cobertura de tejidos, efecto tampón o *buffer*, y acción antiviral y antibacteriana[(66)(70)].

Las enzimas atacan a los polímeros principalmente en sus cadenas laterales, generando daños en la red y desechos que, a su vez, también pueden ser perjudiciales. Las enzimas más documentadas son las esterasas salivales,principalmente porque son capaces de romper los enlaces de tipo éster, y la mayor parte de los monómeros que utilizamos son ésteres derivados de mono o di metacrilatos.

El grupo de enzimas con mayor actividad esterásica reconocida son las albúminas, Zn-2-glicoproteínas, amilasas, proteína Taldo 1, transferrina, lipocalina 2 y proteinasas inducidas por prolactina. Entre ellas resaltan las albúminas con una significativa actividad esterásica en la degradación de Bis-GMA, especialmente cuando forma complejo con la glicoproteína-Zn-2 (albúmina-Zn2G)[(70)].

Por su gran tamaño y escasa movilidad, estas enzimas son incapaces de penetrar en la red, así que ejercen su actividad en la superficie de las resinas. Su accionar se traduce en una disminución de la resistencia al desgaste y pérdida (elusión) de elementos a nivel de la superficie[(73)(71)(72)].

Por otra parte, estos materiales también están expuestos por los alimentos a ácidos, bases, alcoholes, sales y oxígeno, además de cambios térmicos que producen expansión y contracción volumétrica.

El agua y otros solventes penetran en un polímero a través de porosidades y espacios intermoleculares. Se reconoce que aquellos polímeros que poseen altas redes de entrecruzamiento son menos susceptibles que aquellos que no las poseen, porque dificultan la penetración de estos elementos en la red debido a su mayor densidad y menor cantidad de espacios para infiltrar[(74)(75)].

Estos espacios permiten cierto grado de absorción de líquidos (entre un 1,0 -1,6%) generando un mínimo efecto en el grado de conversión de monómeros en polímeros. La solubilidad de la resina mediante hidrólisis se ve aumentada en la medida que ésta pasa más tiempo expuesta al medio acuoso (en este caso la saliva y los líquidos ingeridos). Su mecanismo de acción es expandir el volumen de la red (expansión higroscópica) y romper las cadenas, al momento que elusionan grupos que quedaron sin reaccionar y subproductos liberados por la degradación hidrolítica. Entre los elementos elusionados también están incluidas las partículas de relleno inorgánico, que son liberadas por hidrólisis del agente de acoplamiento de silano. Los materiales que más líquidos absorben son los ionómeros modificados con resina (7,0%), luego los compómeros (1,2%) y las resinas compuestas (0,17- 1,0%)[260][261].

También Los monómeros más usados en odontología tienen enlaces **éter** (TEGDMA), **grupos hidroxilo** (Bis-GMA), enlaces de **uretano** (UDMA), y grupos **éster**, estos últimos, incluidos en todos. De acuerdo con el grado de susceptibilidad de estos grupos a la absorción acuosa, se podrían ordenar de la siguiente manera: TEGDMA>Bis-GMA>UDMA> HMDMA[66].

El TEGDMA contiene una alta cantidad de enlaces éter que son hidrofílicos. Si Bis-GMA contiene altas concentraciones de TEGDMA es más hidrofílico que Bis-GMA solo. Bis-GMA absorbe mayor cantidad de agua que las resinas en base a uretano, pero menos que Bis HEMA (que no contiene grupos hidroxilo o enlaces de uretano de UDMA)[66].

En resumen, todos estos polímeros son susceptibles de absorber y liberar compuestos químicos al medio bucal, al igual que de experimentar degradación hidrolítica y enzimática en el tiempo. El tiempo que demora en desarrollarse este proceso y la cantidad de enlaces de entrecruzamiento de la red son los principales factores que determinan la longevidad de la restauración. Lo que puede hacer una diferencia; es la química o composición del monómero (que lo haga más resistente) y el grado de conversión polimérica de grupos vinílicos (dado por el grado de polimerización), que define el nivel de enlaces éster; que son más fáciles de atacar en un polímero que posea pocos enlaces de entrecruzamiento. Por último, el tipo de relleno y la proporción de este en la formulación también juegan un papel importante en este proceso[68].

Todavía no es posible establecer categóricamente si estos procesos (higroscópicos e hidrolíticos), ejercen un efecto determinante (porcentual), como la principal causal de fracasos de restauraciones que reconocemos; pero deben ser considerados como parte de la cascada de eventos que llevan al recambio prematuro de las obturaciones de resina compuesta de nuestros pacientes.

6.3.2. Degradación hidrolítica de los sistemas adhesivos de autograbado

Muchos materiales poliméricos son capaces de absorber grandes cantidades de agua, aunque se presentan como "insolubles" en ella. Esto se debe, principalmente, a su estructura tridimensional y a su fuerte potencial de entrecruzamiento (dado por los polímeros de cadenas cruzadas o *cross linkers*).

Los sistemas adhesivos de autograbado de uno o dos pasos utilizan monómeros acídicos que al mezclarse con agua se ionizan y así el medio se acidifica. Estos sistemas suelen contener el monómero HEMA para facilitar la solución de sus componentes acídicos, ya que la mayoría son insolubles en agua. HEMA ha demostrado ser soluble tanto en agua como en resinas. Asimismo, contribuye a aumentar la humectabilidad de la superficie adhesiva(76)(60)(61).

Para dar la resistencia a la red polimérica, se agregan monómeros bi o multifuncionales con más de un grupo polimerizable. Entre los grupos polimerizables más utilizados están:(76)

- Los meta-acrilatos

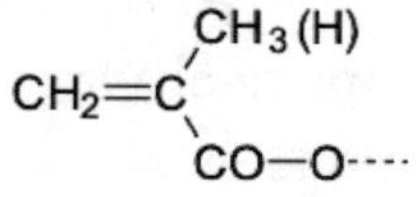

- Las meta-acrilamidas

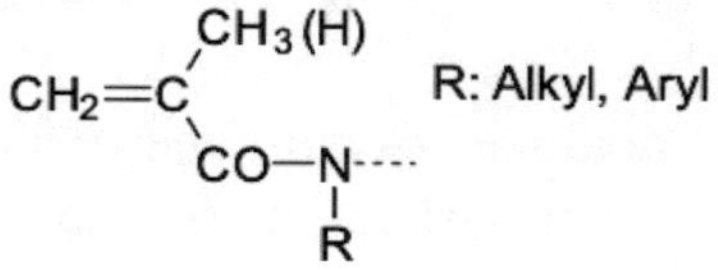

- Grupos Vinyl

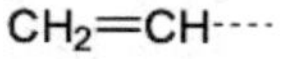

- Grupos Styryl

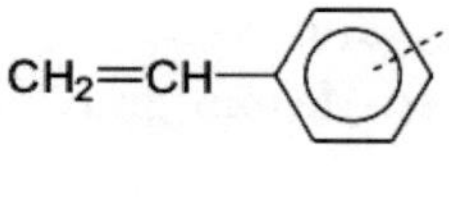

- Grupos Allyl

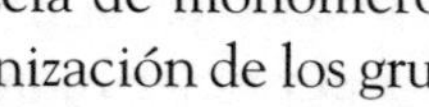

La mezcla de monómeros acídicos con agua-HEMA es necesaria para producir la ionización de los grupos acídicos, permitiendo la formación de iones hidronio (H3O+) para que ataquen a los cristales de hidroxiapatita durante el proceso de grabado o acondicionamiento ácido. El agua también es necesaria para solubilizar los productos generados por el proceso de grabado. El contenido

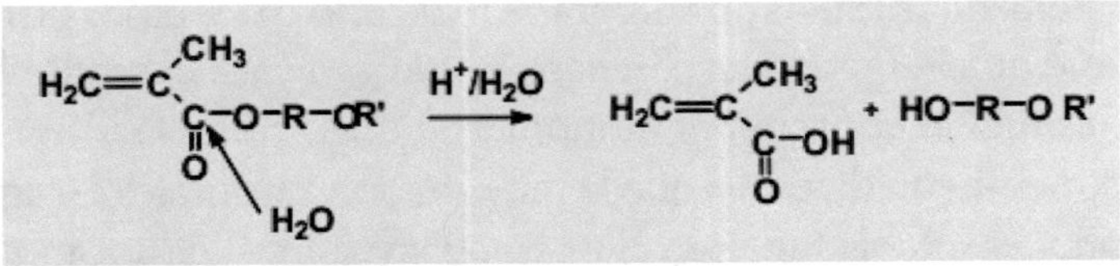

Figura 78. Degradación hidrolítica de metacrilatos bajo condiciones acuosas acídicas.

Tomado de Ulrich Salz *et al.*; *J. Adhes Dent* 2005 (61):107-116.

de agua en estos adhesivos es alrededor de 30 a 40%[77]. Pero el agua remanente que no pueda ser removida completamente al evaporar el adhesivo; ya sea por una disminución en la presión de vaporización causada por el aumento de la conversión de monómeros en polímero (Ley de Raoult), o por la presencia de una gradiente osmótica que hace aflorar el contenido hídrico de la dentina; es la causal de la posterior hidrólisis de la resina y la consecuente degradación enzimática de las fibras colágenas[78].

Una vez que se produce la ionización de los monómeros funcionales con el fin de acondicionar el sustrato barro dentinario/dentina, el medio se acidifica inmediatamente realizada la mezcla. Lamentablemente esta acidez es capaz de romper los enlaces tipo éster de los metacrilatos (derivados del ácido metacrílico) tales como HEMA, MDP, TEGDMA o GDMA que son monómeros que se encuentran en muchos adhesivos. Así se consigue hidrolizar tanto a monómeros acídicos, al HEMA y a los monómeros de cadenas cruzadas de di metacrilato. Este ataque a los propios componentes del pre-polímero es una de las principales debilidades de estos sistemas adhesivos.

Para compensar esto, los sistemas adhesivos de autograbado de dos pasos pueden ser dispensados de dos maneras:

A) En el primer caso se presentan en el primer frasco los monómeros acondicionadores (acídicos) y en el segundo frasco el primer y el adhesivo.

B) En el segundo caso se presentan combinados en el primer frasco el acondicionador (monómero acídico) y el primer hidrofílico más el solvente para tratar tanto el esmalte como la dentina, y el segundo frasco contiene la resina adhesiva hidrofóbica combinada con HEMA u otra resina que aumente su fluidez y capacidad de humectación. Este

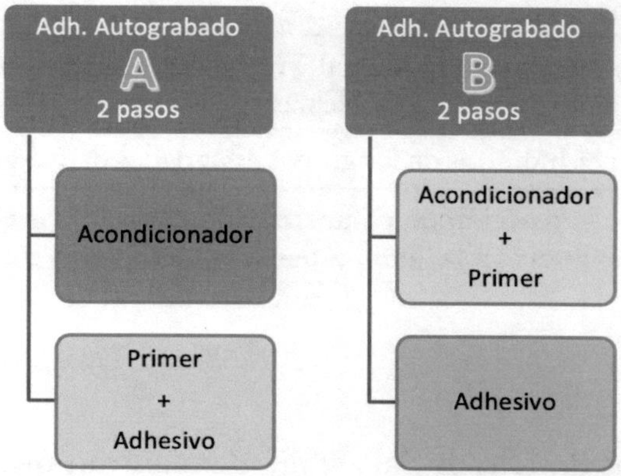

Figura 79. Las dos formas de presentaciones de adhesivos de autograbado de dos pasos.

sistema de dos pasos ha sido considerado el nuevo Gold Standard ya que, al estar separados el acondicionador y el adhesivo, se favorece la estabilidad química y la vida útil del producto, lo que se traduce en un mejor comportamiento clínico que supera a los adhesivos de un paso (One Step Self Etch).

Con ambas se previene la hidrólisis del adhesivo durante el almacenamiento, aunque el problema aún no está resuelto para el primer.

Otra estrategia de presentación es tener el *primer* y el adhesivo separados, y mezclarlos justo antes de aplicarlos en un solo paso[(77)].

También se ha descrito para los adhesivos de autograbado, la alteración del sistema catalizador de la reacción de polimerización, la que se produce debido al pH ácido de estas soluciones, el que es capaz de anular las aminas terciarias del sistema camforoquinona-amina (en los adhesivos de foto curado) y el sistema peróxido-amina (en los adhesivos de curado químico)[(38)(39)(40)].

Esto provoca que algunos de estos adhesivos disminuyan su fuerza de adherencia tras 24 horas y tengan una limitada durabilidad comparados con los adhesivos multifase. Aquellos que contienen HEMA, pueden sufrir absorción de agua y los que no lo contienen son propensos a sufrir "separación de fases". Aquellos que combinan todos los componentes en una sola botella también tienen una vida media en el envase más corta[(60)(84)].

Cuadro 80.
La mezcla de agua y monómeros funcionales metacrílicos acídicos en un mismo frasco, implica inherentemente dos graves problemas:
• La degradación por hidrólisis de los grupos éster de los derivados metracrílicos
• La alteración de la reacción de polimerización causada por el pH ácido de estas soluciones; inhabilitando a las aminas terciarias del sistema catalizador.

Los trabajos de Ulrich Salz *et al.*, demuestran que los adhesivos de autograbado comienzan su proceso de hidrólisis desde el momento en que se mezclan los monómeros (metacrilatos) y co-monómeros del adhesivo con el solvente basado en agua al momento de la preparación del adhesivo. De ahí el proceso de guarda (tiempo y temperatura), de despacho y almacenamiento, hacen que el producto al menos pierda parte de su eficacia inicial, cosa que la gran mayoría de los clínicos desconocen. Aun estando almacenados en refrigerador no es posible evitar este proceso(77).

Ellos también aseveran que monómeros derivados de metacrilatos, comúnmente utilizados como generadores de entrecruzamiento de cadenas (como TEGDMA y GDMA), bajo condiciones de un pH de 1.5 (frecuentes en adhesivos autograbantes de un frasco), almacenados a temperatura ambiente (23 °C), cerca de un tercio de sus moléculas serán descompuestas en dieciséis semanas. Más aún, estos monómeros se perderán en un 90% si aumentamos la temperatura ambiente a 42 °C, en el mismo período de tiempo.

6.3.3 Grupos funcionales éster, aminas y amidas utilizados para favorecer la resistencia hidrolítica de algunos monómeros

6.3.3.1 Ésteres

Los ésteres son otro tipo de compuestos orgánicos que se forman a partir de la reacción de un ácido carboxílico con alcohol en presencia de un catalizador y como subproducto se libera agua. Se nombran como si fuera una sal, con la terminación "ato" luego del nombre del ácido, seguido por el radical alcohólico con el que reacciona dicho ácido.

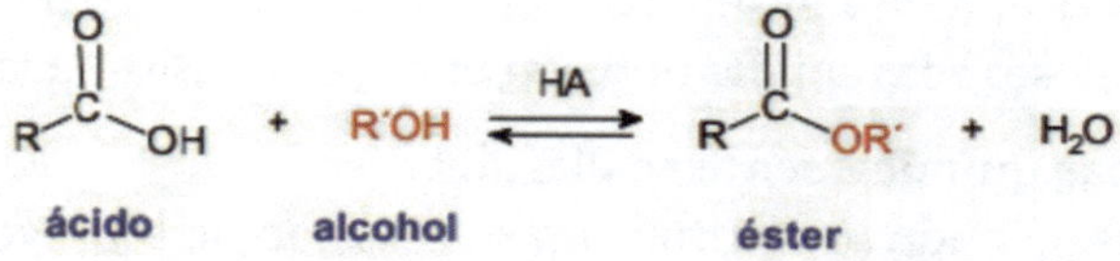

También se pueden formar ésteres haciendo reaccionar amoniaco con aminas.

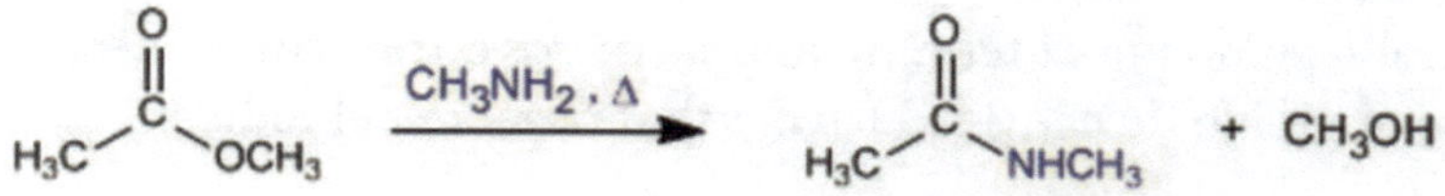

Ejemplos de ésteres:

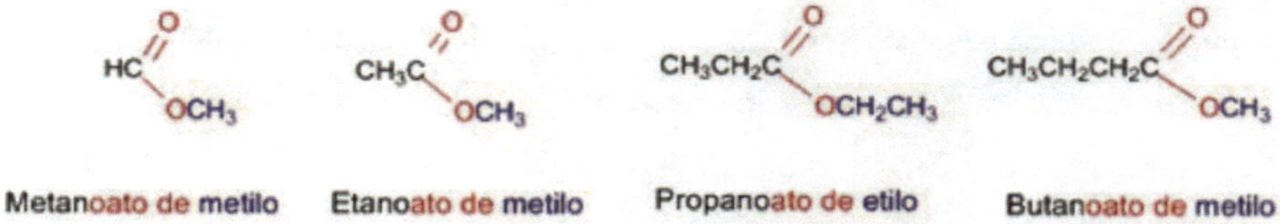

La susceptibilidad de los metacrilatos a la degradación hidrolítica y enzimática producida principalmente a nivel de sus débiles enlaces tipo éster es de principal preocupación para los fabricantes. Esta hidrólisis puede verse acelerada a bajo pH y alta temperatura. La hidrólisis de los enlaces éster lleva a la degradación del adhesivo y del sellado de la interfase entre el diente y la restauración. La acumulación de esterasa catalizada por la degradación de estos productos estimula el crecimiento bacteriano y la actividad del *Streptococus mutans* (s. mutans) generando una cascada de eventos consecutivos que llevan a la formación de nuevas caries y fracaso de la restauración(15)(80).

6.3.3.2 Aminas

Las aminas son compuestos orgánicos obtenidos al reemplazar o sustituir los hidrógenos del amoniaco por radicales alcohólicos (aminas alifáticas) o aromáticos (aminas aromáticas).

La aplicación de amidas en nuevas formulaciones de monómeros permite generar un tipo de unión con aminoácidos del colágeno de la dentina, a través de la interacción del grupo amida del monómero con el grupo carboxilo del colágeno mediante enlaces de hidrógeno. Otra ventaja es que el grupo amida reemplaza al grupo éster de los acrilatos y metacrilatos convencionales, ya que este último es el foco sensible para el ataque mediante hidrólisis de estos compuestos resinosos y las amidas proveen una mayor resistencia hidrolítica(73).

Las aminas químicamente se clasifican en:
Primarias: cuando se sustituye un solo átomo de hidrógeno
Secundarias: cuando se sustituyen dos átomos de hidrógeno
Terciarias: cuando se reemplazan los tres átomos de hidrógeno

Las aminas se denominan anteponiendo el nombre del radical derivado del alcohol seguido por el término amina. Si dos o tres radicales son iguales se antepone el prefijo de cantidad (di o tri) al nombre del radical.

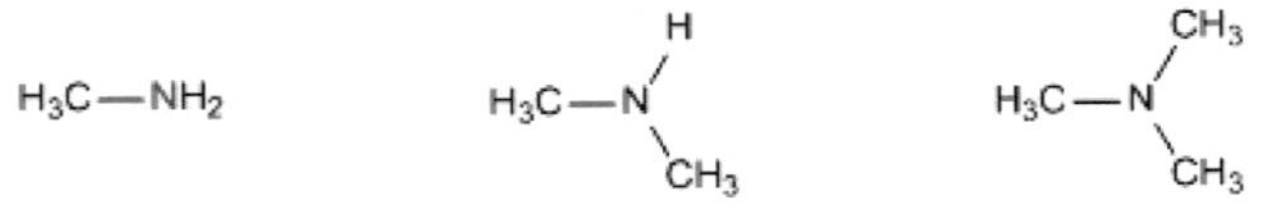

Amina primaria (metilamina) | Amina secundaria (dimetilamina) | Amina terciaria (trimetilamina)

6.3.3.3 Amidas

Una de las principales debilidades de los metacrilatos es su alta susceptibilidad a la degradación hidrolítica y enzimática, debido a la labilidad de los enlaces con que unen sus grupos éster. Al eliminar estos grupos, se obtiene un compuesto diferente que es más estable y resistente a la degradación. Estos compuestos orgánicos conocidos como amidas, son compuestos que se pueden preparar a partir de cloruros de ácido, de anhídridos de ácido, de ésteres, de ácidos carboxílicos y también de sales de estos ácidos. La reacción implica la adición nucleofílica de amoniaco o de aminas, seguida de la eliminación del grupo saliente. Por ejemplo, la reacción de amoniaco y aminas con ésteres forman amidas. También se pueden formar amidas haciendo reaccionar ácidos carboxílicos con amoniaco y aminas.

Las amidas se clasifican en:
Primarias o simples: Cuando el nitrógeno del grupo amida está unido a dos hidrógenos.
Secundarias: Cuando el nitrógeno del grupo amida está unido a un hidrógeno y a un grupo R.
Terciarias: Cuando el nitrógeno del grupo amida está unido a dos grupos R.

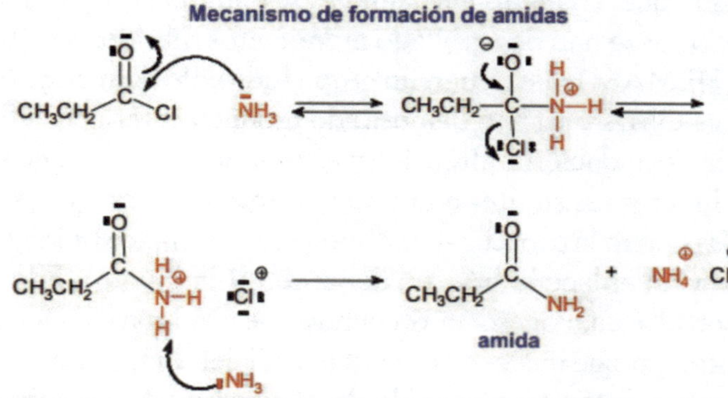

Figura 81. Síntesis de amidas.

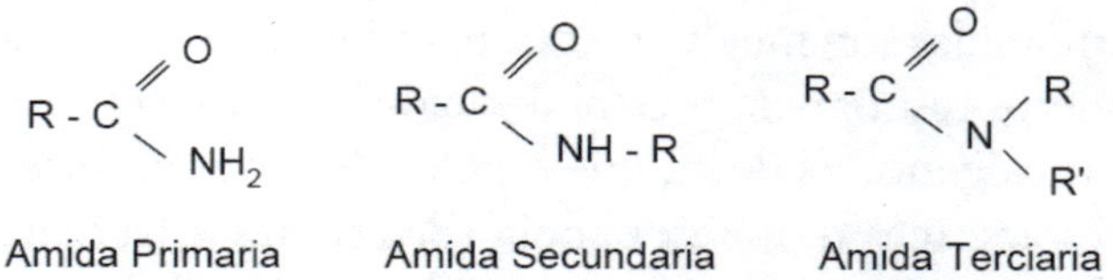

Las **metacrilamidas** constituyen una variedad de monómeros alternativos para uso en materiales restauradores en odontología. Ellas poseen un grupo amida (-CO-NH- o -CO-N-) en vez de un grupo éster (-CO-O-R-) como en el caso de los acrilatos y metacrilatos. Los adhesivos que poseen estos grupos amida en sus monómeros poseen la ventaja de ser más resistentes a la hidrólisis que los metacrilatos convencionales con sus grupos éster, aunque también presentan una menor reactividad y un mayor grado de absorción acuosa. Además, estos grupos amida y carboxilo del monómero adhesivo, pueden formar puentes de hidrógeno con los grupos carboxilo de las fibras colágenas de la dentina, igualando e incluso superando a HEMA en su fuerza adhesiva(81)(82)(83)(15).

Esta mayor resistencia a la hidrólisis de los grupos amida tiene hoy en día una nueva ventaja al ser incluidos en sistemas adhesivos de autograbado, donde el alto contenido acuoso y el pH ácido favorecen la degradación de los enlaces de tipo éster, y disminuyen así la vida útil del adhesivo. Como ejemplo, los adhesivos AdheSE y 2-SEA (Ivoclar-Vivadent), contienen bis acrilamida con el objetivo de mejorar su vida útil(82).

Es por ello que, en las **bis acrilamidas**, se eliminan estas uniones débiles. Con este propósito se han desarrollado monómeros híbridos o metacrilamidas secundarias (HEMAM) que tienen un grupo hidroxilo o un grupo metacrilato agregados a Bis-GMA y así han demostrado producir interfaces adhesivas más resistentes a la degradación hidrolítica y enzimática, a la vez que son capaces de formar polímeros resistentes con uniones entrecruzadas (*cross linked*). Las metacrilamidas tienen la capacidad de disponer de un enlace hidrógeno receptor (O-H dipolo) y un enlace hidrógeno donante (N-H dipolo). Ello favorece su interacción con el agua. Por esta razón también se combina a las metacrilamidas con metacrilatos, porque reducen la hidrofilicidad del compuesto metacrílico[84].

Aunque presentan menor grado de polimerización (menor conversión monomérica) que sus homólogos mono-funcionales (por ejemplo, HEMA y TEGDMA), las metacrilamidas ofrecen una menor absorción acuosa y son capaces de establecer uniones adhesivas más fuertes, estables y duraderas.

Ana Fugolin *et al.*, afirman que para estos monómeros híbridos existe una inequidad inherente al reaccionar metacrilatos con metacrilamidas. Sostiene que las metacrilamidas son mucho menos reactivas que los metacrilatos, y esto se debe a la fuerte resonancia y estabilización del grupo vinilo proveniente del átomo de nitrógeno. Es decir, que a pesar de tener la misma cantidad de estructuras mesoméricas o de resonancia (dos o más estructuras de una molécula que difieren entre ellas solo en la posición de algunos electrones), la funcionalidad de la amida es más estabilizada que la del éster porque el átomo de nitrógeno es menos electronegativo que el oxígeno y por lo tanto es un mejor donante de electrones no adheridos. Dicho de otra manera: el metacrilato que es más reactivo, lo hace primero, y más aún, disminuye la reactividad de la metacrilamida[84].

Otros monómeros, también prometedores, formadores de cadenas cruzadas, como la metacrilamida-metacrilato (HEMAM), la bis-acrilamida (DEBAAP) y el ácido fosfónico (MAEPA), han demostrado ser estables y resistentes a hidrólisis bajo almacenamiento acuoso a 42 °C[77].

BIBLIOGRAFÍA CAPÍTULO 6

(1) Hass, V., Luque-Martinez,I.V., Gutierrez M.F., Moreira, C.G., Gotti V.B, Pinheiro Feitosaf V, Koller G., Otuki M.F., Loguercio A.D., Reis A. Collagen Cross-Linkers on Dentin Bonding: Stability of the Adhesive Interfaces, Degree of Conversion of the Adhesive, Cytotoxicity and In Situ MMP Inhibition. *Dent. Mater.* 2016, 32:732-741.

(2) Iliev G, Hardan L, Kassis C, Bourgi R, Cuevas-Suárez C E., Lukomska-Szymanska M, Mancino D, Haikel Y and Kharouf N. Shelf Life and Storage Conditions of Universal Adhesives: A Literature Review. *Polymers* 2021, 13 Aug., 2708.

(3) Hashimoto, M.; Ohno, H.; Sano, H.; Kaga, M.; Oguchi, H. In Vitro Degradation of Resin-Dentin Bonds Analyzed by Microtensile Bond Test, Scanning and Transmission Electron Microscopy. *Biomaterials* 2003, 24, 3795-3803.

(4) Tezvergil-Mutluaya A; The requirement of zinc and calcium ions for functional MMP activity in demineralized dentin matrices. *Dent. Mater.* 26 (2010) 1059-1067.

(5) Hidalgo-Lostaunau R. Reacción de la dentina a los sistemas adhesivos resinosos: aspectos biológicos relacionados y biodegradación de la capa híbrida. *Rev Estomatol Herediana*. 2008; 18(1):50-64.

(6) Hidalgo- Lostaunau R. Las metaloproteinasas y el progreso de la lesión cariosa en dentina. *Rev Estomatol Herediana* 2006; 16(1):64-72.

(7) C. Chaussain-Miller, F. Fioretti, M. Goldberg and S. Menashi; The role of matrix metalloproteinases (MMPs) in human caries. *J Dent Res*. 2006; 85(1):22-32.

(8) Sulkala M, Tervahartiala T, Sorsa T, Larmas M and Salo T.; Matrix metalloproteinase-8 (MMP-8) is the major collagenase in human dentin. *Arch Oral Biol*. 2007; 52(2):121-7.

(9) Mazzoni A, Pashley DH, Nishitani Y, Breschi L, Mannello F, Tjäderhane L, Manuel Toledano M,h, Pashleyi E.L., Tay F.R. Reactivation of inactivated endogenous proteolytic activities in phosphoric acid-etched dentine by etch-and-rinse adhesives. *Biomaterials*. 2006; 27(25):4470-6.

(10) Kawasaki K, Featherstone JD.; Effects of collagenase on root demineralization. *J Dent Res* 1997; 76(1):588-95.

(11) Epasinghe D.J., Yung Yiu C.K., Burrow M.F., Hiraishi N, Tay F.R. The Inhibitory effect of proanthocyanidin on soluble and collagen-bound proteases. *J Dent*. 2013; 41(9):832-9.

(12) Aydin B, Leme-Kraus A, Vidal C, Aguiar T, Phansalkar R, Nam J-W, McAlpine J.B., Chen S-N, Pauli G.F. Evidence to the role of interflavan linkages and galloylation

of proanthocyanidins at sustaining long-term dentin biomodification. *Dent Mater.* 2019; 35(2):328-34.

(13) Nishitani Y, Yoshiyama M, Wadgaonkar B, Breschi L, Mannello F, Mazzoni A., Carvalho R.M., Tjäderhane L., Franklin R. Tay F.R., David H. Pashley D.H. Activation of gelatinolytic/collagenolytic activity in dentin by self-etching adhesives. *Eur J Oral Sci.* 2006; 114(2):160-6.

(14) Reis AF. Long-term TEM analysis of the nanoleakage patterns in resin dentin interfaces produced by different bonding strategies. *Dent Mater.* 2007; 23(9):1164-72.

(15) Breschi L, Maravic T, Ribeiro Cunha S, Comba A, Cadenaro M, Tjäderhane L., Pashley D.H., Tay F.R., Mazzoni A. Dentin bonding systems: From dentin collagen structure to bond preservation and clinical applications. *Dent Mater.* 2018; 34(1):78-96.

(16) De-Paula D M, Lomonaco D, Ponte A M P, Cordeiro K E, Moreira M M; Influence of collagen cross-linkers addition; *Dent. Mater.* 2020-01-01, Volume 36, Issue 1, Pages e1-e8.

(17) Scheffel D, Hebling J, Scheffel R, Agee K, Cadenaro M, Gianluca Turco G., Breschi L.,Mazzoni A., De Souza Costa C.A., Pashley D.H. Stabilization of dentin matrix after cross-linking treatments, in vitro. *Dent Mater.* 2014; 30(2):227-33.

(18) Breschi L, Maravic T, Comba A, Ribeiro Cunha S, Loguercio A., Alessandra Reis A. Hass V., Cadenaro M., Mancuso E., Mayer-Santos E., Niu L., Pashley D.H., Tay F.R., Mazzoni A. Chlorhexidine preserves the hybrid layer in vitro after 10-years aging, *Dent. Mater.* 2020, Volume 36, Issue 5, Pages 672-680.

(19) Kalagi S, Feitosa S, Münchow E, Martins V, Karczewski, Cook N.B., Diefenderfer K., Eckert G.J, Geraldeli S., Bottino M.C. Chlorhexidine-modified nanotubes and their effects on the polymerization and bonding performance of a dental adhesive, *Dent. Mater.*, 2020, Volume 36, Issue 5, Pages 687-697.

(20) Guzella Carvalho R, Palacio Alvarez M.M., De Sá Oliveira T., Ramos Polassi M., Vieira Vilhenac F., Lopes Alves F., Ryuichi Nakaie C., Dupart Nascimento F., Perlatti D'Alpino P.E., Dos Santos Tersariol I.L. The interaction of sodium trimetaphosphate with collagen I induces conformational change and mineralization that prevents collagenase proteolytic attack, *Dent. Mater.*, 2020-06-01, Volume 36, Issue 6, Pages e184-e193.

(21) Almahdy A, Koller G, Festy F, Bartsch J, Watson T. An MMP-inhibitor modified adhesive primer enhances bond durability to carious dentin. *Dent. Mater.* 2015, Volume 31, Issue 5, Pages 594-602.

(22) Osorio R, Erhardt M, Pimenta L, Osorio E. EDTA treatment improves resin-dentin bonds resistance to degradation. *J Dent Res.* 2005; 84(8):736-40.

(23) Carrilho MR, Tay FR, Donnelly AM, Agee KA, Tjäderhane L., Mazzoni A., Breschi L., Foulger S., Pashley D.H. Host-derived loss of dentin matrix stiffness associated with solubilization of collagen. *J Biomed Mater Res B Appl Biomater*. 2009; 90B:373-80.

(24) Imazato S, Tay FR, Kaneshiro AV, Takahashi Y, Ebisu S. An in vivo evaluation of bonding ability of comprehensive antibacterial adhesive system incorporating MDPB. *Dent Mater*. 2007; 23:170-6.

(25) Pashley D, Tay F, Imazato S. How to increase the durability of resin-dentin bonds. *Compend Contin Educ Dent*. 2011; 32:60-4.

(26) Comba A, Maravic T, Valente L, Girlando M, Cunha SR, Checchi V., Salgarello S., Tay F.R., Scotti N., Breschi L., Mazzoni A. Effect of benzalkonium chloride on dentin bond strength and endogenous enzymatic activity. *Journal of Dentistry*. 2019; 85:25-32.

(27) Tezvergil-Mutluay A, Seseogullari-Dirihan R, Feitosa FP, Tay FR, Watson TF, Pashley D.H. and Sauro S. Zoledronate and Ion-releasing Resins Impair Dentin Collagen Degradation. *J Dent Res*. 2014; 93(10):999-1004.

(28) Seseogullari-Dirihana R, Apollonio F, Mazzoni A, Tjaderhane L, Pashley D, Breschi L., Tezvergil-Mutluay A. Use of crosslinkers to inactivate dentin MMPs. *Dent Mater*. 2016; 32:423-432.

(29) De Munck J, Van den Steen P E, Mine A, Van Landuyt K L, Poitevin A., G. Opdenakker G., and Van Meerbeek B. Inhibition of enzymatic degradation of adhesive-dentin interfaces. *J Dent Res* 2009; 88(12):1101-1106.

(30) Breschi L, Mazzoni A, Ruggeri A, Cadenaro M, Di Lenarda R., De Stefano Dorigo E. Dental adhesion review: Aging and stability of the bonded interface. *Dent. Mater*. 2008 (24):90-101.

(31) Pashley EL, Agee KA, Pashley DH, Tay FR. Effects of one versus two applications of an unfilled, all-in-one adhesive on dentine bonding. *J Dent* 2002; 30:83-90.

(32) Hashimoto M, Tay FR, Ito S, Sano H, Kaga M, Pashley DH.; Permeability of adhesive resin films. *J Biomed Mater Res B: Appl Biomater* 2005; 74:699-705.

(33) King NM, Tay FR, Pashley DH, Hashimoto M, Ito S, Brackett WW, García-Godoy F., Sunico M. Conversion of one-step to two-step self-etch adhesives for improved efficacy and extended application. *Am J Dent* 2005; 18:126-34.

(34) Cadenaro M, Antoniolli F, Sauro S, Tay FR, Di Lenarda R, Prati C, Biasotto M., Contardo L., Breschi L. Degree of conversion and permeability of dental adhesives. *Eur J Oral Sci* 2005; 113:525-30.

(35) Cadenaro M, Breschi L, Antoniolli A, Mazzoni A, Di Lenarda R. Influence of whitening on the degree of conversion of dental adhesives on dentin. *Eur J Oral Sci* 2006; 114:257-62.

(36) Pasquantonio G, Tay FR, Mazzoni A, Suppa P, Ruggeri Jr A, Falconi M, Di Lenarda R., Breschi L. Electric device improves bonds of simplified etch-and-rinse adhesives. *Dent. Mater.* 2007; 23:513-518.

(37) Breschi L, Suppa P, Mazzoni A, Pasquantonio P, Pashley DH, Ruggeri Jr A, Suppa P., Mazzotti G., Di Lenarda R., and Tay F.R. Electric impulse-assisted application of self-etch adhesives to dentin. *J Dent Res* 2006; 85:1092-6.

(38) Malaquias P, Gutierrez M F, Hass V, Stanislawczuk R, Bandeca M.C., Arrais C.A.G., Farago P.V., Reis A., Loguercio A.D. Two-year effects of chlorhexidine-containing adhesives on the in vitro durability of resin-dentin interfaces and modeling of drug release. *Oper Dent* 2018; 43:201-12.

(39) Loguercio A D, Hass V, Felipe Gutierrez M F, Luque-Martinez I, Szezs A, Stanislawczuk R., Coelho Bandeca M., Reis A. Five-year effects of chlorhexidine on the in vitro durability of resin/dentin interfaces. *J Adhes Dent* 2016; 18:35-43.

(40) Breschi L, Maravic T, Comba A, Ribeiro Cunha S, Loguercio AD, Alessandra Reis A., Hass V. Cadenaro M., Mancuso E., Mayer-Santos E., Niu L., Pashley D.H., Tay F.R. Mazzoni A. Chlorhexidine preserves the hybrid layer in vitro after 10-years aging. *Dent. Mater.* 2020; 36:672-680.

(41) De Munck J, Van Den Steen P, Mine A, Van Landuyt KL. Inhibition of enzymatic degradation of adhesive-dentin interfaces. *J. Dent. Res.* 2009; 88:1101-1106.

(42) Scaffa P, Vidal C, Barros N, Gesteira T, Carmona A, Breschi L., Pashley D.H., Tjäderhane L., Tersariol I.L.S., Nascimento F.D., and Carrilho M.R. Chlorhexidine inhibits the activity of dental cysteine cathepsins. *J Dent Res*. 2012; 91:420-425.

(43) Kim J, Uchiyama T, Carrilho M, Agee KA, Mazzoni A., Breschi L., Carvalho R.M., Tjäderhane L., Looney S., Wimmer C., Tezvergil-Mutluay A., Tay F.R., Pashley D.H. Chlorhexidine binding to mineralized versus demineralized dentin powder. *Dent Mater*. 2010; 26:771-8.

(44) Montagner AF, Sarkis-Onofre R, Pereira-Cenci T, Cenci MS. MMP inhibitors on dentin stability.A systematic review and meta-analysis. *J Dent Res*. 2014; 93(8):733-43.

(45) Perdigão J. Dentin bonding Variables related to the clinical situation and the substrate treatment. *Dent. Mater.* 26 (2010) e24-e37.

(46) Tezvergil-Mutluay A, Agee K A, Hoshika T, Uchiyama T, Tjäderhane L, Breschi L., Mazzoni A., Thompson J.M., McCracken C.E., Looney S.W., Tay F.R., Pashley D.H. Inhibition of MMPs by alcohols. *Dent. Mater.* 2011 27(9):926-33.

(47) Sabatini C. Effect of a Chlorhexidine containing Adhesive on Dentin Bond Strength Stability. *Operative Dentistry*, 2013, 38-6, 609-617.

(48) Souza Simmer F, Moreira da Silva E, Da Silva Gonçalves Bezerra R, Da Silva Nunes Gomes Miranda M E, Noronha Filho J. D., Mariote Amaral C. Bond stability of conventional adhesive system with MMP inhibitors to superficial and deep dentin. *Journal of the Mechanical Behav. of Biomed. Mater.* 100 (2019) 1034.

(49) Zhou J, Tan J, Chen L, Li D, Tan Y.; The incorporation of chlorhexidine in a two-step self-etching adhesive preserves dentin bond in vitro. *J. of Dent*. 2009; 37:807-812.

(50) Tay F R, Pashley D H, Yiu C K, Sanares A M, Wei S H. Factors Contributing to the Incompatibility Betwen Simplified step Adhesives and Self cured or Dual cured Composites. Part II. Single-bottle, Total Etch adhesive. *J Adhes Dent*. 2003 (5):91-105.

(51) Kanca J. Improved bond strength through acid-etching of dentin and bonding to wet dentin surfaces, *J. Am. Dent. Assoc*. 123 (1992) 35-43.

(52) Sano H, Takatsu T, Ciucchi B, Horner J A,Mathews W G and Pashley D.H. Nanoleakage: lèakage within the hybrid layer. *Oper Dent*. 1995; 20 (1):18-25.

(53) Sano H, Yoshiyama M, Ebisu S, Burrow M F, Takatsu T. Comparative SEM and TEM observations of nanoleakage within the hybrid layer. *Oper Dent* 1995; 20:160-167.

(54) Abreu Pereira de Brito GM, Oliveira Silva D, Ferreira Cavaleiro Macedo R, Wendlinger Cantanhede Ferreira M, Bauer J, De Brito Pedroso F, Reis A, Figuerêdo Siqueira FS, Loguercio AD, and Millan Cardenas AF. Does the Application of Additional Hydrophobic Resin to Universal Adhesives Increase Bonding Longevity of Eroded Dentin? *Polymers* 2022, 14, 2701.

(55) Araújo-Neto VG, Moreira MM, Ñaupari-Villasante R, De Paula DM, Medeiros STCB, Loguercio AD, Feitosa VP. Nanofiller Particles and Bonding Durability, Water Sorption, and Solubility of Universal Adhesives. *Operative Dentistry*, 2021; 46(6):690-697.

(56) De Munck J, Van Landuyt K, Peumans M, Poitevin A, Lambrechts P, Braem M. and Van Meerbeek B. "A critical review of the durability of adhesion to tooth tissue: Methods and results". *J Dent Res* 2005; 84(2):118-132.

(57) Tay F R. Aging affects two modes of nanoleakage expression in bonded dentin. *J Dent Res*. 2003; 82(7):537-41.

(58) Tay F R, Pashley D H, Hiraishi N, Imazato S, Rueggeberg F A, Salz U., Zimmermann J. and King N.M. Tubular Occlusion Prevents Water-treeing and Throughand-Through Fluid Movement in a Single-bottle, One-step Self-etch Adhesive Model. *J Dent Res* 84(10):891-896, 2005.

(59) Tay F R, Gwinnett A J, Pang K M and Wei S H.; "Variability in Microleakage Observed in a Total-etch Wet-bonding Technique under Different Handling Conditions", *J Dent Res*., May 1995; 74(5):1168-1178.

(60) Van Meerbeek B, Perdigão J, Lambrechts P & Vanherle G. "The clinical performance of adhesives" *J. of Dent*. 1998 a:26(1) 1-20.

(61) De Munck J, Van Meerbeek B, Yoshida Y, Inoue S, Vargas M, Suzuki K, Lambrechts P & Vanherle G. "Four-year water degradation of total-etch adhesives bonded to dentin." *J. Dent. Res*. 2003; 82(2) 136-140.

(62) Van Meerbeek B. State of the art of self-etch adhesives. *Dent Mater*. 2011; 27:17-28.

(63) Van Meerbeek B., Yoshihara K., Van Landuyt K.; Yoshida Y., Peumans, M. From Buonocore's Pioneering Acid-Etch Technique to Self-Adhering Restoratives. A Status Perspective of Rapidly Advancing Dental Adhesive Technology. *J. Adhes. Dent.* 2020, 22, 7-34.

(64) Bean TA, Zhuang WC, Tong PY, Eick JD, Yourtee DM. Effect of esterase on methacrylates and methacrylate polymers in an enzyme simulator for biodurability and biocompatibility testing. *J Biomed Mater Res* 1994; 28:59-63.

(65) Armstrong SR, Jessop JL, Vargas MA, Zou Y, Qian F, Camp-bell JA, Pashley DH. Effects of exogenous collagenase and cholesterol esterase on the durability of the resin-dentin bond. *J Adhes Dent* 2006; 8:151-160.

(66) Kostoryz E L, Dharmala K, Ye Q, Wang Y, Huber J, Park J.G., Grant Snider G., J. Lawrence Katz J.L., Spencer P. Enzymatic Biodegradation of HEMA/BisGMA Adhesives Formulated With Different Water Content. *J Biomed Mater Res* 2009, *Part B: Appl Biomater* 88B:394-401.

(67) Huang B, Cvitkovitch D G, Santerre J P and Finer J. Biodegradation of resin-dentin interfaces is dependent on the restorative material, mode of adhesion, esterase or MMP inhibition. *Dental Materials* 2018; 1253-1262.

(68) Ferracane J L. Hygroscopic and hydrolytic effects in dental polymer networks. *Dent. Mater.* (2006) 22, 211-222.

(69) Finer Y., Santerre J.P. The influence of resin chemistry on a dental composite's biodegradation. *J. of Biomed. Mater. Res. - Part* A, May 2004, 69:(2) Pages 233-2461.

(70) Santerre J.P, Shali L, Leung B W. Relation of Dental Composite Formulations To Their Degradation and the Release of Hydrolyzed Polymeric-Resin-Derived Products. *Crit Rev Oral Biol Med.* 2001; 12(2):136-151.

(71) Fleisch A F, Sheffield P E, Chinn C, DDS, Edelstein B L and Landrigan P J. Bisphenol A and Related Compounds in Dental Materials. *Pediatrics* October 2010, 126 (4) 760-768.

(72) Cai K, Delaviz Y, Banh M, Guo Y and Santerre J P. Biodegradation of composite resin with ester linkages: Identifying human salivary enzyme activity with a potential role in the esterolytic process. *Dent Mater.* 2014 (30):848-860.

(73) Larsen I B, Freund M and Munksgaard C. Change in surface hardness of Bis-GMA/ TEGDMA polymer due to enzymatic action. *J Dent Res* 1992; 71:1851-3.

(74) Shokati B, Tam L E, Santerrre J P, Finer Y. Effect of salivary esterase on the integrity and fracture toughness of the dentin-resin interface. Journal of Biomedical Materials Research - Part B. *Applied Biomaterials*. July 2010, Vol 94 (1):230-237.

(75) Giannini M, Makishi P, Almeida Ayres A, Moreira Vermelho P, Marin Fronza B, Nikaido T., Tagami J. Self-Etch Adhesive Systems: A Literature review. *Braz. Dent. J.* (2015) 26(1):3-10.

(76) Larsen I.B. And Munksgaard E.C. Effect of human saliva on surface degradation of composite resins. *Scand J Dent Res* 1991; 99:254-61. [85]

(77) Arima T, Murata H and Hamada T. The effects of cross-linking agents on the water sorption and solubility characteristics of denture base resin. *J Oral Rehabil* 1996; 23:476-80.

(78) Moszner N, Salz U, Zimmermann J. Chemical aspects of self- etching enamel-dentin adhesives: a systematic review. *Dent. Mater.* 2005; 21(10):895-910.

(79) Ulrich Salz U, Zimmermann J, Zeuner F, Moszne N. Hydrolytic stability of self-etching adhesive systems. *J. of Adhes. Dent.* 2005; 7:107-16.

(80) Zhang Z, Tian F, Niu L, Ochala K, Chen C., Fu B-P, Wang X-Y, Pashley D.H.,Tay F.R. Defying ageing: An expectation for dentine bonding with universal adhesives? *J.of Dent.* 45 (2016); 43-52.

(81) Song L, Sarikaya R, Ye Q, Misra A, Tamerler C. Effect of Hydrophilicity on the Compatibility Between a Dual-curing Resin Cement and One-bottle Simplified Adhesives, *J Adhes Dent* 2013; 15:325-331.

(82) Song L, Sarikaya R, Ye Q, Misra A, Tamerler C. Multifunctional monomer acts as co-initiator and crosslinker to provide autonomous strengthening with enhanced hydrolytic stability in dental adhesives. *Dent. Mater.* 2020, 36:284-295.

(83) Van Landuyt K, Snauwaert J, De Munck J, Peumans M, Yoshida Y, Poitevin A., Coutinho E., Suzuki K., Lambrechts P., Van Meerbeek B. Systematic review of the chemical composition of contemporary dental adhesives. *Biomaterials* 2007, 28:3757-3785.

(84) Hayakawa T, Horie K. Adhesiveness of amide monomers to tooth substrate. *Dent Mater* 1991; 10(2):165-71.

Capítulo 7

Sistemas adhesivos de autograbado para esmalte y dentina

Los Sistemas Adhesivos de Autograbado (SE o Self Etch) de sexta generación o de dos pasos, utilizan un primer acídico autograbante que unifica las funciones del acondicionamiento ácido de la superficie y la función de imprimación del primer seguido de la aplicación de una resina fluida como adhesivo. Estos *primers* están constituidos por monómeros resinosos que tienen la capacidad de disociarse y liberar protones en un medio acuoso, al tiempo que quedan disponibles para polimerizar con el resto de los monómeros del adhesivo propiamente tal. De esta manera, estos monómeros acondicionan e impriman simultáneamente la dentina y el esmalte. Respecto del esmalte, el grado de acondicionamiento va a depender del pH del sistema adhesivo, siendo aquellos de moderada y fuerte acidez (pH < a 1.5), los que graban mejor este sustrato. Para la dentina, en cambio, los adhesivos de pH tan bajo son demasiado agresivos y eliminan tanto al barro dentinario como la dentina superficial subyacente, exponiendo los túbulos y el colágeno, de manera que se pierde el foco objetivo para estos sistemas adhesivos. Efectivamente, el enfoque que se persigue es lograr infiltrar y disolver parcialmente el barro dentinario hasta llegar al sustrato dentina sin exponer mayormente el colágeno y sin eliminar el tapón de barro para que no se exponga el túbulo. Con ello se evitan los inconvenientes asociados a la exposición como la extravasación de fluidos y la hipersensibilidad, así como la denudación del colágeno, el colapso de las fibras, la activación de enzimas colagenolíticas y la falta o exceso de humedad. De esa manera, también queda dispuesta la dentina superficial como para lograr un anclaje intimo a nivel iónico con el monómero funcional. Este objetivo lo cumplen con mayor propiedad los adhesivos de acidez suave (pH =2).

Como se puede apreciar, no hay un sistema adhesivo de autograbado que pueda acondicionar de forma apropiada y simultáneamente al esmalte y la dentina. Es por eso que se ha preconizado el grabado selectivo con ácido fosfórico y lavado/secado en el esmalte más el acondicionamiento de la dentina con un adhesivo de autograbado de pH suave(1).

La técnica entonces se diferencia de los adhesivos predecesores de grabado y lavado de dos o tres pasos (2E&R y 3E&R) en los siguientes aspectos:

a) En vez del acondicionamiento de las superficies con ácido fosfórico, utilizan monómeros acídicos que se ionizan en medio acuoso pero que en general logran un pH más básico que el obtenido con el tratamiento con ácido fosfórico. Si bien existen productos con diferente grado de acidez, los más recomendados son aquellos denominados suaves que logran un pH cercano a 2.0(1)(2).
b) Disuelven y eliminan parcialmente el barro dentinario sin remover los tapones de barro a la entrada de los canalículos y desmineralizan suavemente la superficie dentinaria (aprox 1 um), generando micro retenciones y exponiendo a la HAp para que se fije el monómero funcional.
c) Al mismo tiempo que van grabando el esmalte o dentina, van penetrando los monómeros y solventes de manera que no queda superficie grabada sin cubrir por el primer y posteriormente por el adhesivo. Esto es válido para los adhesivos de pH suave y ultrasuave, ya que se ha visto que, en aquellos adhesivos de autograbado y pH fuerte y extrafuerte, el efecto desmineralizante podría avanzar más allá de la capa de hibridización, pero solo a escala nanométrica y no micrones como es el caso de los adhesivos E&R.
d) Una vez aplicado el acondicionador/primer solo se seca para eliminar el exceso de solventes y no se lava, por lo que no habrá un sustrato desecado o hiper hidratado.
e) Por último, se aplica una capa del adhesivo propiamente tal, compuesta de monómeros principalmente hidrofóbicos y se polimeriza. En relación con esta última capa, se ha visto que es conveniente engrosarla utilizando una doble aplicación (polimerizando cada capa por separado) o mediante un *resin coating* donde se aplique una resina fluida bis-GMA de recubrimiento (como Fortify (bisco) o Gloss de Vitremer (M-ESPE)) o alguna variedad de composite flow (idealmente con relleno inorgánico). Con este *resin-coating* se ha visto que favorece una completa polimerización, logrando una mayor conversión y mejores propiedades mecánicas de la junta adhesiva(3).

7.1 CLASIFICACIÓNES PARA LOS SISTEMAS ADHESIVOS DE AUTOGRABADO

Estos adhesivos pueden ser clasificados según **su aplicación** en: uno o dos pasos. Los de dos pasos corresponden a los de sexta generación e incluyen una botella con un primer acídico y en otra botella el adhesivo. Los de un paso corresponden a los de séptima y octava generación o universales, y todos los componentes vienen juntos en un solo frasco.

También pueden clasificarse según su **nivel de acidez** y potencial de desmineralización, de acuerdo a la constante de disociación (pKa) de sus monómeros en:[(1)(2)]

Adh. Fuertes (pH menor a 1,0)
Adh. Intermedios (ph = 1,5)
Adh. Suaves (pH=2) Adh. Extra suaves (ph mayor a 2,5)

Los adhesivos fuertes producen patrones de grabado profundos (3-5 um), similares al obtenido con ácido fosfórico porque remueven completamente el barro dentinario y desmineralizan totalmente la capa superficial, por lo que se identifican más con la técnica de grabado total, salvo por el hecho de que no se realiza la etapa de lavado de los desechos y éstos quedan incluidos en la capa adhesiva. Por otra parte, la disolución de HAp hace que precipiten sales de fosfato de calcio que no son removidas ya que estos adhesivos no consideran el lavado de la cavidad, y que constituyen un medio de unión muy débil porque son fácilmente disueltas por hidrólisis. La mayor acidez de este tipo de monómeros genera un patrón de grabado favorable en el esmalte; pero para la dentina es muy profundo, dejando colágeno descubierto, sin soporte y sin hidroxiapatita disponible para unir químicamente la resina, y a la vez, una polimerización incompleta de monómeros susceptible a la hidrólisis[(4)(5)].

Los adhesivos intermedios realizan un patrón de grabado menos agresivo, de una profundidad de 1-2 um, donde la transición entre la malla colágena y la dentina subyacente es más gradual, dejando hidroxiapatita para permitir una interacción química con el monómero.

Los adhesivos extra suaves generan un patrón de grabado muy superficial (nanométrico) del barro dentinario, y a nivel del esmalte el patrón retentivo es insuficiente para obtener un buen sellado de las restauraciones.

Así que aquellos con un pH = 2 (suaves), son los más adecuados, con un patrón de grabado de alrededor de 1um de profundidad en dentina, aunque los

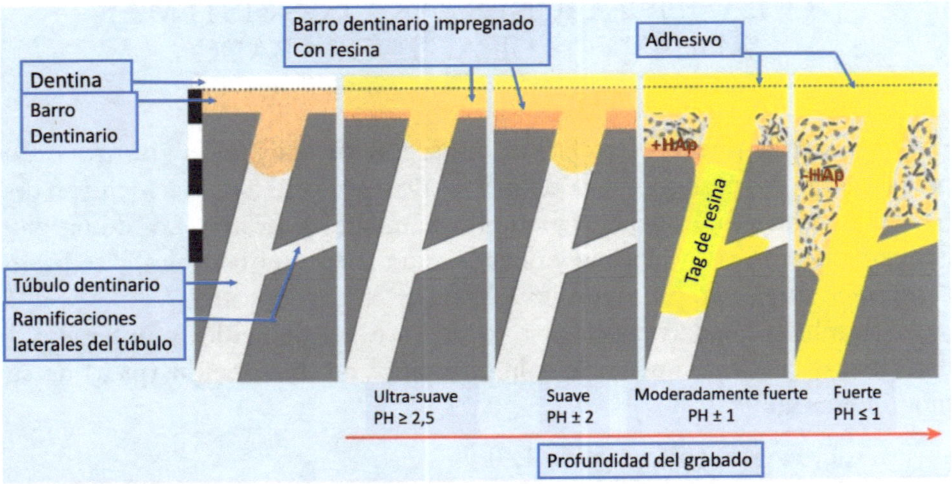

Figura 82. Cuadro que esquematiza la profundidad del patrón de grabado asociado con el pH del adhesivo.

patrones de grabado en el esmalte se revelan como insuficientes, comparado con el grabado obtenido con el ácido ortofosfórico.

Se sabe que los adhesivos extra suaves no forman tags en la dentina cuando son usados en modo Self Etch, pero sí pueden hacerlo en modo Etch & Rinse. Aunque de esta manera se podrían obtener valores iniciales de adhesión más altos, estos disminuyen pronto debido a las consecuencias de exponer los tejidos al ataque del ácido. Por un lado, se desmineraliza la dentina, lo que elimina el potencial de obtener uniones verdaderas con la hidroxiapatita y por otra parte se activan las enzimas proteolíticas para que comiencen a degradar el colágeno.

7.2 REQUISITOS DE UN MONÓMERO AUTOGRABANTE

Uno de los aspectos importantes a tener en consideración para el estudio y la aplicación de este tipo de adhesivos son los requisitos que se espera deben cumplir y como las diferencias en la química de los compuestos constituyentes y los procesos de polimerización afectan las propiedades de estos materiales y su comportamiento en la función. Entre ellos están: la estabilidad química,

Características ideales para un adhesivo SE

- Alta disponibilidad de radicales libres como para homo o copolimerizar con los otros monómeros del adhesivo.
- Optima solubilidad en los solventes del adhesivo.
- Monómeros estables para prevenir polimerización prematura y la degradación por oxígeno, luz, calor, pH y agua durante el almacenamiento.
- Mínima absorción acuosa del polímero formado, de tal manera que no afecte a la adhesión.
- Baja contracción de polimerización y expansión térmica del polímero.
- Baja toxicidad y citotoxicidad de los monómeros.
- Biocompatibilidad y propiedades bioactivas.
- Capacidad de auto grabar el esmalte en un tiempo relativamente corto y de crear micro retenciones que favorezcan el anclaje micro mecánico.
- Optima capacidad de humectación, infiltración y formación de película.
- Rápida interacción iónica o covalente con los componentes de la Hap.

Figura 83. Características requeridas idealmente para los componentes de un adhesivo de autograbado.

baja absorción acuosa y solubilidad, alto grado de conversión de polímeros, buenas propiedades físicas que resistan la contracción de polimerización y las fuerzas masticatorias, toxicidad y citotoxicidad, propiedades bioactivas y remineralizantes, etc.

Los aspectos o características clave a considerar en la química de un adhesivo auto grabante deben ser:

a) Estabilidad química de la mezcla y de sus componentes en el envase
b) Buena penetración y humectabilidad, que permita una íntima adaptación y sellado marginal con una resistencia adhesiva óptima
c) Alto grado de conversión monomérica y un buen entramado reticular que determine una buena resistencia mecánica y adhesiva para resistir la contracción de polimerización y las fuerzas de la masticación
d) Estabilidad y baja absorción acuosa, junto a una baja contracción/expansión térmica que determinen una estabilidad del estrato adhesivo a largo plazo
e) Monómeros con muy baja toxicidad y citotoxicidad
f) Biocompatibilidad y propiedades bioactivas (bactericidas, bacteriostáticas, remineralizantes, etc.)

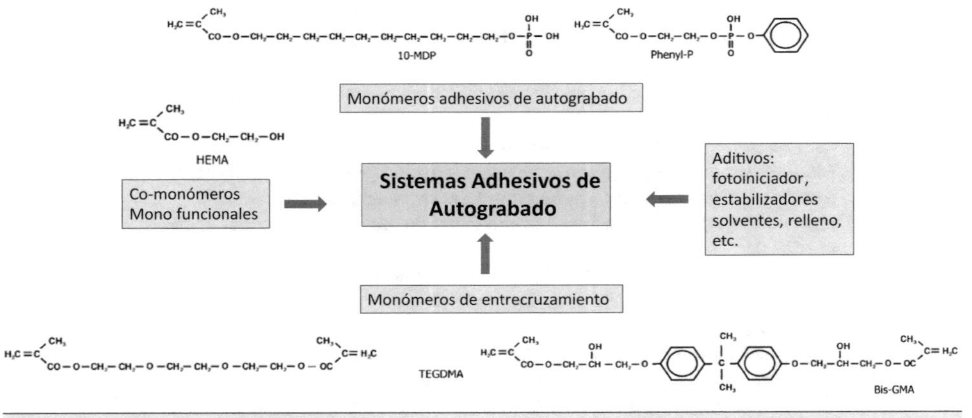

Figura 84. Esquema de los principales componentes constitutivos de un sistema adhesivo de autograbado.

g) Capacidad de grabar el esmalte y la dentina eficientemente y en un tiempo breve
h) Interacción iónica o covalente estable con los cristales de HAp

7.3 CONCEPTO ADHESIÓN-DESCALCIFICACIÓN

Desarrollado por Yoshida(6) y Yoshioka(7) a principios de la década del 2000, pero aún vigente, explica por qué los ácidos o los monómeros acídicos, se comportan de distinta manera frente a los tejidos dentarios. La adhesión de resinas al esmalte o la dentina es básicamente el resultado de un proceso de remoción de minerales de la superficie a tratar, seguido por un intercambio de la estructura removida por monómeros resinosos que infiltran las micro retenciones producidas para conseguir una trabazón micromecánica y dependiendo del monómero, también de enlaces químicos que potencian la adhesión.

La manera como interactúa una molécula con los tejidos dentarios generalmente se asocia a su pH o a su potencial de disociación (pka). Pero estos conceptos no explican por qué algunos ácidos o monómeros acídicos son capaces de formar uniones químicas e hidrolíticamente estables a través de la formación de sales adheridas por un intercambio iónico con el calcio del

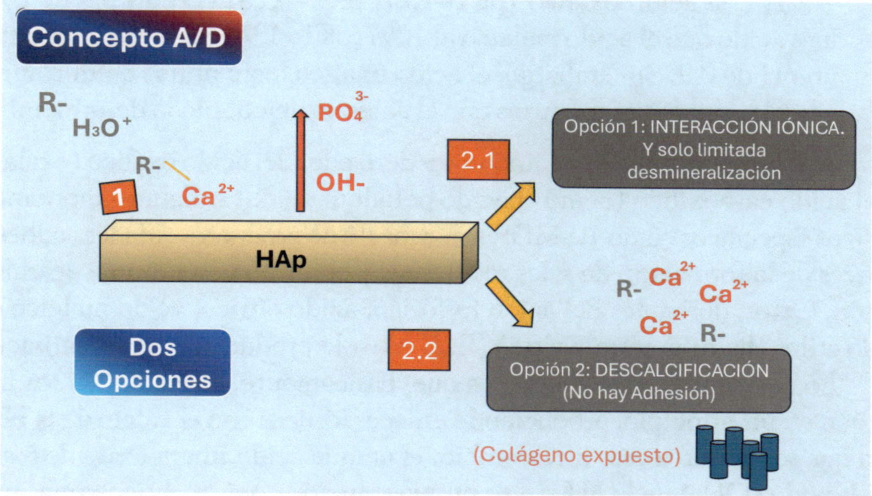

Figura 85. Cuadro que muestra el concepto de adhesión/descalcificación desarrollado por Yoshida y Yoshioka para explicar el diferente comportamiento que pueden expresar los ácidos y los monómeros acídicos al interactuar con los tejidos dentarios.

Adaptado de Van Meerbeek *et al.*[1]

sustrato; y otros en cambio, solo desmineralizan y forman sales inestables que no se adhieren firmemente y se desprenden generando descalcificación. Estos procesos ocurren de manera independiente del pH y del pKa del compuesto[1].

Para entender este concepto, el pH describe la concentración de iones de hidrógeno disponibles en una solución. Este parámetro lo medimos según una escala donde 7 es un pH neutro y los valores por debajo de 7 indican acidez, la que va aumentando en la medida en que se acerca a 1. Por el contrario, los valores de pH que se encuentran por sobre 7 indican alcalinidad, la que aumenta en la medida que se aleja del 7 neutro, siendo el máximo 14.

El pKa describe el nivel de ionización de una solución y refleja su capacidad de ceder o recibir protones en un determinado pH. La constante de disociación del ácido es Ka siendo pKa el logaritmo negativo de esta constante. Entonces, un Ka elevado indica un ácido fuerte (tiene buena disociación) y un Ka reducido se refiere a un ácido débil que se disocia poco. Por el contrario, un pKa bajo nos indica un ácido fuerte y un pKa elevado se refiere a un ácido débil.

Para explicar cómo funciona este concepto de adhesión/desmineralización, Bart Van Meerbeek propone el siguiente ejemplo:[1]

> "1M de ácido oxálico (pK1=1,27; pK2=4,28) con un pH de 0,6 es más ácido que el ácido maleico al 10% (pK1=1,94; pK2=6,43) que tiene un pH de 0,9. Sin embargo, el ácido oxálico logra unirse químicamente a la hidroxiapatita mientras que el ácido maleico solo la desmineraliza".

Así entonces, aquellos compuestos derivados del ácido oxálico (oxalatos) o del ácido carboxílico (como el ácido polialquenoico) o algunos monómeros acídicos específicos como 10-MDP, son capaces de producir verdadera adhesión a través de la formación de sales resistentes y con solo una mínima descalcificación. Otros, derivados del ácido fosfórico, ácido cítrico, ácido maleico o el ácido etilen diamino tetra-acético (EDTA), solo producen desmineralización.

Lo que se pretende ilustrar es que, básicamente, todos los ácidos interactúan en un principio, produciendo enlaces iónicos con el calcio de la HAp. Para que se produzca este intercambio, el ataque ácido libera iones de fosfato e hidróxido (OH-) de la HAp a su propia solución. Así se obtiene una superficie eléctricamente neutra. De este intercambio iónico se forman uniones a través de la formación de sales de calcio con la HAp. Y dependiendo de la estabilidad de estas sales, el proceso obtiene adhesión verdadera o solamente desmineralización[(8)(1)].

La importancia de este concepto radica en estudiar la reactividad que presentan estos compuestos frente a los tejidos dentarios y óseos y nos ayuda a identificar nuevos monómeros que puedan ser utilizados en futuros sistemas adhesivos.

Basado en este concepto de adhesión/desmineralización, el potencial de adhesión química de un monómero se establece por la tasa de disolución de la sal de calcio del monómero funcional, medida por espectrometría de absorción atómica. Altos valores de adhesión se corresponden con una baja tasa de disolución de la sal del monómero funcional lo que sugiere una alta capacidad de adhesión química del mismo.

7.4 SISTEMAS ADHESIVOS AUTOGRABANTES DE DOS PASOS

Como adelantamos al principio de este capítulo, estos sistemas adhesivos pueden presentarse en dos frascos, donde el primer envase contiene el primer con los monómeros acídicos y solventes, mientras que el segundo frasco contiene principalmente la resina adhesiva hidrofóbica junto a otras resinas fluidificantes. Con ellos ya no se requiere más el lavado del agente acondicionador, ahora solo se seca para eliminar el exceso de solventes del primer previo a la aplicación del adhesivo. En el caso de los adhesivos de pH suave y extra suaves ya no es crítica la etapa de secado de solventes porque es mínimo el colágeno expuesto y mantiene su sustento mineral, de manera que no puede colapsar por deshidratar en exceso, así que ahora se puede secar con aire directamente. Esto último no sería válido para aquellos adhesivos de pH fuerte e intermedio cuyo efecto es similar al grabado total con ácido ortofosfórico. El autograbado del esmalte con monómeros acídicos suaves y ultrasuaves no genera micro retenciones comparables con el patrón obtenido con ácido fosfórico y por lo tanto no es suficiente ni efectivo para conseguir una adhesión fuerte y duradera al esmalte. Debido a esto es que la aplicación de este tipo de adhesivos debe ser precedida por un tratamiento de grabado y lavado (E&R) del esmalte con ácido fosfórico, lo que agrega un tercer paso al procedimiento clínico, pero mejora consistentemente el comportamiento del adhesivo. Este procedimiento de grabar separadamente el esmalte con ácido fosfórico y la dentina con un adhesivo de autograbado se ha denominado grabado selectivo.

La superficie dentinaria solo se desmineraliza parcialmente con un adhesivo SE de pH suave y ultrasuave, provocando una muy delgada capa de hibridización de aproximadamente un micrón, lo que facilita la difusión de las resinas en un tiempo reducido. Se dice que lo importante para la durabilidad de la adhesión no es el grosor de la hibridización, sino que la **calidad** de la unión obtenida. Con este patrón de grabado superficial se obtiene suficiente retención micromecánica y el colágeno se mantiene cubierto y protegido por HAp contra la biodegradación enzimática. Esto también genera condiciones favorables para que, según el concepto de adhesión/descalcificación, se den condiciones favorables para la obtención de verdaderas uniones químicas (iónicas) entre algunos monómeros funcionales y la HAp. De todos los monómeros funcionales presentes en preparados comerciales estudiados, 10-MDP es hasta hoy el más efectivo y la mayoría de los adhesivos de este tipo lo utilizan, aunque con resultados variables y muy dependientes del producto comercial. Su grupo funcional metacrilato en un extremo de la molécula le permite formar redes tridimensionales de adhesivo por copolimerización. En el otro extremo su grupo funcional en base a un éster hidrofílico del ácido fosfórico le permite desmineralizar ligeramente la superficie dentinaria y así se piensa que se une iónicamente al calcio de la HAp mediante la formación de sales de MDP-Ca en una estructura de nano capas que se piensa son hidrolíticamente estables. La larga cadena espaciadora de carbón que une a estos grupos funcionales previene que ocurra un efecto estérico entre ellos y le da hidrofobicidad para reducir la absorción acuosa.

Otros monómeros funcionales acídicos utilizados son GPDM, 4-META y Fenil-P, los que también contienen grupos carboxilo y fosfórico para desmineralizar y unirse a la HAp.

Debido a su hidrofilicidad, HEMA se ha usado como promotor de adhesión y fluidificante en muchos adhesivos de autograbado; sin embargo, una alta concentración de HEMA puede comprometer las propiedades físicas y mecánicas del estrato adhesivo. También en alta concentración puede afectar la evaporación de solventes del primer debido a que este monómero disminuye la presión de vaporización de estos solventes. También HEMA tiende a retener agua en forma de hidrogeles, lo que dificulta su remoción por el secado con aire. El secado con aire tibio facilita la remoción por evaporación del agua y mejora la efectividad de la adhesión[(9)(10)].

7.4.1 Protocolo adhesivo combinado de grabado selectivo del esmalte y técnica adhesiva de autograbado de dos pasos

- Grabar selectivamente el esmalte con gel de ácido fosfórico al 30-40% durante 15 segundos, evitando contactar el tejido dentinario. Luego, lavar profusamente con agua y secar bien con aire directo de la jeringa triple.
- Frotar la dentina activamente con el primer del adhesivo de dos pasos, en base a 10-MDP (de pH suave) con el aplicador micro brush. Se debe aportar continuamente primer fresco al sustrato dentinario. Esta etapa es la más importante del proceso y siempre debe extenderse en lo posible porque facilita la penetración óptima del primer acídico en el barro y el sustrato dentinarios[(11)]. La imprimación termina con un secado por aire suave pero directo (ojalá tibio) y debe extenderse lo suficiente para ver que el aire no produce desplazamiento de líquidos. Usualmente no debiera ser menos de 20 segundos[(1)].
- Como tercer paso, aplicar una capa moderadamente gruesa de resina adhesiva libre de solvente, para que tenga potencial de absorción de estrés en esmalte y dentina[(3)]. Después secar con aire suave y esparcir el adhesivo uniformemente sobre las superficies tratadas. El secado del adhesivo es para evaporar solventes, y para ser eficiente debe extenderse

de 5 a 10 segundos. Para algunos adhesivos con solventes como acetona o alcohol, un secado más prolongado podría adelgazar demasiado el estrato adhesivo y la inhibición por oxígeno podría dejar zonas sub polimerizadas que debiliten la adhesión. El adhesivo SIEMPRE debe ser polimerizado separadamente si se aplica más de una capa[1][8].

7.5 SISTEMAS ADHESIVOS AUTOGRABANTES DE UN PASO

Hoy en día, existe una fuerte presión por obtener procedimientos simplificados, no solo por reducir el tiempo de aplicación del adhesivo, sino que también para disminuir las variantes del operador que puedan afectar el resultado

La evolución hacia los adhesivos de una sola aplicación (Self Etch, Un Paso), fue el siguiente objetivo. Se les reconoce como sistemas All in One o One Step Adhesives. Se pueden presentar en dos envases para pre mezclar antes de aplicar o en un solo envase.

Debido a que ellos deben cumplir la función del grabado ácido, el primer y el adhesivo para formar polímeros, su formulación requiere combinar monómeros hidrofílicos e hidrofóbicos, y una alta concentración de solvente para mantener en equilibrio la solución. Otra característica es que la mezcla también requiere agua como medio para producir la ionización de sus monómeros acídicos, como requisito previo para ejercer su función de autograbado[11][12].

Su alta afinidad hidrofílica les otorga un comportamiento similar a una membrana semi-permeable, aun tras la polimerización, lo que permite la infiltración de fluidos, afectando seriamente la adhesión[12][13].

Para el fabricante, combinar todos los componentes requeridos para un sistema adhesivo en un solo frasco y mantener su estabilidad en el tiempo, significa un gran reto y, en consecuencia, este punto más la permeabilidad de la película polimerizada constituyen la principal debilidad de estos adhesivos[11][12].

Los sistemas simplificados de un solo paso (SE, un paso), contienen monómeros adhesivos acídicos (ej.: 10-MDP o HEMA fosfato), co-monómeros funcionales hidrofílicos (ej. HEMA), monómeros de entrecruzamiento de cadenas y plastificantes (ej. TEGDMA), además de foto iniciador, solventes, estabilizadores y relleno inorgánico, etc.

Por tener monómeros acídicos de metacrilato requieren suficiente cantidad de agua para producir la disociación de protones. Alcanzan un pH

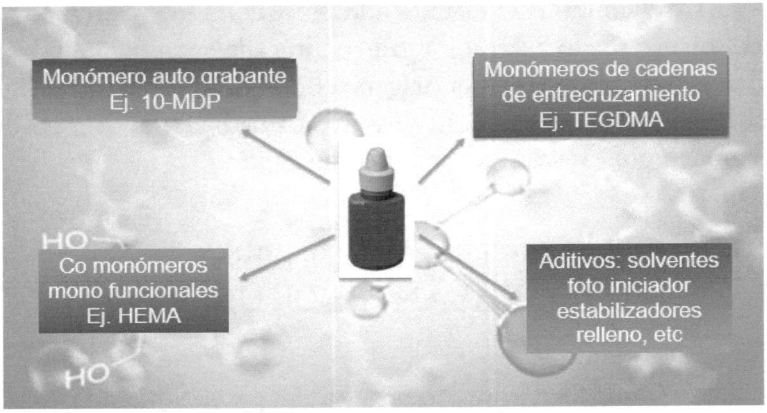

Figura 86. Componentes de un adhesivo de autograbado mono botella (un paso).

que oscila entre 1.5 y 2.5 lo que los hace susceptibles a hidrólisis de su grupo éster y degradación química. Además, los sistemas de un solo envase, una vez polimerizados, son más hidrofílicos que los adhesivos SE en dos fases, favoreciendo la hidrólisis y limitando su capacidad de infiltración, lo que puede crear vesículas de agua al interior de la capa adhesiva, nano filtración y *water trees*.

La mayoría de estos adhesivos de un paso son en base a metacrilatos y su pH ronda entre 1,5 y 2,5. Con este nivel de acidez los monómeros de HEMA, TEGDMA, MDP o HEMA-fosfato pueden sufrir degradación hidrolítica. En este sentido aquellos monómeros funcionales derivados de las metacrylamidas presentan una mayor estabilidad hidrolítica bajo condiciones acídicas(14).

Otra característica de los adhesivos de autograbado en una botella es su incompatibilidad con los cementos de resina de curado dual. Esto se produce en la capa de inhibición de oxígeno por una reacción de neutralización; donde los monómeros acídicos residuales del adhesivo, debido a su bajo pH, pueden desactivar a la amina terciaria que cataliza la reacción de los cementos de autocurado o duales. También se piensa que estos adhesivos por su alta permeabilidad y propensión a retener líquidos pueden generar reacciones de polimerización incompletas con cementos de resina de lenta polimerización como los de curado químico(15).

Para contrarrestar esta incompatibilidad algunos fabricantes han desarrollado un activador de autocurado que contiene sales de sulfinato para ser

Cuadro 87. Principales causas que provocan que los adhesivos de un frasco posean una vida útil más corta.
• Frecuentemente mezclan sus monómeros con agua (hidrólisis del enlace ester del grupo metacrílico)
• El ph ácido puede acelerar este proceso de hidrólisis
• Un largo período de almacenamiento y temperaturas elevadas también pueden promover hidrólisis
• Al destapar el envase también se evaporan los solventes orgánicos y pequeñas cantidades de monómeros de bajo peso molecular

- Prime & Bond NT Dual Cure (Denstply, De Trey, Konstanz, Alemania)
- Excite DSC (Vivadent, Schaan, Liechtenstein)
- Dentastic Uno Duo (Pulpdent, Watertown, MA, USA)
- Optibond Solo Plus Dual Care (Kerr, Orange, Ca, USA)
- Bond Link (Den-Mat, Santa María, CA, USA)

- Los primeros 4 co-iniciadores líquidos se aplican mezclados con el adhesivo.
- Bond Link se aplica como una capa aparte sobre el adhesivo polimerizado.

Figura 88. Diferentes adhesivos simplificados de un paso con catalizadores para curado dual.

mezclado con estos adhesivos simplificados y hacerlos compatibles con los materiales que utilizan aminas terciarias para ser activados. Como ejemplo tenemos XP Bond de Denstply y ScotchBond Universal de 3M, ESPE. Por esto cuando se va a utilizar un cemento de curado dual es recomendable combinarlo siempre con el adhesivo correspondiente de la misma marca.

Otro fabricante de adhesivos odontológicos, Kerr Dental, ha desarrollado un cemento de resina de curado dual libre de aminas para superar este problema denominado NX3 Nexus[12]. También se han desarrollado adhesivos de una botella que son más hidrofóbicos y por lo tanto menos permeables. y con un pH adecuado, que pueden ser compatibles con estos cementos como All Bond Universal[16][17][18][19].

Varios adhesivos de autograbado de una botella han desarrollado catalizadores específicos para obtener un curado dual. Estos catalizadores se presentan en una botella aparte para ser premezclados antes de aplicar el adhesivo[19].

Por último, se ha demostrado que los adhesivos de autograbado de dos pasos y pH suave con 10-MDP como monómero funcional, presentan un comportamiento clínico superior a los de un paso y similar a los sistemas de tres pasos (E&R) etanol/agua considerados anteriormente como gold standard. Esto es especialmente referido al sistema Clearfil SE (de Kuraray), y se debe a que producen una capa adhesiva más impermeable, resistente e hidrofóbica comparativamente a los de un solo paso y al potencial adhesivo de su monómero funcional.

7.6 ADHESIVOS UNIVERSALES O MULTIMODALES

La filosofía de la odontología restauradora ha ido evolucionando en la medida que avanza el desarrollo de los materiales restauradores, y esto también ha acarreado consigo un cambio de paradigma desde el concepto de **extensión por prevención** de G.V. Black hacia una filosofía actual más bien orientada hacia la **prevención de la extensión**[20]. Este concepto de odontología mínimamente invasiva implica la correcta eliminación de la caries y el esmalte sin sustento, seguido de la reconstitución *ad hoc* del diente en cuestión, con una técnica restauradora adhesiva. Como se vio en capítulos anteriores el proceso de adhesión también ha ido evolucionando con el tiempo. Hoy día, cuando se trata de realizar una restauración directa o indirecta en base a resinas compuestas, el clínico puede elegir básicamente entre dos estrategias adhesivas: el grabado total si se pretende usar un adhesivo del tipo "etch and rinse", o el grabado selectivo cuando se utilizará un adhesivo autograbante.

La presión del mercado para llegar a tener un sistema adhesivo simplificado, de un paso, fácil manipulación y factible de ser utilizado en cualquier situación de adhesión a tejidos dentarios y materiales restauradores, ha hecho evolucionar los sistemas adhesivos a lo que hoy reconocemos como adhesivos universales o multimodales. Estos adhesivos vienen en un solo frasco, no requieren mezcla y permiten ser utilizados tanto en técnicas restauradoras directas como indirectas, en la modalidad que el clínico prefiera: grabado total, autograbado o grabado selectivo. Adicionalmente, también pueden ser utilizados para adherir diferentes tipos de materiales restauradores como: resinas compuestas, cerámicas, metales, etc.

Este concepto llevó un paso más adelante a los adhesivos autograbantes de un frasco (7ª generación), porque, en esencia, se trataba básicamente de lo mismo, pero con unas pequeñas modificaciones estratégicas. En general, todos los adhesivos de autograbado diseñados para uso odontológico incluyen un monómero funcional que se une químicamente con el sustrato dentario mediante la formación de sales resistentes a hidrólisis y entre ellos los monómeros más utilizados son 10-MDP, GPDM, PENTA y 4-MET. Pero por lejos, la mejor performance se obtiene con los adhesivos que utilizan en su formulación el monómero 10-MDP[(21)]. Debido a su buen potencial adhesivo y a la baja degradación en el tiempo de este monómero, estos adhesivos también sirven como *primers* para sílice y circonio, y pueden adherir bien a diferentes sustratos. Se ha demostrado que el monómero 10-MDP, se une químicamente a los óxidos de zirconio al tiempo que copolimeriza con los monómeros resinosos del cemento adhesivo[(22)(23)].

También, con el fin de que puedan utilizarse para procedimientos directos e indirectos, con cementos de autocurado o dual, algunos de ellos disponen de un aditivo (separado en otro frasco), con un activador químico para ser utilizado en situaciones donde se requiera combinarlo con un cemento de fraguado dual (recordar que algunos de 7ª generación no son compatibles con los cementos duales porque su acidez afecta la activación de las aminas terciarias del complejo amina/camforoquinona). Por último, algunos vienen con silano adicionado para ser utilizados en la cementación de cerámicas vítreas, aunque la real efectividad de esta sinergia para algunos es materia de debate[(24)].

Como hemos descrito, el monómero 10-MDP (10-metacriloxidecil dihidrógeno fosfato) fue introducido por primera vez a principios de los ochentas por la empresa Kuraray (Japón) en la formulación de su primer adhesivo de la línea Clearfil. Este monómero presenta un grupo éster del ácido fosfórico (grupo hidrofílico), que se disocia y desmineraliza parcialmente los cristales de hidroxiapatita liberando iones de Calcio, los que posteriormente utiliza para formar sales de fosfato de calcio que son hidrolíticamente estables y así se une tanto micromecánica como químicamente al sustrato. El anclaje definido a través de enlaces iónicos forma una capa nanométrica de sales estables

Cuadro 89. Tabla resumen con los adhesivos universales más comunes, su nivel de acidez y sus monómeros funcionales constitutivos[26].

Adhesivo Universal	Clasificación por pH	Monómero funcional
All Bond Universal (Bisco Inc.)	Ultra suave	(3.1 - 3.2) 10-MDP
AdheSE Universal (Ivoclar Vivadent)	Ultra suave	(2.5 - 3.0) 10-MDP, MCAP
Optibond Universal (Kerr)	Ultra suave	(2.5 - 3.0) GPDM
One Coat 7 Univertsal (Coltene)	Ultra suave	(2.8) 10-MDP
Scotchbond Universal (3M Oral Care)	Ultra suave	(2.7) 10-MDP, PAC
Prime&Bond Elect (Dentsply Sirona)	Ultra suave	(2.5) PENTA
Clearfil Universal Bond (Kuraray Noritake Dental Inc.)	Suave	(2.3) 10-MDP
Futurabond U (VOCO GmbH)	Suave	(2.3) 10-MDP
iBond Universal Med. (Kulzer GmbH)	Fuerte	(1.6 - 1.8) 10-MDP, 4 MET
G-Premio Bond Med. (GC Corp.)	Fuerte	(1.5) 10-MDP, 4 MET

10-MDP= 10 metacriloiloxidecil dihidrógeno fosfato, MCAP= polímero metacrilado del ác. Carboxilico, GPDM= glicero fosfato dimetacrilato, PAC= copolímero del ác. polialquenoico, PENTA= monofosfato de dipentaeritritol penta acrilato, 4 MET= ác. 4-metacriloxietil trimelítico

e insolubles de 10-MDP-Ca. Esta propiedad es la que hace a este monómero sea identificado como el más promisorio en cuanto a adhesión a estructuras dentarias en comparación con 4-MET (ácido 4-metacriloxietil trimelítico) y/o Phenyl-P (2-metacriloxietil fenil hidrogeno fosfato)[25].

Se ha visto que el comportamiento de los sistemas universales, puede ser dependiente del monómero funcional del adhesivo, de la técnica adhesiva (Etch & Rinse o Self Etch) y del sustrato donde se aplique (dentina o esmalte). Con relación a la dentina, su comportamiento es altamente dependiente del pH, y en cuanto a los sistemas de acidez suave, su comportamiento es independiente de la técnica adhesiva utilizada ya que los valores de adhesión obtenidos son similares y no disminuyen significativamente con el tiempo. Con respecto al esmalte, independientemente del pH del monómero adhesivo, la fuerza retentiva obtenida por sí mismo, no es suficiente y debe ser potenciada con la técnica de grabado selectivo[27].

Cuando estos adhesivos multimodales se utilizan en el modo de autograbado, actúan como un adhesivo autograbante tradicional de un paso y su accionar depende en buena medida de su grado de acidez. Pero a diferencia de estos, los adhesivos universales poseen además uno o más monómeros funcionales fosfatados o carboxilados. Como ya hemos mencionado, el más notable es el monómero 10-MDP, que se une químicamente a la HAp y forma sales en forma de nano capas, que son resistentes hidrolíticamente.

Es muy importante conocer la química del adhesivo y con ello la manera como interactúan sus monómeros funcionales con los tejidos dentarios porque, por ejemplo, la propiedad del monómero de adherirse químicamente al sustrato, se pierde al utilizarlo en modo E&R, donde se elimina el calcio requerido para este tipo de adhesión.

7.6.1 Características de la molécula del monómero 10-MDP

La molécula de 10-MDP presenta una estructura con dos grupos funcionales, cada uno dispuestos a los extremos de una larga cadena espaciadora hidrofóbica con 4 o más átomos de carbono.

En uno de estos extremos se ubica un grupo funcional metacrilato. Vale decir, un radical polimerizable con doble enlace de carbono, a través del cual se establecen las uniones entre monómeros del adhesivo y/o de la resina compuesta de cementación o de la restauración.

La molécula del monómero 10-MDP ha sido documentada como el monómero más efectivo para obtener adhesión resistente y duradera frente a los tejidos dentarios y es la que se utiliza con mayor frecuencia en los adhesivos de última generación[1][2][8][21]. Esta fuerte adhesión ha sido explicada mecanísticamente por el concepto de "adhesión-descalcificación" donde las moléculas acídicas del adhesivo interactúan con la hidroxiapatita (HAp), siguiendo una ruta hacia la adhesión mediante la formación de enlaces químicos de tipo iónico por sales formadas de baja solubilidad, entre el adhesivo y la HAp, o siguen la ruta alternativa de la desmineralización del sustrato dentario[8]. Por ejemplo, un adhesivo suave en base a 10-MDP desmineraliza parcialmente y en superficie a la dentina, dejando el colágeno apenas expuesto y protegido por la HAp lo que se traduce en la formación de capa híbrida de

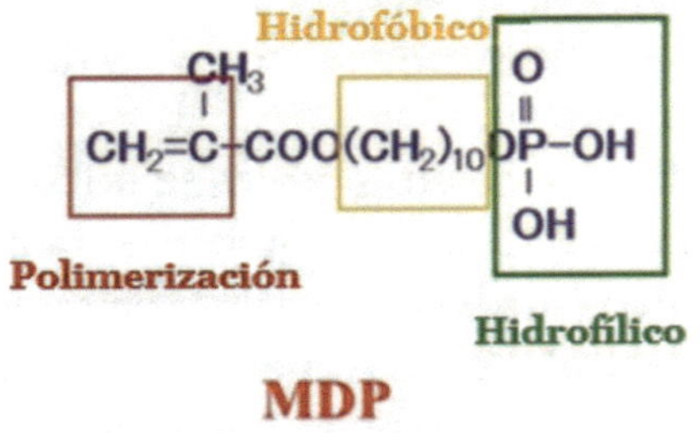

Figura 90. Esquema de la molécula de monómero 10-MDP.

grosor en rango de submicrones. Este acondicionamiento genera retenciones micromecánicas en las anfractuosidades producidas por la desmineralización y las fibras colágenas expuestas, pero además y más importante, permite el establecimiento de interacciones químicas adicionales de la HAp con el MDP, mediante la formación de sales de MDP-Ca que unirían fuertemente el grupo fosfatado del monómero funcional con el esmalte/ dentina. Este mecanismo de adhesión forma una estructura laminar característica, reconocida como nano estratificación o nano capas.[28][29][30][31][32][33]

La reconocida hidrofobicidad de la cadena espaciadora de la molécula de MDP contribuye a eliminar el agua residual de la zona de hibridación y con ello reduce la posibilidad de degradación hidrolítica del colágeno. Por otra parte, la densidad y estabilidad de la unión formada por este mecanismo también hace que sea resistente a la degradación ácida[29].

7.6.2 10-MDP y su nano estratificado (*nano layering*)

Con relación a la manera como se adhiere este monómero a la dentina a través de su grupo fosfato, se ha visto que puede formar una estructura de capas regulares en la superficie de la HAp. Evaluada tanto por difracción de rayos X como por microscopía de transmisión electrónica, Yoshida[35] y Yoshihara[36] describieron la formación de una estructura de nano capas de 3-5 nm. Cada capa de esta estructura auto ensamblada consiste en dos subcapas de moléculas de 10-MDP orientadas paralelamente y en dirección opuesta, enfrentando sus grupos metacrilato, mientras que los grupos fosfato se alejan hacia la periferia, y entre cada capa se depositan las sales de calcio, formando así un puente estable iónico que conecta los grupos fosfato de las moléculas de MDP adyacentes. Esta disposición de nano capas solo se ha visto con el monómero 10-MDP y no se produce con otros monómeros funcionales acídicos como Fenil-P o 4-MET. De acuerdo con la literatura, la propensión para formar este nano estratificado en adhesivos dentinarios de autograbado que contienen monómeros derivados de ésteres del ácido fosfórico, se ve alterada por la presencia de HEMA, modo de aplicación del primer (frotado), tiempo de aplicación, estructura molecular del monómero fosfatado e impurezas de este(32)(37)(38).

En un trabajo multicéntrico donde participaron connotados investigadores en el ámbito de la adhesión a estructuras dentarias y que fue publicado el año 2017(28), concluyeron que:

- Debido a que las sales de MDP-Ca presentan la menor solubilidad de entre todas las sales producidas por la reacción entre monómeros derivados de ésteres fosfatados y la HAp, este hecho se ha asociado frecuentemente al mejor comportamiento adhesivo *in vivo* e *in vitro* de los adhesivos en base a 10-MDP.

En este estudio se utilizaron dos monómeros acídicos: 10-MDP (10-metacriloiloxi decil dihidrógeno fosfato) y un derivado análogo MDA (metacriloiloxi penta propilenglicol dihidrógeno fosfato). Ambos monómeros; de similar estructura, fueron preparados con un solvente de etanol-agua y fueron examinados para evaluar su afinidad por el polvo de dentina (HAp) mediante diferentes pruebas o ensayos de laboratorio aplicadas tras 24 horas y un año.

- Bajo microscopía de transmisión electrónica, 10-MDP evidenció un nano estratificado de adhesión a la dentina, pero con MDA no se formó. Posteriormente ambos monómeros fueron completamente elusionados (proceso de extraer un material de otro utilizando un solvente) utilizando una solución de etanol-agua indicando que el proceso de adsorción a la dentina era reversible y contradiciendo el concepto adhesión/desmineralización que propone como principal mecanismo la adhesión química para los adhesivos que contienen MDP.
- Se observó una caída significativa de los valores de adhesión para ambos grupos después de un año de almacenamiento en agua (en comparación con las pruebas a las 24 horas), pero sin diferencias significativas entre ellos. Con ello se concluyó que el nano estratificado tampoco contribuye mayormente a la estabilidad o durabilidad de la unión adhesiva.

- Entonces según concluyeron, uno podría considerar a los depósitos de sal de MDP-Ca como un tipo muy específico de relleno orgánico-inorgánico producido *in situ* durante el proceso de adhesión con 10-MDP a la dentina en ausencia de otros componentes resinosos que interfieran con el proceso de nano estratificado y que eso en parte ayude a la mayor resistencia del estrato adhesivo observado con este tipo de monómeros.
- Por último, aunque la contribución de una eventual unión de tipo químico entre el colágeno de la dentina y el monómero funcional es controversial, se ha visto que moléculas de 10-MDP inmovilizadas entre la trama colágena han servido como núcleos de cristalización para una mineralización tanto intra como extra fibrilar, lo que podríamos considerar un tipo de remineralización biomimética y ser otro mecanismo de anclaje de este monómero al sustrato dentinario, lo que requiere investigar en mayor profundidad.

En este trabajo se evidenció que la molécula de MDA es más hidrofílica y soluble en agua que 10-MDP y que este es más acídico cuando está disuelto en solvente de etanol-agua. Las diferencias en la estructura de la cadena espaciadora entre ambos monómeros pueden ser la causa de la ausencia del patrón de nanocapas en la dentina tratada con el primer de MDA. El grupo espaciador de polipropilenglicol en MDA es menos hidrofóbico que el grupo espaciador (metilen) de 10-MDP[31].

Otros monómeros funcionales derivados de ésteres del ácido fosfórico con estructura similar a la molécula de 10-MDP, también han sido probados. Muchos de ellos producen patrones de estratificado en nanocapas con espesores variables entre cada una de ellas. Ellos también presentan los mismos dos grupos funcionales: metacrilatos y fosfatos, pero difieren principalmente en la cadena de hidrocarbón o fluorocarbón que sirve como cadena espaciadora. Recordemos que la cadena espaciadora le confiere a la molécula propiedades como flexibilidad, solubilidad, viscosidad, humectabilidad e hidrofobicidad. Una larga cadena también puede mejorar las propiedades mecánicas del polímero[34].

De acuerdo con la literatura; la propensión de algunos adhesivos que contienen monómeros éster del ácido fosfórico para formar estructuras adhesivas con disposición en nanocapas es afectada por: concentración del monómero 10-MDP, estructura y presencia de impurezas, interferencias de otros monómeros o ingredientes del adhesivo como solventes o HEMA, agitación, tiempo de aplicación. De hecho, en la literatura se han sugerido varias estructuras de sales de MDP-Ca y dependiendo del tipo de HAp (esmalte/dentina), la

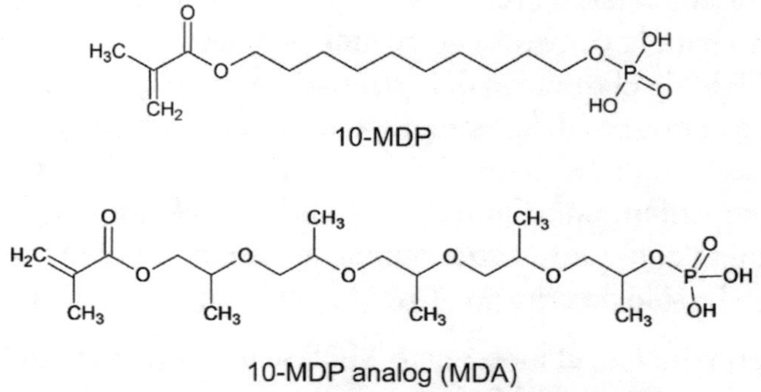

Figura 91. Esquema de molécula de 10-MDP y de su análogo MDA.

Estructura química de 4 tipos de sal de MDP-Ca detectadas tras la reacción con polvo de HAp

Nivel de peak	Sal de MDP-Ca	Estructura química
1	Sal di calcio del monómero 10-MDP (DSC-MM)	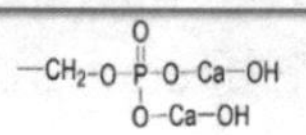
3	Sal dicalcio de dímero de MDP (DCS-MD)	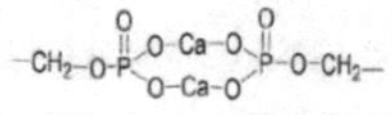
5	Sal monocalcio del monómero MDP (MCS-MM)	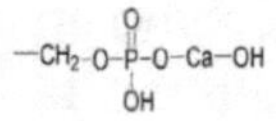
6.	Sal monocalcio de dímero de MDP (MCS-MD)	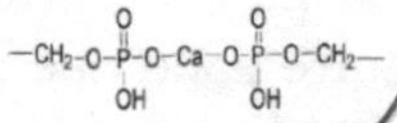

Figura 92. Estructura química de cuatro tipos de sal de MDP-Ca.

concentración de 10-MDP y el tiempo de interacción entre ambos, se pueden obtener una decena de diferentes estructuras salinas(32)(37)(38).

Qing Zhao y colaboradores(29) establecieron que esta zona nano estratificada posee un módulo de elasticidad más elevado que la resina adhesiva circundante y que su distribución continua espacial tridimensional contribuye a mejorar las propiedades mecánicas del adhesivo, de la misma manera que lo hacen las partículas de relleno. Esta estructura nano estratificada se extendería desde la zona de hibridización hasta la zona de resina adhesiva adyacente, constituyendo un refuerzo para la conexión entre ambas zonas(28)(29)(30). En este sentido, el mayor módulo de elasticidad del estrato de nano capas podría atribuirse al ordenamiento compacto de la estructura interconectada de sales de MDP-Ca, las que proveen propiedades mecánicas superiores a las de la resina adhesiva adyacente y contribuirían a dar mayor estabilidad a la junta adhesiva(30).

La manera como interactúa químicamente el monómero MDP con la hidroxiapatita ha sido descrita por Yoshida y cols. en 3 fases distinguibles:(25)(39)

1. En la primera fase el monómero MDP se une iónicamente con el calcio de la hidroxiapatita (HAp).
2. Simultáneamente el MDP extrae calcio de la superficie de la HAp y forma sales de MDP-Ca que se van ensamblando como nano capas, mientras otras moléculas de MDP permanecen unidas a la HAp.
3. Finalmente, también se forman moléculas de fosfato de calcio di hidratado ($CaHPO_4 * 2H_2O$) dado que sales de fosfato de calcio más solubles son formadas mediante la reacción de iones de fosfato (HPO_4 2-) con iones de Ca liberados de la HAp.

La detección de fosfatos de calcio dihidratado (FCDH) indica que tanto iones de calcio (Ca) como de fosfato (HPO_4 2-) son disueltos de la HAp por desmineralización en el medio acuoso. MDP, por su naturaleza electrofílica, se comporta como un ácido fuerte en una solución de agua-etanol, y disuelve superficialmente a la HAp mediante adsorción y ahí se depositan sales de MDP-Ca que son menos solubles que el fosfato de calcio dihidratado (FCDH). Esto ocurre dado que a valores de pH menores a 4.0, las sales de fosfato de calcio dihidratado son más estables que la HAp. Sin embargo, luego de esta disolución el pH sube y estas sales se tornan menos estables(34).

Se ha descrito que en aquellos adhesivos que combinan MDP con HEMA, no se produce la adherencia de sales de MDP-Ca en nanocapas con la hidroxiapatita (HAp)(39). De hecho, Yoshida *et al.*, han demostrado que HEMA afecta significativamente la interacción química entre el monómero MDP y la HAp. Aunque HEMA no impide que el MDP se adhiera a la HAp, la formación de nanocapas de estas sales se ve marcadamente restringida porque se reduce la tasa de desmineralización de la HAp, un requisito necesario para la formación de sales de MDP-Ca. A mayor concentración de HEMA, menor es el *peak* que detecta la formación de esta sal en un examen de difracción de rayos X. Con este examen, la formación de estas sales se detecta mediante tres *peaks*, que identifican la fase cristalina (y por ende la formación de nanocapas)(39)(40).

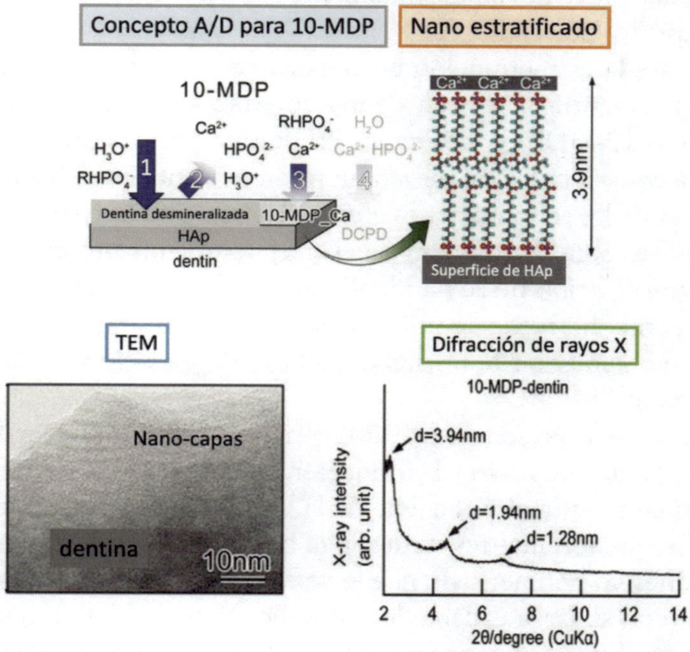

Figura 93. Evidencia de la adhesión en forma de nano capas de sales de MDP-Ca que se puede ver en microscopio de transmisión electrónica y por la técnica de difracción de rayos X.

Obtenida de doi:10.1016/j.actbio.2010.03.024

Una posible explicación para este efecto inhibitorio de la formación de nanocapas es que HEMA suprime la nucleación y crecimiento de las sales de MDP-Ca mediante interacciones intermoleculares entre HEMA y MDP. Otra segunda explicación, sería que HEMA también se adhiere a la HAp y así compite con MDP, lo que provoca una menor adherencia de MDP para que interactúe con la HAp, y produzca su desmineralización. Una tercera explicación sería que, debido a la alta hidrofilicidad de HEMA, este captura el agua de la formulación y reduce su disponibilidad para que se produzca la protonización de MDP, necesaria para desmineralizar a la HAp. Al respecto, Fukegawa *et al.*, demostraron que con HAp recubierta de MDP sin la presencia de agua, no se producía la formación de nanocapas de sales de MDP-Ca[39][28].

Hema interfiere, pero no impide totalmente que MDP interactúe químicamente con la HAp(39)(41).

Aunque la estructuración en nanocapas de las sales de MDP-Ca (las que se pueden identificar solo en algunas interfaces adhesivas cuando se utiliza el monómero 10-MDP) y la interacción de tipo iónica entre estas sales y la HAp, se ha considerado que juegan un rol importante en el buen desempeño y estabilidad de las restauraciones efectuadas con este tipo de adhesivos, aún persisten dudas sobre el verdadero papel que juegan estas estructuras. De hecho, la nano estratificación no se ha identificado en todas las interfases adhesivas obtenidas con adhesivos que utilizan este monómero, pero se considera que contribuyen a aumentar la resistencia a la biodegradación y a la longevidad de la adhesión(33)(35)(38)(42).

En síntesis, la presencia de10-MDP mejora la hibridización debido a una mejor difusión del adhesivo y la formación de uniones iónicas más resistentes entre su grupo funcional y el calcio de la HAp de la dentina, formando sales de MDP-Ca que son más resistentes a la hidrólisis. Pero la integridad mecánica del adhesivo polimerizado puede verse comprometida debido a que este monómero con su larga cadena de carboxilos tiende a desarrollar un tipo de polimerización lineal (no forma un entramado polimérico de cadenas cruzadas) y el grupo éster de su extremo funcional (éster del ácido fosfórico) también es susceptible de ser degradado con el tiempo.

Dimitris Papadogiannis *et al.*,(43) publicaron un trabajo comparativo del comportamiento de seis adhesivos comerciales de tipo universal que contenían el monómero 10-MDP (Adhese Universal (ADU), All-Bond Universal (ABU), Clearfil Universal Bond Quick (CBQ), G-Premio Bond (GPB), Prelude One (PRO) y Scotchbond Universal (SBU). Ellos probaron el grado de conversión, la dureza Vickers, la extensión de la capa de inhibición por oxígeno, la profundidad de desmineralización, la fuerza adhesiva y la formación de sales insolubles. Observaron respuestas muy variables entre cada adhesivo, y documentaron que todas las fallas fueron mixtas (adhesivas y cohesivas) para todos los ensayos. Además, concluyeron que "aunque todos los adhesivos examinados incluían en su formulación el monómero 10-MDP. la inclusión de diferentes co-monómeros (promotores de adhesión o formadores de cadenas cruzadas), catalizadores y solventes ofrecían grandes variaciones en las propiedades de la capa adhesiva, las que afectaban su reactividad con la dentina y subsecuentemente su fuerza adhesiva. Problemas asociados con la separación de fases afectaron negativamente propiedades fundamentales como el grado de conversión y la micro dureza"[43]. Lo interesante a destacar es que materiales desarrollados bajo el mismo concepto y con el mismo monómero funcional demostraron gran diversidad en su comportamiento y propiedades *in vitro*.

Con todo esto, los adhesivos de autograbado universales comparten las mismas deficiencias de los de 7ªG: capa adhesiva muy delgada, posibilidad de inhibición de la capa de oxígeno, deficiente conversión, alta hidrofilicidad, nanofiltración y degradación hidrolítica.

La mayoría de estos sistemas universales de suave acidez, generan zonas de hibridización de solo unos 0,3-0,5 um y un adhesivo de autograbado de pH ultra suave (como All Bond Universal) genera una capa adhesiva de tan solo 0,2 um[1][3][4][8].

Con relación a la cantidad de humedad presente en el sustrato dentinario al momento de realizar la aplicación del adhesivo, se ha reportado valores más altos de resistencia adhesiva cuando los adhesivos autograbantes universales han sido aplicados sobre un sustrato húmedo vs. un sustrato dentinario deshidratado. Sin embargo, cuando la dentina está sobresaturada de humedad los resultados son variables entre una marca y otra[44].

Es un hecho que en los adhesivos aplicados con la técnica E&R se reemplaza la sustancia mineral de la dentina por un alto contenido de humedad proveniente del lavado del ácido y del fluido dentinario inundando las fibras colágenas expuestas. Esto deja un sustrato más sobre saturado que el obtenido mediante la estrategia SE. Esta condición de sobre saturación hídrica de E&R puede afectar la polimerización a través de una menor tasa de conversión en polímero comparada con el modo SE. Más aún, se puede producir una dilución del adhesivo, afectando aún más la permeabilidad de los monómeros resinosos y dejando menores valores de adhesión en comparación con el modo SE[44].

Luque-Martínez *et al.*,[45], concluyeron en un trabajo comparativo sobre adhesivos universales que los efectos deletéreos del agua atrapada en este tipo de adhesivos debido a su delgado espesor son mucho más expresivos que en una zona de hibridización de un adhesivo de grabado y lavado; y que aumentar el tiempo de soplado a 25 segundos para eliminar una mayor cantidad de solvente-agua remanente reducía significativamente su nano filtración. Por otra parte, el agregar una segunda capa de resina hidrofóbica no parecía tener un efecto significativo en reducir el atrapamiento de agua en la capa adhesiva[45].

Chen *et al.*, en un estudio comparativo *in vitro* de cinco adhesivos universales determinaron que el tipo de adhesivo y como se hizo la prueba (con o sin termo ciclado) influían significativamente en la resistencia adhesiva microtensil. En cambio, el modo de uso o aplicación (Etch & Rinse o Self Etch) no tuvo diferencia significativa en la resistencia adhesiva a dentina[15].

Esto sugiere que estos adhesivos pueden ser utilizados en ambas modalidades y que la diferencia en grosor de la capa híbrida generada por el modo E&R (aprox. 5 um) y con el modo Self Etch (menor a 0,5 um) no genera una diferencia significativa para la adhesión inmediata, pero si hay una reducción significativa tras el termo ciclado[4].

El problema es que al usar estos adhesivos en modo E&R va en contra de su filosofía, porque remueve completamente el calcio al cual tiene el potencial de unirse químicamente, abre los túbulos dentinarios y vuelve al problema de eliminación de exceso de agua, infiltración incompleta, exposición de colágeno y polimerización incompleta para conseguir finalmente una adhesión principalmente micromecánica.

Una de las ventajas de estos productos que promueven sus fabricantes, es la posibilidad de ser utilizados en cualquier situación de adhesión odontológica y en la modalidad que más le acomode al clínico (Etch & Rinse, Self Etch o Selective Etch). Al respecto, una revisión sistemática y metaanálisis realizada el año 2019[46], concluyó que:

- La resistencia adhesiva al esmalte de los adhesivos universales mejoró con la técnica de grabado total.
- Este efecto se observó también en dentina con los adhesivos universales ultrasuaves e intermedios (medianamente fuertes).
- Independientemente de la estrategia adhesiva utilizada, los adhesivos intermedios mostraron una disminución en su resistencia adhesiva micro tensil tras el almacenamiento y termo ciclado.
- También se observó una disminución en los adhesivos universales ultrasuaves en el modo Etch & Rinse.
- Los adhesivos suaves demostraron ser estables en cuanto a su resistencia adhesiva en ambas modalidades de adhesión y tras el envejecimiento y termo ciclado.

En efecto, los adhesivos de autograbado universales tienen diferente comportamiento de acuerdo con su forma de aplicación y a su pH principalmente, siendo los de suave acidez los más estables, a la vez que se ven favorecidos con el grabado selectivo del esmalte. Un adhesivo de autograbado con un pH muy ácido, producirá un patrón de grabado en la dentina similar al obtenido al aplicar ácido ortofosfórico. Este nivel de desmineralización no es deseable para un adhesivo de autograbado, porque elimina completamente el sustrato mineral de calcio sobre el cual ha de unirse químicamente el monómero funcional y a la vez, deja como residuo sales de fosfato de calcio que son solubles y están pobremente adheridas a la dentina subyacente. Como con estos adhesivos no se practica el lavado de la cavidad después del acondicionamiento del sustrato, éstas sales son consideradas como interferentes para la adhesión.

7.7 ALMACENAMIENTO Y VIDA ÚTIL DE LOS ADHESIVOS UNIVERSALES

Los sistemas adhesivos universales se han ido masificando debido a su técnica de aplicación simplificada y menos sensible al operador. Sin embargo, y debido a esta simplificación, la química de estos adhesivos los hace más propensos a tener problemas de degradación dentro del propio envase, durante el transporte o almacenamiento, junto a evaporación de componentes debido a las innumerables veces que son destapados para ser utilizados. Estos problemas incluyen susceptibilidad a hidrólisis o degradación de sus componentes, alteración de monómeros, evaporación de solventes y pequeñas moléculas de monómeros de bajo peso molecular y dificultades en la difusión, polimerización y formación de un entramado polimérico resistente. Todas estas alteraciones de la química del adhesivo, a nivel extraoral se pueden producir por efecto de humedad, luz, oxígeno o calor, y llevan a reducir su vida útil y a generar una pobre hibridización[(47)(48)].

Se ha dicho que la degradación hidrolítica de la interfase adhesiva se relaciona directamente con la presencia de agua y la potencial hidrofilia de los monómeros funcionales, junto con su capacidad de absorber agua[(49)]. Este proceso ocurre debido a la ruptura de enlaces covalentes entre los monómeros funcionales constituyentes de los sistemas adhesivos y la elución de monómeros no activados por la reacción de polimerización. Recordemos que los adhesivos simplificados incluyen un alto porcentaje de monómeros hidrofílicos y agua en su formulación, lo que genera un comportamiento del estrato adhesivo similar a una membrana semi-permeable con una permeabilidad y difusión aumentadas. También cabe mencionar que todos los sistemas adhesivos presentan una polimerización incompleta. Esta permeabilidad de la interfase adhesiva traerá consigo una pérdida de masa resinosa, con una reducción de sus propiedades mecánicas y de la fuerza adhesiva, comprometiendo la longevidad de la restauración[(49)(50)]. Por último, la elución de las cadenas degradadas de polímero hacia los túbulos dentinarios puede favorecer la aparición de efectos citotóxicos en las células de la pulpa (odontoblástos)[51].

De hecho, se ha constatado que la degradación hidrolítica del adhesivo autograbante en base a metacrilatos, comienza desde el momento de su producción, cuando el monómero acídico y sus co-monómeros son mezclados con solventes en base a agua. Los adhesivos de autograbado generalmente contienen entre un 30-40% de agua en su formulación. El hecho de combinar monómeros acídicos y agua en un mismo frasco como en los adhesivos de autograbado universales, presenta dos grandes problemas:[52]

- La posibilidad de generar una reacción del tipo ácido-base entre el medio acidificado y la amina del sistema catalizador (canforoquinona amina en los sistemas de fotocurado o peróxido-amina en los en los de autopolimerización), lo que afecta la tasa de polimerización del adhesivo.
- Que en presencia de agua y un medio acidificado, los monómeros derivados de metacrilatos sufren hidrólisis de sus grupos éster lo que altera la composición y el futuro comportamiento del adhesivo.

Es así que, al mezclar el agua con un monómero acídico, esta se ioniza y acidifica y comienza a hidrolizar lentamente los enlaces ésteres de los derivados del ácido metacrílico como HEMA, TEGDMA y GDMA que se encuentran con frecuencia en los sistemas adhesivos. Como consecuencia, se liberan compuestos como ácido metacrílico, ácido fosfórico, ácido carboxílico, etilen glicol, y otros derivados alcohólicos y disminuye la cantidad de monómeros disponibles para polimerizar. Al efecto, es un hecho comprobado y que ha sido bien documentado, la inestabilidad hidrolítica en un medio ácido del monómero HEMA y en especial su variante HEMA-fosfato ((MEP = 2-metacryloyloxyethyl dihidrógeno fosfato)[53][52].

Qué tan avanzada sea la degradación del producto depende del tiempo que ha pasado, las condiciones de almacenaje y de traslado en el despacho y nosotros como consumidores no tenemos cómo saber eso. Salz Ulrich y colaboradores sostienen que los monómeros de metacrilato convencionales comienzan un rápido proceso de hidrólisis bajo condiciones acuosas acídicas y que puede superar a un 90% de degradación después de 4 meses a 42 °C[52].

En relación con el monómero 10-MDP, utilizado en la formulación de la mayoría de los adhesivos universales, también se ha podido comprobar su susceptibilidad a la degradación hidrolítica de sus enlaces éster con el tiempo de almacenamiento, lo que también ocurre con otros metacrilatos, como

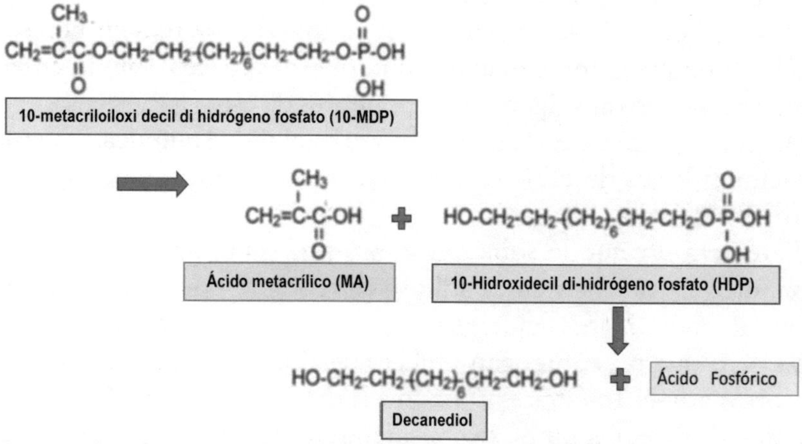

Figura 94. Esquema que permite visualizar el proceso de la degradación de la molécula de monómero 10-MDP y su descomposición en ácido metacrílico, decanediol y ácido fosfórico (según [54]).

2-hidroxietil metacrilato (HEMA), trietilenglicol dimetacrilato (TEGDMA), metacriloyloxidecil dihidrógeno fosfato (MDP), o HEMA-fosfato (MEP = 2-methacryloyloxyethyl dihidrógeno fosfato)[(47)(54)(55)]. Entonces, las propiedades químicas de los monómeros acídicos de los adhesivos de autograbado que contienen MDP se ven alteradas durante el almacenamiento por mecanismos de hidrólisis del MDP. Estos adhesivos alterados graban el esmalte y la dentina con mayor eficiencia porque disminuyen su pH (ya que un subproducto de la degradación del MDP es ácido fosfórico), pero forman una capa híbrida más débil infiltrada con una menor cantidad de monómeros co-polimerizables[(39)(54)(56)]. Esta alteración del adhesivo es inducida por la disociación de protones del grupo di hidrógeno fosfato, que a su vez inducen la hidrólisis de la porción metacriloxi éster de los monómeros acídicos. Esto puede ser atribuido a las características anfifílicas del monómero MDP lo que aumenta su capacidad de absorción de agua, tras un largo tiempo de exposición a esta[(54)].

Este es un proceso degradativo que no podemos evitar ni prevenir, y por lo tanto siempre debemos estar pendientes de las fechas de producción y caducidad, así como de las condiciones de su almacenamiento (tiempo y temperatura), ya que, a simple vista, probablemente no lo percibiremos. En este sentido, siempre es recomendable mantener estos adhesivos refrigerados y taparlos bien después de cada uso, con la finalidad de reducir la tasa de degradación, (aunque la refrigeración no impide el proceso, solo lo enlentece). También se ha visto que algunos componentes de estos adhesivos universales juegan un rol importante en lo referente a su estabilidad química, y que aquellas formulaciones libres de HEMA que usan metacrilamidas tienen una mayor vida útil(47)(54).

Pareciera ser que la solución a este problema de degradación de los componentes de estos sistemas adhesivos requiere poner la atención en el desarrollo de monómeros acídicos y que a la vez sean formadores de cadenas cruzadas pero que no contengan enlaces de tipo éster, ya que estos últimos, junto a otros grupos fosfatos, carboxilo e hidroxilo que también son comunes en este tipo de formulaciones, se consideran hidrolíticamente inestables y los hacen propensos a la absorción acuosa. Esto provoca alteraciones en el producto envasado y ruptura de enlaces covalentes en las cadenas poliméricas, con el consiguiente debilitamiento y disminución de las propiedades mecánicas y vida útil del adhesivo(57)(58).

7.8 ACRILAMIDAS Y METACRILAMIDAS UTILIZADAS COMO CO-MONÓMEROS PARA AUMENTAR LA RESISTENCIA HIDROLÍTICA DE LOS ADHESIVOS DE AUTOGRABADO

Los metacrilatos y especialmente el HEMA son altamente susceptibles a este tipo de procesos degradativos. Es por ello que en la búsqueda de monómeros alternativos que no tengan este tipo de problemas (en especial el HEMA), se han desarrollado las acrilamidas y las metacrilamidas(55)(57)(59)(60). Estos monómeros presentan un grupo amida (RNH-CO- o -CO-NR1R2) en reemplazo del grupo éster de los metacrilatos (-COOR)(58). Esta modificación en la estructura tiene la finalidad de aumentar la resistencia a la degradación tanto hidrolítica como enzimática de estos compuestos, lo que también los lleva a desarrollar interfases restauradoras más estables(57)(60). Poseen una estructura similar con algunos aminoácidos componentes estructurales de las fibras colágenas, con grupos carboxilato que forman fácilmente puentes de hidrógeno entre el colágeno y los grupos amida (N-H) de las metacrilamidas(55)(61)(62).

Además, también ofrecen mayor estabilidad hidrolítica en un medio ácido, buena solubilidad en solventes orgánicos y baja citotoxicidad (35 veces menor que TEGDMA)[58][59].

En general, las acrilamidas se utilizan como co-monómeros combinadas con otros acrilatos debido a que son menos reactivas que estos últimos y su tasa de conversión es menor, pero tienen una marcada menor absorción acuosa[60]. Es así que al combinar la funcionalidad de un metacrilato con la estructura química de una metacrilamida se obtienen moléculas monoméricas híbridas bifuncionales (metacrilamida-metacrilato) que actúan como monómeros diluyentes para formulaciones de adhesivos dentinarios libres de HEMA[57]. De esta manera, se esperaría un aumento de la reactividad y la tasa final de conversión y se favorecería la formación de un polímero más resistente con mayor entrecruzamiento de cadenas, aunque en la práctica y en relación a esto último, no se ha visto una clara tendencia al respecto y se ha propuesto que la compactación molecular y las interacciones intermoleculares influenciadas por la flexibilidad/rigidez de la molécula, la ciclación o reacciones de formación de compuestos orgánicos cíclicos y el entrecruzamiento de cadenas, juegan un papel clave al respecto[75]. Entonces, debido a que el radical amida ha demostrado ser más afín con el más reactivo metacrilato que con otra molécula de metacrilamida de baja reactividad, las formulaciones basadas en este sistema de co-polímeros se apoyan para compensar las deficiencias de cada uno. Además, las metacrilamidas son altamente hidrofílicas, ya que poseen la funcionalidad como receptores de enlaces de hidrógeno (O-H dipolo) y como donantes de hidrógeno (N-H dipolo), lo que favorece su interacción con el agua[55][60]. Por ello, otra funcionalidad agregada al combinarlas con metacrilatos es reducir dramáticamente la hidrofilicidad del polímero híbrido en comparación con homopolímeros de acrilamidas. Según Fugolin *et al.*, hay varios factores que pueden contribuir con este aumento de hidrofobicidad: aumento en el peso molecular, sustitución de los grupos hidroxilo hidrofílicos y adición de radicales alifáticos laterales lo que en conjunto reduce la polaridad de la molécula[60].

Entonces, en teoría, los componentes de las acrilamidas pueden aportar estabilidad hidrolítica a la ca pa híbrida, pero sin comprometer la biocompatibilidad[64].

Algunas acrilamidas han sido sintetizadas, pero no han podido utilizarse porque formaban monómeros sólidos que dificultaban su incorporación con otros monómeros y además presentaban una baja solubilidad en agua (5%). Entre ellas podemos citar:[55][57][60]

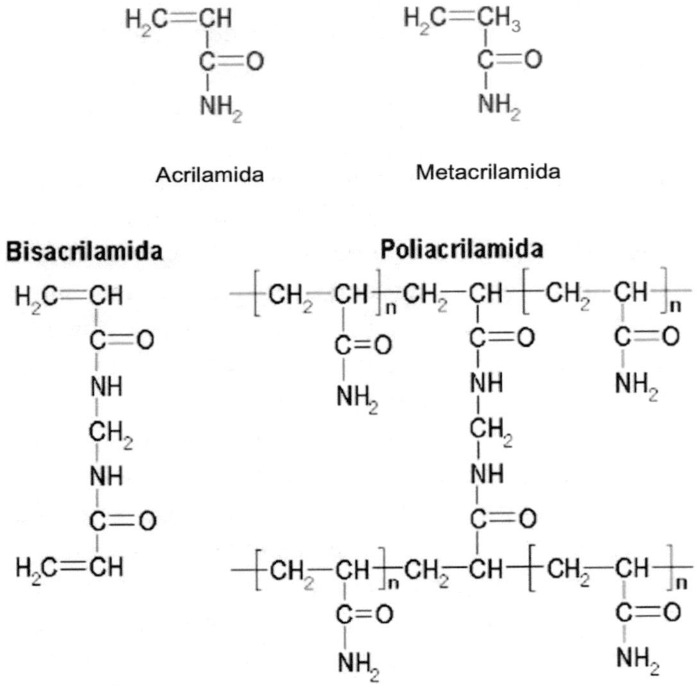

Figura 95. Estructura química de algunas acrilamidas y de la metacrilamida.

N,N'-etilenobisacrilamida, N,N'-metil-metilenobisacrilamida; N,N'-hexametilenobisacrilamida, N,N'-decametilenobisacrilamida y N,N'-dodecametilenobisacrilamida.

A partir de ahí se desarrollaron nuevas bis-acrilamidas líquidas como:

N,N'-dimetil-1,3-bis(acrilamida)-hexano (DMBAAH)
N,N'-dimetil-1,3-bis (acrilamida)-propano (DMBAAP)
N,N'-dietil-1,3-bis(acrilamida)-propano (DEBAAP)

Estas nuevas bis-acrilamidas poseen una solubilidad en agua similar a los acrilatos como el GDMA, pero una menor citotoxicidad. Además, DEBAAP se mantiene estable almacenado en presencia de ácido fosfórico (al 20%) y a 37 °C por un período de cuatro meses, en cambio GDMA en las mismas condiciones de almacenamiento y al cabo de un día ya presenta acúmulo de ácido metacrílico. Este monómero puede ser utilizado como sustituto de GDMA o TEGDMA en sistemas adhesivos y a temperatura ambiente se mantiene estable hasta por dos años(66).

7.9 ¿CÓMO POTENCIAR EL DESEMPEÑO DE UN ADHESIVO UNIVERSAL?

Uno podría inferir que la adhesión de un adhesivo universal depende directamente de la formación de una delgada capa híbrida y adhesiva, que a la vez tiende a ser altamente hidrofílica, lo que la convierte en una barrera permeable susceptible para permitir la difusión de agua y por ende, para ser hidrolizada en el tiempo. De esa manera, la aplicación de una capa de resina hidrofóbica extra en la superficie del estrato adhesivo se ha visto que aumenta la hidrofobicidad y la resistencia del polímero, mejora el sellado y disminuye la degradación de la adhesión. Esta capa extra de resina suministra monómeros de naturaleza hidrofóbica que subsecuentemente reducen la concentración de monómeros que no hayan reaccionado previamente y de solvente retenido en la interfaz adhesiva(67)(68)(69)(70).

También se ha reportado que la aplicación del adhesivo en más de una capa mejora la adhesión, porque mejora la penetración de monómeros en la capa híbrida y favorece así las interacciones químicas, al tiempo que aumenta el grosor de la capa de adhesivo y reduce su permeabilidad. Este procedimiento está indicado para adhesivos autograbantes de una botella ya que, en los productos comerciales de dos pasos, el adhesivo propiamente tal es de naturaleza mucho más hidrofóbica. En el caso del monómero 10-MDP, algunos autores refieren que se requiere un tiempo apropiado de 20 segundos para que se produzca la interacción química, y al aplicar una segunda capa de adhesivo sin polimerizar la primera, da tiempo para que esta interacción ocurra y así se promueven uniones suplementarias(69)(71).

En general, en lo relativo a los adhesivos universales, pareciera haber una muy buena campaña de marketing pero que no va acompañada de verdaderos avances en la química de los adhesivos que los diferencien de los anteriores sistemas de un paso y séptima generación. Se agregan utilidades, pero sin un avance sustantivo en la formulación que implique una efectiva eliminación del

Cuadro 96. Algunos ejemplos de sistemas adhesivos universales y sus componentes químicos, donde: 10-MDP= 10-metacriloiloxidecil dihidrogen fosfato, 2-HEMA= 2 hidroxietyl metacrilato, BisGMA= Bisfenol-A Glicidil dimetacrilato, MCAP= Polímero ácido carboxílico metacrilatado, D3MA= Decandiol dimetacrilato, MPTMS= v-Metacriloxipropil Trimetoxisilano, 4-MET= ácido 4-Metacriloxietil Trimelitato, MDTP= Metacriloiloxidecil di-hidrogen tiofosfato, DCDMA=Decametilen dimetacrilato, VP-copolímero= metacrilato-modificado copolímero ácido polialkenoico.

Material	**Clasificación**	**Composición**	**Fabricante**
Adhese Universal (ADU)	Suave (ph=2,8)	10-MDP, 2-HEMA, BisGMA, MCAP, D3MA, silica altamente dispersada, etanol, agua y fotoiniciadores	Ivoclar-Vivadent, Schaan, Liechtenstein
All Bond Universal (ABU)	Ultra Suave (ph=3,1)	10-MDP, 2-HEMA, BisGMA, etanol, agua y fotoiniciador	Bisco Shaumburg, IL. USA
Clearfil Universal Bond Quick (CBQ)	Suave (ph=2,3)	10-MDP, 2-HEMA, BisGMA, metacrilato amida hidrofílico, MPTMS, NaF, silica coloidal y fotoiniciadores	Kuraray Noritake Dental Tokio, Japón
G-Premio Bond (GPB)	Bajo (ph=1,5)	10-MDP, 4-MET, MTDP, ester de ácido metacrílico, silica, acetona, agua y fotoiniciadores	GC Corp., Tokio, Japón
Prelude One (PRO)	Suave (ph=2,8)	10-MDP, Metacriloiloxialkyl ácido carboxilato, 2-HEMA, BisGMA y etanol	Danville Materials S. Ramón, CA, USA
Scotch Bond Universal (SBU)	Suave (ph=2,7)	10-MDP, 2-HEMA, BisGMA, DCDMA, MPTMS, VP copolímero,silica, etanol, agua y fotoiniciadores	3M ESPE, St. Paul, MN, USA

Reproducido de Papadogiannis D. *et al.*(43).

agua libre en la interface adhesiva, o mecanismos que inhiban efectivamente la degradación hidrolítica/enzimática del colágeno y de la resina a la vez que la adhesión y proliferación de bacterias causales de caries secundarias(72).

Como ejemplos de adhesivos universales ver cuadro 96.

Cuadro 97. Estrategias de aplicación que pueden mejorar el comportamiento de los sistemas adhesivos de autograbado.
• Aplicación activa del adhesivo
• Evaporar el solvente por más de 10 sgs.
• Prolongar el tiempo de fotocurado por más de 40 sgs.
• Grabado selectivo de la dentina por 3 sgs.
• Duplicar el tiempo de aplicación del adhesivo
• Aplicar en múltiples capas (2 o 3 capas)
• Aplicar una capa de resina hidrofóbica extra
• Aplicación previa de inhibidores de MMPs
• Plasma atmosférico no termal
• Estrategia de etanol-wet bonding

Hardan *et al.*[48], en una reciente revisión sistemática y metaanálisis acerca de los adhesivos universales, concluye en un resumen que algunas estrategias de aplicación pueden ofrecer ventajas clínicas en cuanto a mejorar el comportamiento de estos sistemas adhesivos. Entre estas recomendaciones se mencionan las que se muestran en el cuadro 97.

7.10 GRABADO SELECTIVO PARA LA DENTINA

El **grabado selectivo de la dentina** es una estrategia adhesiva más reciente que consiste en pre grabar la dentina con ácido ortofosfórico al 37% durante 3 segundos. Tras el lavado con agua y secado con aire, este tratamiento deja un sustrato parcialmente desmineralizado que mantiene suficiente calcio para la adhesión química de monómeros funcionales y no deja el colágeno sin sustento. Este procedimiento tendría beneficios con el uso de adhesivos universales de suave acidez por ejemplo en sustratos de dentina esclerótica, donde se requiere un mayor grado de penetración del acondicionador para que logre traspasar la capa hipermineralizada. Al ser aplicado estrictamente por tan solo tres segundos, produce el acondicionamiento necesario y deja una relación comparativa de calcio disponible similar a la que se produce con el grabado normal de un monómero acídico de autograbado y de acidez suave. Cabe hacer mención, eso sí, que la ventana de tiempo para realizar este tipo de grabado es muy reducida, ya que un tiempo de grabado que supere los 5 segundos, si logra reducir considerablemente el radio de calcio disponible[73][74].

En cuanto a la aplicación de inhibidores de metaloproteinasas, se ha demostrado cierta incompatibilidad entre el monómero MDP y el pretratamiento con clorhexidina tras el grabado con ácido fosfórico. El uso de clorhexidina como inhibidor inespecífico de las MMPs por sí solo es beneficioso, aunque la sustantividad de la clorhexidina es de apenas unos tres meses. También el monómero MDP ha demostrado reducir la actividad de las MMPs y la nanofiltración a través de la formación de sales de MDP-Ca que generan fuertes uniones iónicas con la hidroxiapatita. El hecho es que la clorhexidina aplicada antes del MDP interferiría de alguna manera en la formación de estas sales, aunque no se ha establecido claramente cuál sería el efecto deletéreo en la adhesión de MDP[75][87].

Otros inhibidores estudiados aparte de la clorhexidina son el extracto de té verde, galardin, algunos antibióticos como tetraciclinas y análogos, 1-etil-3-(dimetilaminopropil) carbodiamida, sales de amonio cuaternario y el ácido etilendiaminotetraacético (EDTA)[76][77][78][79].

El uso de inhibidores de MMPs pretende mejorar la longevidad de las restauraciones adhesivas, reduciendo el proceso de degradación enzimática mediante la alteración de los sitios activos de las MMPs.

Tanto la prolongación del tiempo de aplicación del adhesivo, la aplicación activa del mismo y el aumento del tiempo de activación o fotopolimerización, mejoran la adhesión inmediata y tardía (disminuye los efectos de la degradación) porque aumenta la difusión de monómeros hacia el interior de los túbulos y sus ramificaciones laterales, al tiempo que también favorece la evaporación de solventes, la interacción entre la HAp y los monómeros funcionales, el grado de conversión de monómeros, y promueven la formación de un polímero fortalecido y una interfase adhesiva más resistente[9][80][81][82][83][84].

BIBLIOGRAFÍA CAPÍTULO 7

(1) Van Meerbeek B., Yoshihara K., Yoshida Y., Mine A., De Munck J., Van Landuyt K.L. State of the art of self-etch adhesives, *Dent. Mater.* 27 (2011) 17-28.

(2) Giannini M., Patrícia Makishi P., Almeida Ayres A.P., Moreira Vermelho P., Marin Fronza B., Nikaido T. and Tagami J. Self-Etch Adhesive Systems: A Literature Review. *Braz. Dent. J.* (2015), 26(1):3-10.

(3) Nikaido T, Tagami J, Yatani H, Ohkubo C, Nihei T., Koizumi H., Maseki T., Nishiyama Y., Takigawa T. And Tsubota Y. Concept and clinical application of the resin-coating technique for indirect restorations. *Dent. Mater.* 2018; 37(2):192-196.

(4) Chen C., Niu L.-N, H. Xie H, Zhang Z.-Y, Zhou L.-Q., Jiao K., Chen J.-H., Pashley D.H., Tay F.R. Bonding of Universal Adhesives to dentine - Old wine in new bottles? *J. of Dent.* 43 (2015):525-536.

(5) De Munck J, Vargas M, Iracki J, Van Landuyt K., A Poitevin, P Lambrechts P. and Van Meerbeek B. One-day Bonding Effectiveness of New Self-etch Adhesives to Bur-cut Enamel and Dentin. *Operat. Dent.*, 2005, 30-1, 39-49.

(6) Yoshidal Y.,VanMeerbeek B., Y.Nakayama Y.,Yoshioka M., Snauwaert J., Abe Y., Lambrechts P., Vanherle G. and Okazaki M. Adhesion to and decalcification of hydroxyapatite by carboxylic acids. *J. Dent. Res.* 2001, 80(6):1565-1569.

(7) Yoshioka M., Yoshida Y., Inoue S, Lambrechts P., Vanherle G., Nomura Y., Okazaki M., Shintani H., and Van Meerbeek B. Adhesion/Decalcification mechanism of acid interactios with human hard tissues. *J Biomed Mater Res* 2002; 59:56-62.

(8) Van Meerbeek, B., Yoshihara, K., Van Landuyt, K., Yoshida, Y., Peumans, M. From Buonocore's Pioneering Acid-Etch Technique to Self-Adhering Restoratives. A Status Perspective of Rapidly Advancing Dental Adhesive *Technology. J. Adhes. Dent.* 2020; 22, 7-34.

(9) Garcia FC, Wang L, Pereira LC, de Andrade e Silva SM, Júnior LM, Carrilho MR.; Influences of surface and solvent on retention of HEMA/mixture components after evaporation. *J Dent* 2010; 38:44-49.

(10) Ogura Y, Shimizu Y, Shiratsuchi K, Tsujimoto A, Takamizawa T, Ando S and Miyazaki M. Effect of warm air-drying on dentin bond strength of single-step self-etch adhesives. *Dent Mater* 2012; 31:507-513.

(11) Pashley E.L., Agee K.A., Pashley D.H., Tay F.R. Effects of one versus two applications of an unfilled, all-in-one adhesive on dentine bonding. *J Dent* 2002, 30:83-90.

(12) Tay F.R., King N.M., Chan K, Pashley D.H.; How can nanoleakage occur in self-etching adhesive systems that demineralize and infiltrate simultaneously? *J Adhes Dent* 2002, 4:255- 269.

(13) Tay F.R., Pashley D.H., Suh B.L.; Carvalho R.M., Itthagarun A.; Single-step adhesives are permeable membranes. *J Dent* 30:371-382.

(14) Becker Rodrigues S, Liberato Petzhold C, Douglaa D, Branco Leitune VC, Mezzomo Collares F. Acrylamides and methacrylamides as alternative monomers for dental adhesives. *Dent. Mater.* 34 2018) 1634-1644.

(15) Chen L. and In Suh B.; Effect of Hydrophilicity on the Compatibility Between a Dual-curing Resin Cement and One-bottle Simplified Adhesives, *J Adhes Dent* 2013; 15:325-331.

(16) Morães R.R., Garcia J.W., Wilson N.D., Lewis S.H., Barros M.D., Yang B., Pfeifer C.S. and Stansbury J.W. Improved dental adhesive formulations based on reactive nanogei additives. *J Dent Res* 2012:91:179-184.

(17) Franklin R. Tay F.R., Pashley D.H., Yiu C.K.Y, Sanares A.M., Wei S.H.Y.; Factors contributing to the incompatibility between simpiified-step adhesives and selfcured or dual-cured composites. Part III. Effect of acidic resin monomers. *J Adhes Dent* 2003:5:267-282.

(18) Suh B.I., Chen L., & Brown D.J.; A novel concept: the introduction of crosslinking monomers into self-etch adhesive to create a more hydrophobic and durable bond. *Oral Health* 2011:62-66.

(19) Chen L and Suh B.I.; Effect of Hydrophilicity on the Compatibility Between a Dual-curing Resin Cement and One-bottle Simplified Adhesives. *J. Adhes. Dent.* 2013, Vol. 15 Issue 4, p.325-331.

(20) FDI policy statement on Minimal Intervention Dentistry (MID) for managing dental caries. Adopted by the general assembly: September 2016, Poznan, Poland. *Int Dent J* 2017; 67(1):6-7.

(21) Moncada G, García Fonseca R, De Oliveira O B, Fernández E, Martín J. y Vildósola P.; Rol del 10-metacriloxidecilfosfato dihidrogenado en el cambio de paradigma de los sistemas adhesivos integrados en la dentina. *Rev Clin Period. Implant. Rehab. Oral.* 2014; 7(3):194-199.

(22) Chen L, Suh B.I., Brown D. and Chen X.; Bonding of primed zirconia ceramics: Evidence of chemical bonding and improved bond strengths. *Am J Dent* 2012; 25(2):103-108.

(23) Al Jeaidi Z.A., Alqahtani M.A., Awad M.M., Rodrigues F.P., and Alrahlah A.A.; Bond strength of universal adhesives to air-abraded zirconia ceramics. *J Oral Sci* 2017; 59(4):565-570.

(24) Hanabusa, M.; Yoshihara, K.; Yoshida, Y.; Okihara, T.; Yamamoto, T.; Momoi, Y.; Van Meerbeek, B. Interference of functional monomers with polymerization efficiency of adhesives. *Eur. J. Oral Sci.* 2016, 124, 204-209.

(25) Yoshida Y, Nagakane K, Fukuda R, Nakayama Y, Okazaki M., Shintani H., Inoue S., Tagawa Y., Suzuki K., De Munck J. and Van Meerbeek B. Comparative Study on Adhesive Performance of Functional Monomers. *J. Dent. Res.* 2004; 83 (6):454-458.

(26) Nagarkar S., Theis-Mahon N., Perdigão J.; Universal dental adhesives: Current status, laboratory testing, and clinical performance. *J Biomed Mater Res Part B* 2019:107B:2121-2131.

(27) Cuevas-Suárez C E, De Oliveira da Rosa W L, Guerra Lund R, Fernandes da Silva A. and Piva E.; Bonding Performance of Universal Adhesives: An Updated Systematic Review and Meta-Analysis. *J Adhes Dent* 2019; 21:7-26.

(28) Fukegawa D, Hayakawa S, Yoshida Y, Suzuki K, Osaka A, Van Meerbeek B.; Chemical interaction of phosphoric acid ester with hydroxyapatite. *J Dent Res* 2006, 85:941-944.

(29) Zhao Q, Gao Y, Jin X, Han F, Chen K, Chen C.; Influence of acidic environment on hydrolytic stability of MDP-Ca salts with nanolayered and amorphous structures. Int. *J. of Nanomedicine* 2022; 17:1695-1709.

(30) Yoshihara K, Nagaoka N, Nakamura A, Hara T, Yoshida Y, Van Meerbeek B.; Nano-Layering Adds Strenght to the Adhesive Interface. *J Dent Res* 2020, 1-7.

(31) Tian F-C, Wang X, Huang Q, Niu L, Mitchell J, Zhang Z., Prananik C., Zhang L., Ji-hua Chen J-H, Breshi L., Pashley D.H., Tay F.R. Effect of nanolayering of calcium salts of phosphoric acid ester monomers on the durability of resin-dentin bonds. *Acta Biomaterialia* 2016, 38:190-200.

(32) Yoshihara K, Yoshida Y, Hayakawa S, Nagaoka N, Irie M, Ogawa T., Van Landuyt K.L., Osaka A., Suzuki K., Minagi S., Van Meerbeek B. Nanolayering of phosphoric acid ester monomer on enamel and dentin, *Acta Biomaterialia.* 7 (2011) 3187-3195.

(33) Tian F, Zhou L, Zhang Z, Niu L, Zhang L, Chen C., Zhou J., Yang H., Wang X., Fu B., Huang C., Pashley D.H. and Tay F.R. Paucity of nanolayering in resin-dentin interfaces of MDP-based adhesives, *J. Dent. Res.* 95 (2016) (2015) 380-387.

(34) Yoshihara K, Yoshida Y, Nagaoka N, Hayakawa S, Okihara T, De Munck J.,A, Maruo Y., Nishigawa G., F, Minagi S., Osaka A., Van Meerbeek B.; Adhesive interfacial interaction affected by different carbon-chain monomers, *Dent. Mater.* 29 (2013) 888-897.

(35) Yoshida Y, Yoshihara K, Nagaoka N, Hayakawa S, Torii Y, Ogawa T., Osaka A. and Van Meerbeek B. Self-assembled nano-layering at the adhesive interface. *J Dent Res* 2012, 91:376-381.

(36) Fukegawa D, Hayakawa S, Yoshida Y, Suzuki K, Osaka A *et* Van Meerbeek B.; Chemical Interaction of Phosphoric Acid Ester with Hydroxyapatite. *J Dent Res* 2006, 85(10):941-944.

(37) Yoshihara K, Nagaoka N, Okihara T, Kuroboshi M, Hayakawa S., Maruo Y., Nishigawa G, De Munck J., Yoshida Y., Van Meerbeek B. Functional monomer impurity affects adhesive performance, *Dent. Mater.* 31 (2015) 1493-1501.

(38) Yoshihara K, Nagaoka N, Yoshida Y, Van Meerbeek B, Satoshi H.; Atomic level observation and structural analysis of phosphoric-acid ester interaction in dentin. *Acta Biomaterialia* 2019, 97:544-556.

(39) Yoshida Y, Yoshihara K, Hayakawa S, Nagaoka N, Okihara T, Matsumoto T., Minagi S., Osaka A., Van Landuyt K. and Van Meerbeek B. HEMA Inhibits Interfacial Nanolayering of the Functional Monomer MDP. *J Dent Res* 2012, 91(11):1060-1065.

(40) Tian F, Wang X, Huang Q, Niu L, Mitchell J, Zhang Z., Prananik C, Zhang L, Chen J, Breshi L, Pashley DH and Tay FR. Effect of nanolayering of calcium salts of phosphoric acid ester monomers on the durability of resin-dentin bonds. *Acta Biomaterialia* 2016, 38:190-200.

(41) Zhou J, Wurihan, Shibata Y, Tanaka R, Zhang Z, Zheng K, Li Q, Ikeda S, Gao P, Miyazaki T. Quantitative/qualitative analysis of adhesive-dentin interface in the presence of 10-methacryloyloxydecyl dihydrogen phosphate. *Journal of the Mechanical Behavior of biomedical Materials*. 2019, Abril, Vol 92:71-78.

(42) Yokota Y, Nakajima Fujita KN, Uchida R, Aida E, Tabei Aoki NT, Aida M, Nishiyama N. Quantitative Evaluation of MDP-Ca Salt and DCPD after Application of an MDP-based One-step Self-etching Adhesive on Enamel and Dentin. *J Adhes Dent* 2016; 18:205-213.

(43) Papadogiannis D, Dimitriadi M, Zafiropoulou M, Gaintantzopoulou M D and Eliades G.; Universal Adhesives: Setting characteristics and reactivity with dentin. *Materials* 2019, 12:1720.

(44) Figueiredo de Siqueira F, Fernandez Pinto T, Moreno Carvalho E, Bauer J, Machado Gonçalves L, Szesz AL, Reis A, Millan Cardenas AF, Loguercio AD.Influence of dentinal moisture on the properties of universal adhesives. *International Journal of Adhesion and Adhesives* Volume 101, September 2020, 102633.

(45) Luque-Martinez I, Perdigão J, Muñoz M, Sezinando A, Reis A, Loguercio AD. Effects of solvents evaporation time on inmediate adhesive properties of Universal Adhesives to dentin. *Dent. Mater.* 2014; 30:1126-35.

(46) Cuevas-Suarez C., De Oliveira da Rosa W L, Guerra Lund R, Fernandes da Silva A, Piva E.; Bonding Performance of Universal adhesives: An Updated Systematic Review and Meta-Análisis. *J Adhes Dent* 2019; 21:7-26.

(47) Iliev G, Hardan L, Kassis C, Bourgi R, Cuevas-Suárez C, Lukomska-Szymanska M, Mancino D, Haikel Y. and Kharouf N. Shelf Life and Storage Conditions of Universal Adhesives: A Literature Review. *Polymers* 2021, 13 Aug., 2708.

(48) Hardan L, Bourgi R, Kharouf N, Mancino D, Zarow M, Jakubowicz N, Haikel Y and Cuevas-Suárez C.E. Bond Strength of Universal Adhesives to Dentin: A Systematic Review and Meta-Analysis. *Polymers* 2021, 13:814.

(49) Tay FR, D.H. Pashley DH, and Yoshiyama M. Two modes of nanoleakage expression in single-step adhesives. *J Dent Res* v. 81, p.472-476, 2002.

(50) Tay FR, Pashley DH. Water-treeing: a potential mechanism for degradation of dentin adhesives. *Am J Dent* 2003 16:6-12.

(51) Becher R, Kopperud HM, Al RH, Samuelsen JT, Morisbak E, Dahlman HJ, Lilleaas E.M., Dahl J.E. Pattern of cell death after in vitro exposure to GDMA, TEGDMA, HEMA and two compomer extracts. *Dent Mater* 2006; 22:630-40.

(52) Salz U, Zimmermann J, Zeuner F, Moszner N. Hydrolytic Stability of Self-etching Adhesive Systems. *J Adhes Dent* 2005; 7:107-116.

(53) Van Dijk-Wolthuis WNE, Van Steenbergen MJ, Underberg WJM, Hennink WE. Degradation kinetics of methacrylated dextrans in aqueous solution. *J Pharm Sci* 1997; 86:413-417.

(54) Teshima I; Degradation of 10-Methacryloyloxydecyl Dihydrogen Phosphate. *J Dent Res* 2010, 89(11):1281-1286.

(55) Becker Rodrigues S, Mezzomo Collares F, Branco Leitune V, Jochims Schneider LF, Ogliari FA, Petzhold CL, Werner Samuel SM. Influence of hydroxyethyl acrylamide addition to dental adhesive resin. *Dent Mater.* 2015; 31:1579-1586.

(56) Zhao Q, Gao Y, Jin X, Han F, Chen K, Chen C. Influence of acidic environment on hydrolytic stability of MDP-Ca salts with nanolayered and amorphous structures. Int. *J. of Nanomedicine* 2022; 17:1695-1709.

(57) Becker Rodrigues S, Petzhold CL, Gamba D, Branco Leitune VC, Mezzomo Collares F. Acrylamides and methacrylamides as alternative monomers for dental adhesives. *Dent Mater.* 2018, 34:1634-1644.

(58) Van Landuyt K. L., Snauwaert J, De Munck J, Peumans M, Yoshida Y, Poitevin A, Coutinho E, Suzuki K, Lambrechts P, Van Meerbeek B. Systematic review of the chemical composition of contemporary dental adhesives. *Biomaterials*, v.28, n.26, p.3757-85, Sep 2007.

(59) Moszner N, Zeuner F, Angermann J, Fischer UK, Rheinberger V. Monomers for adhesive polymers, 4: Synthesis and radical polymerization of hydrolytically stable crosslinking monomers. *Macromol Mater Eng* 2003; 288:621-628.

(60) Fugolin AP, Lewis S, Logan MG, Ferracane JL, Pfeifer CS. Methacrylamide-methacrylate hybrid monomers for dental applications. *Dent Mater.* 2020; 36:1028-1037.

(61) Torii Y, Itou K, Nishitani Y, Yoshiyama M, Ishikawa K, Suzuki K. Effect of self-etching primer containing N-acryloyl aspartic acid on enamel adhesion. *Dent Mater* 2003; 19:253-8.

(62) Nishiyama N, Suzuki K, Asakura T, Komatsu K, Nemoto K. Adhesion of N-methacryloyl-omega-amino acid primers to collagen analyzed by 13 C NMR. *J Dent Res* 2001; 80:855-9.

(63) Moszner, N.; Salz, U.; Zimmermann, J. Chemical aspects of self-etching enamel-dentin adhesives: a systematic review. *Dent Mater*, v.21, n.10, p.895-910, Oct 2005.

(64) Moszner N, Zeuner F, Angermann J, Fischer UK, Rheinberger V.; Monomers for adhesive polymers, 4: Synthesis and radical polymerization of hydrolytically stable crosslinking monomers. *Macromol Mater Eng* v.288, n.8, p.621-628, 2003.

(65) Moszner N., Salz U.; Recent Developments of New Components for Dental Adhesives and Composites. *Macromol. Mater. Eng.* 2007, 292; 245-271.

(66) Moszner N, Salz U, Zimmermann J. Chemical aspects of self- etching enamel-dentin adhesives: a systematic review. *Dent Mater* 2005; 21(10):895-910.

(67) Ahmed M.H.; De Munck J.; Van Landuyt K.; Peumans M.; Yoshihara K.; Van Meerbeek, B. Do Universal Adhesives Benefit from an Extra Bonding Layer? *J. Adhes. Dent.* 2019, 21, 117-132.

(68) Ermis, R.B.; Ugurlu, M.; Ahmed, M.H.; Van Meerbeek, B.; Universal Adhesives Benefit from an Extra Hydrophobic Adhesive Layer When Light Cured Beforehand. *J. Adhes. Dent.* 2019, 21, 179-188.

(69) Ito S.; Tay F.R.; Hashimoto M.; Yoshiyama M.; Saito T, Brackett WW, Waller JL, Pashley DH. Effects of multiple coatings of two all-in-one adhesives on dentin bonding. *J. Adhes. Dent.* 2005, 7, 133-141.

(70) Pashaev D.; Demirci M.; Tekçe N.; Tuncer S.; Baydemir C. The effect of double-coating and times on the immediate and 6-month dentin bonding of universal adhesives. *Biomed. Mater. Eng.* 2017, 28, 169-185.

(71) Chowdhury A.F.M.A.; Saikaew P.; Alam A.; Sun J.; Carvalho R.M.; Sano H.; Effects of Double Application of Contemporary Self-Etch Adhesives on Their Bonding Performance to Dentin with Clinically Relevant Smear Layers. *J. Adhes. Dent.* 2019, 21, 59-66.

(72) Chen C, Niu L-N, Xie H, Zhang Z-Y, Zhou L-Q, Jiao K, Chen J-H, Pashley DH, Tay FR. Bonding of Universal Adhesives to dentine - Old wine in new bottles? *J. of Dent.* 43 (2015):525-536.

(73) Kharouf, N.; Rapp, G.; Mancino, D.; Hemmerlé, J.; Haikel, Y.; Reitzer, F. Effect of etching the coronal dentin with the rubbing technique on the microtensile bond strength of a universal adhesive system. *Dent. Med. Probl.* 2019, 56, 343-348.

(74) Takamizawa T., Barkmeier W.W., Tsujimoto A., Suzuki T.; Scheidel D.D., Erickson. R.L., Latta M.A., Miyazaki M. Influence of different pre-etching times on fatigue strength of self-etch adhesives to dentin. *Eur. J. Oral Sci.* 2016.

(75) Shen J, Xie H, Wang Q, Wu X, Yang J, Chen C. Evaluation of the interaction of chlorhexidine and MDP, and its effects on the durability of dentin bonding. *Dent. Mater.* 2020; 36:1624-1634.

(76) Favetti M., Schroeder T., Montagner A.F., Correa M.B., Pereira-Cenci T, Cenci M.S. Effectiveness of pre-treatment with chlorhexidine in restoration retention: A 36-month follow-up randomized clinical trial. *J. Dent.* 2017, 60, 44-49.

(77) De Carvalho R.V., Vieira E.O., Gaviolli E., Graunke A., Chisini L.A., Bacchi A., Ghiggi P.C., Van de Sande F.H. Doxycycline as a dentin pretreatment agent for MMP-2 inhibition and maintaining hybrid layer stability over time. *Int. J. of Adhesion & Adhesives* 2020, 98, 102510.

(78) Mazzoni A., Angeloni V., Apolonio F.M., Scotti,N., Tjäderhane L., Tezvergil-Mutluay A., Di Lenarda R., Tay F.R., Pashley D.H., Breschi L. Effect of carbodiimide (EDC) on the bond stability of etch-and-rinse adhesive systems. *Dent. Mater.* 2013, 29, 1040-1047.

(79) Carvalho C., Fernandes F.P., Freitas V.D.P., França F.M.G., Basting R.T, Turssi C.P., Do Amaral F.L. Effect of green tea extract on bonding durability of an etch-and-rinse adhesive system to caries-affected dentin. *J. Appl. Oral Sci.* 2016, 24, 211-217.

(80) Wagner A., Wendler M., Petschelt A., Belli R., Lohbauer U.; Bonding performance of universal adhesives in different etching modes. *J. Dent.* 2014, 42, 800-807.

(81) Reis A., Carrilho M., Breschi L., Loguercio A.D.; Overview of clinical alternatives to minimize the degradation of the resin-dentin bonds. *Oper. Dent.* 2013, 38, E103-E127.

(82) Reis A., De Carvalho Cardoso P., Vieira L.C.C., Baratieri L.N.; Grande R.H.M., Loguercio A.D.; Effect of prolonged application times on the durability of resin-dentin bonds. *Dent. Mater.* 2008, 24, 639-644.

(83) Yoshihara K., Yoshida Y., Hayakawa S., Nagaoka N., Torii Y., A. Osaka A., Suzuki K., Minagi S., Van Meerbeek B. and Van Landuyt K.L. Self-etch Monomer-Calcium Salt Deposition on Dentin. *J. Dent. Res.* 2011, 90, 602-606.

(84) Thanatvarakorn O, Prasansuttiporn T, Takahashi M, Thittaweerat S, Foxton RM, Ichinose S, Tagami J, Nakajima M. Effect of Scrubbing Technique with Mild Self-etching Adhesives on Dentin Bond Strengths and Nanoleakage Expression. *J Adhes Dent* 2016; 18:197-204.

Capítulo 8

Zona ácido-base resistente, en la interfaz adhesiva esmalte/dentina

Tsuchiya *et al.*,[1] en el año 2004, reportaron las observaciones con microscopía electrónica de barrido (SEM) de la interfaz producida entre los adhesivos autograbantes y el sustrato dentina o esmalte tras la reacción ácido-base de acondicionamiento. Esta interfaz fue detectada usando un tratamiento de grabado con iones de argón, de los especímenes de adhesión a dentina. Mediante este procedimiento, ellos evidenciaron una zona muy delgada, (menor a 10 micrones) en la base de la capa de hibridización, cuyas características no eran las mismas de la capa híbrida suprayacente. También observaron que, aunque esta zona era similarmente detectada en los especímenes tras el acondicionamiento con los monómeros acídicos de diferentes sistemas adhesivos de autograbado (SE), existían diferencias en la morfología y en las propiedades físicas entre cada uno de ellos. De esa manera, sostuvieron que su morfología era dependiente del adhesivo utilizado y que su principal característica era ser resistente al ataque de ácidos y bases. La describieron como **zona ácido-base resistente** (**ABRZ** por sus siglas en inglés), debido a que era resistente al ataque de soluciones desmineralizantes (ph 4.5) e hipoclorito de sodio, y consideraron entonces que esta entidad podría tener un rol importante en la prevención de caries recurrente. Es por esta razón que a dicha zona también se le ha denominado "súper dentina"[1][2][3][4][5][6].

Otra característica descrita es que esta ABRZ se forma solo con los adhesivos autograbantes (SE) y no con los sistemas de grabado y lavado (E&R) y que es influenciada no solo por el tipo de monómero funcional, sino que también por la liberación de flúor del sistema adhesivo. Esto puede estar relacionado

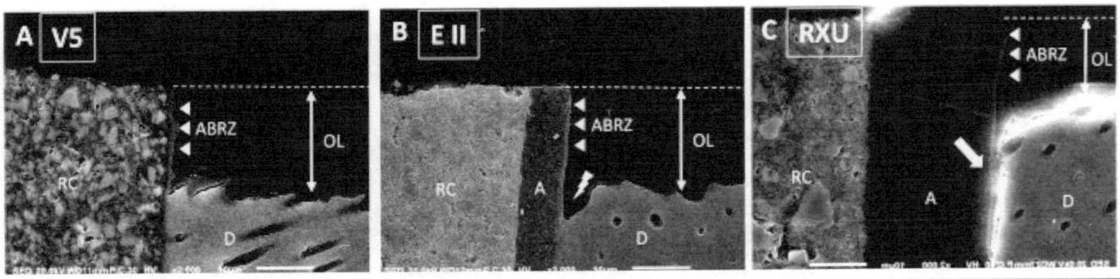

Figura 98. Microfotografía electrónica donde se puede apreciar la zona ácido base resistente (ABRZ), la resina compuesta (RC), el estrato adhesivo (A) y la dentina (D).

con diferencias en la acidez de cada uno, su comportamiento en el proceso de adhesión/desmineralización, los protocolos de adhesión y los diferentes componentes de cada adhesivo(7).

Las observaciones con microscopía electrónica de transmisión (TEM) y de barrido (SEM), muestran que contiene cristales de HAP organizados con características diferentes a la zona híbrida que está por encima, y que posee una estructura similar a la dentina; pero más resistente al ataque de caries que la dentina normal(4)(5)(8)(9).

Otro aspecto que es posible observar bajo microscopía, es que en general los monómeros de los sistemas auto adhesivos del tipo All in One, no penetran completamente la subsuperficie de la zona de hibridización (tal como se ve en la técnica de grabado total), y que sí lo hacen los sistemas de dos pasos. Esta penetración incompleta inter prismática se ha descrito como una "forma de embudo" (en inglés lo describen como *funnel shape*) y se interpreta como una zona defectuosa en la interfase adhesiva(6).

Inoue *et al.* (2009) y Nurrohman *et al.* (2012) han reportado esta situación y la describen como nano espacios adyacentes a la ABRZ, causados por incompleta penetración de los monómeros adhesivos. También se ha sugerido que pueden ser causados por agua o solvente residual provenientes de los adhesivos All in One, lo que impide la interacción completa entre monómeros e HAp.(10)(11)(12)

Inoue también sugiere que esta ausencia de ZABR en los adhesivos E&R, se debe a la agresividad del acondicionamiento de la dentina mediante la utilización de ácido ortofosfórico. Esto disuelve el sustrato dentinario y lo desmineraliza totalmente, de manera que no quedan cristales de HAp que puedan reaccionar con los monómeros infiltrados. Li *et al.*(13), demostraron por otra parte, que los monómeros de los adhesivos de autograbado (SE) penetran la dentina desmineralizada envuelven y protegen a los cristales de HAp tras la polimerización.

Esta situación determina la formación de sales inestables en un medio acuoso, lo que favorece la desmineralización de las zonas adyacentes y por lo tanto su presencia es indicativa de deterioro de la adhesión.

Al igual que en la zona híbrida (HL) obtenida por grabado total de la dentina, también se ha observado nanofiltración en la ZABR de los adhesivos de autograbado. En estos, la nanofiltración se presenta en un grado muy inferior y es dependiente del tipo de adhesivo utilizado, siendo los sistemas de autograbado de dos pasos los que presentan una ZABR de mayor espesor y menor filtración. La penetración incompleta del adhesivo a nivel inter prismático (*funnel shape*) se observa solo bajo la ZABR de adhesivos de autograbado del tipo All in One.(14)

Los efectos hidrolíticos del agua son de máxima utilidad para el estudio de la degradación de la interfase adhesiva. Se han descrito a nivel micro morfológico, tanto *in vitro* como *in vivo*, varias fases de degradación para cada sistema adhesivo. Dentro de las formas de degradación evidenciadas se puede ver la hidrólisis del colágeno, provocada por los sistemas adhesivos E&R (grabado y lavado), la elusión de resina desde la capa híbrida, observada en todos los sistemas y la degradación hidrolítica de la periferia entre la interfase adhesivo/composite en los sistemas adhesivos de un paso.(15)

Se ha sugerido que la primera etapa de biodegradación de la interfase comienza inmediatamente después del ataque ácido para remover el barro dentinario. En la segunda etapa se produce la solubilización y la filtración de las unidades monoméricas (elusión), que no reaccionaron en las resinas que infiltraron la matriz dentinaria. El último estadio representa la degradación y la pérdida del sellado periférico de la restauración. Esto se produce por burbujas de tamaño nanométrico rellenas de agua y que están dispuestas en el espesor de la capa híbrida.(16)

También se ha estudiado la presencia de esta entidad (ABRZ) bajo la zona de hibridización en el esmalte, cuando se ha utilizado adhesivos autograbantes y se ha visto que solo se produce con adhesivos que utilizan cierto tipo de monómeros funcionales como MDP, 4-MET o 3D-SR, y en cambio no se produce si el adhesivo es en base al monómero Fenil-P. Su estructura es más delgada, con un grosor variable entre 0.3 y 05 micrones. Se ha especulado que estas diferencias obtenidas reflejan las características de cada monómero acídico con respecto a la tasa de disolución de la sal obtenida.(13)(17)

Comparado el esmalte con la dentina esta presenta menor contenido mineral y una robusta red de colágeno, mientras el esmalte tiene un alto contenido mineral constituido por los cristales de HAp, lo que hace que la desmineralización que producen los adhesivos autograbantes sea mucho más superficial y la ABRZ más delgada. De esta manera, la ABRZ en la dentina se forma por debajo de la capa híbrida, mientras que en el esmalte se observa a lo largo de la interface entre el adhesivo y el esmalte y también lo hace más resistente que en su condición natural, lo que igual podría llamarse "súper esmalte".(17)

Inohue *et al.*(18) al comparar la ABRZ de un diente con dentina sana vs. otro con dentina afectada con caries, vieron que en dentina afectada se forma una zona de "súper dentina" más gruesa, probablemente debido a una mayor permeabilidad de este tipo de sustrato, lo que facilita la penetración del adhesivo. Además, establecieron que existe una relación inversa entre el mayor grosor de la ABRZ y la nano dureza de esta; siendo la dentina afectada menos resistente a la nanoindentación. Esto último puede deberse nuevamente, a que en la dentina afectada la zona intertubular está parcialmente desmineralizada y, por lo tanto, es más porosa, lo que la hace más blanda que la dentina normal. También se sugiere que la nanodureza de la superficie de la zona ácido /base resistente de la dentina sana es superior debido a que sus propiedades físicas dependen de la condición de la dentina.(18)(11)(12)

Todavía no está claro el complejo mecanismo de interacciones moleculares por el cual se produce la ABRZ, pero la reacción química entre el monómero funcional y la HAp es la clave para la formación de la ABRZ. Miyazaki *et al.*(19), en su estudio para determinar la presencia de dobles enlaces de carbono residuales en la interface resina-diente, observaron mediante espectroscopía usando un micro-laser Ramán, que el primer autograbante penetraba más allá que la capa híbrida, identificada con un grabado con rayos de iones de argón (EIS-IE, Elionix, Tokio, Japón).(7)(10)

Watanabe *et al.*(20) observaron la interface dentina- adhesivo utilizando un primer de un adhesivo autograbante de grabado suave, con un microscopio de transmisión electrónica (TEM) y reportaron partículas de HAp envueltas en monómeros de resina remanentes bajo la capa híbrida. Esto apoya las observaciones de Miyazaki(19), en que el grabado producido en la dentina es un poco más profundo de lo que estaba descrito. Nos demuestra que hay monómeros que penetran más allá de lo que observamos como capa- híbrida (o de reacción integración) y que difunden y polimerizan entre los cristales de hidroxiapatita. Entonces la ABRZ es una combinación de resina adhesiva polimerizada y dentina, y los monómeros que penetran más allá de la zona híbrida ejercen un rol fundamental en la protección contra la recidiva de caries. Es en la penetración de este tipo de monómeros funcionales acídicos y su interacción con la HAp en la base de la capa de hibridización donde esta no fue desmineralizada, donde se encuentra la clave de esta protección.[10][11][7][20]

El proceso mediante el cual se desarrolla una caries secundaria generalmente comienza por el ataque de la interface dentina/restauración. Existen factores clave que se relacionan con la prevención de caries secundaria alrededor de una restauración: como la integridad marginal de ésta, una adhesión fiable que perdure en el tiempo, las propiedades físicas del material restaurador y, por último, la cooperación del paciente en cuanto se refiere al buen control de placa bacteriana. Todos estos factores son importantes, pero sin duda, la integridad marginal de las restauraciones es de vital importancia. A esto se debe el estudio permanente y el desarrollo y perfeccionamiento de nuevos adhesivos con la finalidad de impedir la génesis de brechas marginales. La longevidad de las restauraciones adheridas a las estructuras dentarias mediante la utilización de estructuras monoméricas resinosas es entonces en gran medida, dependiente de la calidad de la capa híbrida y la formación de una ZABR.

8.1 SELLADO INMEDIATO DE LA DENTINA

El sellado inmediato de la dentina (IDS en inglés), es un procedimiento clínico introducido por Pashley y colaboradores a inicios de la década de los años noventa y popularizado una década después por Pascal Magñé[21]. Se recomienda para proteger la pulpo-dentina de las preparaciones realizadas para restauraciones indirectas (*inlays*, *onlays*, *overlays* y prótesis fija unitaria o plural) de contaminantes como saliva, sangre y bacterias de la microbiota del medio bucal, así como también de los cementos temporales utilizados para retener las restauraciones provisorias entre una sesión y otra[21].

La aplicación inmediata de un sistema adhesivo sobre la dentina recién cortada y su pronta polimerización, permiten sellarla (hibridizarla), con el objeto de impedir que esta sea contaminada por saliva, bacterias y toxinas (previo a la toma de impresión y durante el período de provisionalización), las que eventualmente pueden colonizar al interior de los túbulos y generar desde una sensibilidad post operatoria hasta una irritación pulpar de tipo reversible o irreversible.

Además, el sellado podría aumentar los valores de resistencia adhesiva, mejorar la comodidad del paciente mientras queda con una restauración provisoria, extender la vida útil de la restauración indirecta o corona y reducir la incidencia en la formación de brechas (*gaps*) en la interfase adhesiva[22].

Según refiere Pascal Magne: "Una vez que la resina infiltrada en el tejido dentinario recién cortado y es polimerizada, se forma un anclaje estructural similar al observado en la interfase amelo-dentinaria. Esta dentina infiltrada puede ser considerada como una interfase adhesiva reforzada con gruesas fibrillas colágenas paralelamente orientadas que pueden detener cracs del esmalte por medio de una considerable deformación plástica. En este sentido, la dentina hibridizada también se considera una interfase compleja, anclada y reforzada por colágeno"[23].

La técnica actualmente consiste en el acondicionamiento del esmalte y dentina expuestos con un adhesivo de autograbado (el que debería ser aplicado en dos capas debidamente polimerizadas y luego cubierto con una delgada capa de resina tipo *flow* con relleno y bajo escurrimiento, la que igualmente debe ser polimerizada tras su aplicación. Luego con una fresa de diamante se repasan los márgenes de la preparación o aquellas terminaciones y biseles que estén tallados en esmalte, con la finalidad de eliminar aquella capa de adhesivo que pueda haberse extendido más allá de los límites de la dentina y así preservar el esmalte fresco para la cementación y obtener una interfase adhesiva única a nivel del margen de la preparación. Antes de tomar las impresiones del preparo cavitario, se recomienda limpiar la cavidad con una escobilla y pasta de pómez mezclada con agua. Esto tiene como objetivo eliminar la capa superficial de inhibición de la polimerización por oxígeno, la que puede afectar la polimerización de las siliconas vinílicas (y con ello alterar la impresión en la superficie de contacto con la preparación) [24][25][26][27]. Además, también ayuda para evitar que esta superficie cavitaria tratada se adhiera químicamente con el provisorio, en aquellas situaciones donde se utilicen materiales restauradores provisionales resinosos como el System Inlay de Ivoclar. Por último, se toman las impresiones definitivas y se provisionaliza la cavidad. En este punto es recomendable usar un cemento temporal sin eugenol si es que se piensa utilizar una resina de cementación de resina de curado dual para la cementación definitiva.

Para la cementación de la restauración definitiva, tras la remoción del provisorio, se puede realizar un micro arenado intraoral de la superficie del diente tratado, o en su defecto, limpiarla con pasta de pómez y escobilla rotatoria. A continuación, se graba el esmalte con ácido orto fosfórico, se lava, seca con aire de la jeringa triple y se aplica una capa uniforme de adhesivo, el que se seca y polimeriza por 20 a 40 segundos. Se ha visto que la aplicación de una nueva capa de resina adhesiva al momento de la cementación incrementa los valores de adhesión para aquellas superficies tratadas con IDS y que han sido contaminadas con el cemento temporal utilizado para la restauración provisoria(28).

Con este proceder se protege a la pulpa de padecer hipersensibilidad al frío y calor como consecuencia de un mal sellado de la dentina por el provisorio y el cemento temporal. Además, protege a la dentina de contaminantes provenientes de la saliva y eventualmente sangre del paciente; mejora los valores de resistencia adhesiva y prolonga la estabilidad de la adhesión en el tiempo(21)(23).

La técnica de IDS es un procedimiento efectivo que logra obtener mayores valores de adhesión en dentina recién cortada y que reduce la permeabilidad del estrato adhesivo a través de la aplicación de una tercera capa de resina hidrofóbica, lo que permite obtener una unión más resistente a la degradación y por lo tanto más estable en el tiempo.

Magne fundamenta esta técnica adhesiva para restauraciones indirectas en base a 4 principios:(23)(26)(29)(30)

La dentina fresca, recién cortada es un mejor sustrato adhesivo que una dentina deshidratada y contaminada con agentes químicos, cementos provisionales intermedios, saliva y bacterias. De esta manera se obtendrían valores más elevados para una unión adhesiva.

- La polimerización inmediata del adhesivo permite un mejor acceso a la fuente luminosa para activar la polimerización de la resina y por lo tanto mejora el potencial de conversión de la resina. Para algunos clínicos es un tema de controversia el polimerizar o no previamente el adhesivo, al momento de la cementación de una restauración indirecta cuando no se ha hecho el sellado inmediato de la dentina. Esto debido al hecho de que en el caso de polimerizar justo antes de la cementación el adhesivo, este puede variar significativamente su grosor dependiendo de la geometría de la cavidad (200-300um en zonas cóncavas (márgenes tipo chamfer) y 60-80um en zonas lisas y convexas) y como consecuencia, generar discrepancias en el asentamiento de la restauración.[27] Por el contrario, si no lo polimeriza y espera a que esto ocurra conjuntamente con el cemento; la presión ejercida por el material de cementación y el asentamiento de la restauración sobre las fibras colágenas expuestas (y no hibridizadas) las haría colapsar y cerrar los espacios interfibrilares, expulsando el adhesivo con la consecuencia de una pobre infiltración.

- La pre-polimerización del adhesivo permite alcanzar su endurecimiento de forma gradual y libre de estrés, al tiempo que mejora los valores de retención adhesiva. Es sabido que los polímeros presentan diferentes fases en su endurecimiento y que los máximos valores de resistencia mecánica se logran en algunos casos hasta una semana después de la activación de la polimerización[31]. Tras la cascada de polimerización inicial, inducida por la masiva liberación de radicales libres, el proceso de maduración de la resina adhesiva continúa con la conversión de monómeros residuales que no fueron alcanzados en primera instancia y aún siguen reactivos (fase oscura de polimerización), lo que se traduce en un aumento progresivo de las propiedades físicas de la resina[23]. Esto posterga al adhesivo a recibir estrés de polimerización provocado por la contracción de polimerización del cemento y también lo preserva de recibir cargas oclusales prematuramente.
- Por último, el sellado inmediato de la dentina, la previene de ser contaminada por bacterias de la saliva y de desarrollar un cuadro de hipersensibilidad durante la provisionalización.[32]

8.1.1 Procedimiento clínico para el IDS[23][29][30]

- El sellado inmediato de la dentina fue desarrollado para ser ejecutado con adhesivos de grabado y lavado (E&R) pero también pueden utilizarse los actuales adhesivos de autograbado (de preferencia los de dos pasos, y en el caso de los de un paso o los universales, utilizar un *resin coating*).
- Lo primero es preparar la dentina con una fresa de diamante si se va a usar el grabado total o una de carburo de tungsteno si se va a utilizar un adhesivo de autograbado. Esto tiene como finalidad remover todo tipo de contaminante de la superficie dentinaria, y el tipo de fresa determina las características del barro dentinario.
- Bajo aislamiento total o en su defecto relativo, proceder al acondicionamiento de la dentina con ácido orto fosfórico al 35-40% durante

15 segundos o con el primer acídico durante 10-15 segundos según la modalidad que se elija.

- Aplicar el adhesivo según las indicaciones del fabricante, asegurando una gruesa capa de resina que cubra, selle y proteja a la dentina expuesta. Soplar con aire para eliminar el agua y solventes durante 20 segundos y foto polimerizar durante 40 segundos. En el caso de usar un adhesivo de autograbado, se recomienda cubrir con una capa extra de resina Bis-GMA o un composite flow con carga de relleno. Adicionalmente también se puede agregar composite restaurador para corregir la geometría de una cavidad, eliminar ángulos retentivos o levantar el piso de una cavidad con la finalidad de mejorar la geometría de esta y/o reforzar alguna cúspide debilitada estructuralmente.
- El siguiente paso es repasar los márgenes de la cavidad con una fresa diamantada con la finalidad de despejar el esmalte que pueda haber quedado cubierto de resina y dejarlo libre para la adhesión definitiva en la siguiente sesión.
- Limpiar la cavidad con piedra pómez y escobilla para eliminar la capa de inhibición de la polimerización por oxígeno y luego tomar la impresión.
- Aislar el sello de la dentina con glicerina para que no se adhiera con la resina de la provisionalización.
- Para la cementación limpiar la cavidad con un arenado intraoral con óxido de silicio o en su defecto con una fresa de diamante a baja velocidad o una escobilla y piedra pómez. Grabar con ácido fosfórico toda la cavidad como si se tratara solamente de esmalte. Lavar, secar y aplicar solamente el adhesivo para humectar la cavidad, secar con aire por 20 segundos y dejar sin polimerizar. Usar un cemento en base a resina compuesta para la cementación.

Las preparaciones dentarias para restauraciones adhesivas indirectas (de composite o porcelana tipo *inlays*, *onlays*, *overlays*, carillas o incluso coronas) pueden exponer grandes áreas de dentina. Este procedimiento es recomendado para sellar y así proteger la dentina recién desgastada mediante la aplicación de un sistema adhesivo con la finalidad de favorecer la salud de la pulpa, disminuir la hipersensibilidad post operatoria durante la provisionalización y obtener la mayor ventaja mecánica de la adhesión, todo previo a la toma de impresión para método indirecto.

Existe la posibilidad, en el caso de utilizar un adhesivo de autograbado de un paso, donde pueda quedar una capa muy delgada de adhesivo, la que por su ínfimo espesor no cumpla exitosamente con todos estos beneficios a menos que se obtenga un cierto nivel de grosor que le permita ejercer exitosamente su papel de barrera. Para ello se puede utilizar una doble capa de adhesivo o la técnica de *resin coating* que mediante la aplicación de una capa superior de resina fluida hidrófoba (como Fortify), una resina flow o, mejor aún, una resina flow con relleno, se pueden mejorar sustancialmente las propiedades físicas y mecánicas de la barrera adhesiva(33)(34).

Nikaido *et al.*(9) proponen que la difusión de monómeros acídicos más allá de los límites de la capa híbrida reconocida, y sus interacciones de intercambio iónico con la hidroxiapatita presente y disponible pueden resultar en la formación de complejos estables organicos-inorgánicos que algunos han denominado "súperdentina", por la manera como ellos resisten las principales causas de caries y de degradación tisular(9)(35)(36).

La IDS aumenta la resistencia adhesiva, reduce la formación de *gaps*, la microfiltración y la sensibilidad post operatoria. El uso de resinas adhesivas con relleno (de bajo módulo de elasticidad) tienen una influencia positiva en la preservación de estructuras dentarias y el confort del paciente y la longevidad de las restauraciones indirectas.

8.2 REMINERALIZACIÓN BIOMIMÉTICA

Para comprender mejor el concepto de **remineralización biomimética,** debemos entender a los tejidos mineralizados como hueso o dentina, como un material nanocompuesto donde las fibrillas de colágeno tipo-I forman una estructura o andamiaje para la cristalización de minerales tanto a nivel extra e intrafibrilar(37)(38).

Como vimos, estas fibras colágenas presentan un patrón de estrías periódicas de 67nm con una zona de 40nm de menor densidad que ha sido identificada como aquella donde se producen los núcleos de cristalización y desde donde progresa la mineralización(37).

Se cree que este proceso es dirigido por fosfoproteínas inmovilizadas mediante sus grupos ésteres negativamente cargados que se fijan a estas zonas del colágeno que están cargadas positivamente y a iones de calcio provenientes de soluciones de calcio-fosfato metaestables(39)(40). El potencial de inducción para la mineralización de proteínas poli aniónicas no colágenas, que son aisladas de tejidos calcificados se ha demostrado *in vitro* e *in vivo*(41)(42). Existe evidencia que apoya este rol para las fosfoproteínas altamente fosforiladas de la dentina y para los proteoglicanos[42].

Este potencial puede desarrollarse cuando estas proteínas están inmovilizadas en un soporte o andamiaje sólido, mientras en cambio, cuando están en solución ellas pueden inhibir la cristalización y el crecimiento[41][43]. Linde y colaboradores, reportaron que la fosfoproteína no estaba presente en la pre-dentina desmineralizada durante la dentinogénesis y que era depositada justo en el frente de mineralización de la dentina tras un intervalo de tiempo, lo que sugería algún tipo de transporte intracelular a lo largo del proceso odontoblástico[39][40]. También se estableció que los proteoglicanos de la pre-dentina diferían en su composición con los proteoglicanos presentes en la dentina madura[42]. De esa manera se concluyó que los constituyentes de la matriz dentinaria como las fosfoproteínas y los proteoglicanos están involucrados en procesos en el frente de mineralización, presumiblemente en la inducción de la mineralización, así como en la determinación del tamaño del cristal y su tasa de formación[42].

Entonces la capacidad para inducir remineralización en la matriz de dentina que ha sido extensivamente desmineralizada, se ha atribuido a esa pequeña fracción de proteínas poli aniónicas remanentes y fuertemente unidas a la matriz colágena.

Con la comprensión del proceso de mineralización intra y extra fibrilar del colágeno, se crean oportunidades para el desarrollo de nuevos biomateriales diseñados *adhoc* tanto para la reparación y regeneración de tejidos dentarios. La remineralización biomimética con agentes de nucleación *in situ* tales como moléculas ácidas poli aniónicas utilizados como análogos de las fosfoproteínas naturales, o monómeros funcionales fosfatados como 10- metacriloiloxidecil dihidrógeno fosfato (10-MDP) con potencial para unirse químicamente con iones de calcio y como inductor para la nucleación de cristales de apatita, han suscitado gran interés de la comunidad científica[44][45].

Efectivamente, en teoría los monómeros fosfatados deberían poder unirse al colágeno tipo-I para ser inmovilizados y establecer superficies fosforiladas negativamente cargadas para atraer a los iones de calcio desde fuentes biológicas (por ejemplo, iones circulantes en fluidos corporales).

En un trabajo conjunto entre investigadores de la Universidad de Tokio y la Universidad de California[45], cuya hipótesis buscó establecer si los ésteres de metacrilato fosfatados inmovilizados en colágeno reconstituido tipo-I podían imitar el rol de nucleación de las fosfoproteínas, se pudo observar lo siguiente:

- La inmovilización del colágeno provocada por MDP indujo un denso crecimiento mineral extra fibrilar en el tiempo, mientras que con el colágeno inmovilizado por GPDM y Fenil-P la mineralización fue moderada y escasa respectivamente.
- La evidencia obtenida con TEM/SAED reveló que la mineralización intrafibrilar solo se dio en el colágeno inmovilizado por MDP.

Finalmente se concluyó que la inmovilización con MDP (el que tenía el menor impedimento estérico), podía inducir una mineralización biomimética extra e intrafibrilar significativa, semejando los niveles más bajos de la jerarquía organizacional de la dentina. De esa manera se demostró que tanto la estructura química como las interferencias estéricas (por ejemplo, el número de sitios iónicos de unión, la distancia entre el grupo funcional y la cadena o el tamaño de la molécula), de un monómero fosfatado pueden afectar su potencial de biomineralización[(45)].

8.2.1 Remineralización biomimética de la dentina desmineralizada

Este es un enfoque de tratamiento que está basado en el concepto de odontología mínimamente invasiva. Se trata de eliminar la dentina infectada por caries y dejar la dentina afectada como protector de la pulpa. Pero es sabido que la dentina afectada presenta alteraciones estructurales que afectan la adhesión y esta condición no mejora con el tratamiento adhesivo para prepararla como sustrato adherente ya sea por grabado total con ácido fosfórico o por adhesivos autograbantes ya que aumentan la condición de desmineralización. Definitivamente las técnicas convencionales de remineralización no son capaces de mejorar estas condiciones como para transformar la dentina afectada en un buen sustrato adhesivo[(46)].

Como se ha dicho, se obtienen valores de adhesión inferiores en dentina afectada en comparación con dentina sana[(46)]. Esto según Chen *et al.*[(47)], se debe a una mayor cantidad de agua, propiedades físicas alteradas del sustrato dentinario y una zona de hibridización más gruesa. Todo esto predispone a una infiltración adhesiva incompleta, menor conversión de monómeros, y degradación hidrolítica y enzimática, con una pérdida gradual de la adhesión y susceptibilidad de ser atacada por caries.

El nuevo enfoque de la remineralización biomimética consiste en mejorar la adhesión a la dentina después de que se ha producido, usando un tipo de composite que definiremos como "terapéutico" y fluido, que contiene agentes remineralizadores que rellenen las burbujas de agua con cristales de apatita de tamaño nanométrico. Esto se puede conseguir utilizando los cristales de apatita residuales como núcleos de cristalización para la aposición de estos mini cristalitos, pero no ocurre si la dentina ha sido completamente desmineralizada, porque no hay cristales de hidroxiapatita remanentes y las fosfoproteínas de desarrollo no colágenas necesarias para atraer el calcio al colágeno también pueden no estar presentes(48).

Una dificultad que se presenta con estas técnicas de cristalización iónica es que se requiere que los iones de calcio y de fosfato se depositen o siembren sobre cristales de apatita. Pero con el grabado total en la capa híbrida son totalmente removidos y no funcionan cuando se trata de zonas completamente desmineralizadas porque las fosfoproteínas de desarrollo no colágenas necesarias para atraer el calcio al colágeno también pueden no estar presentes(48).

En estos casos a este tipo de composites fluidos terapéuticos, se les añade fosfato de calcio amorfo, que se utiliza para cubrir la resina polimerizada adherida a la dentina con el fin de producir una remineralización biomimética de las uniones adhesivas entre ambas. Existen estudios publicados previamente que indican que los ionómeros de vidrio modificados con resina (VIMR), han demostrado una resistencia adhesiva superior, estadísticamente significativa en relación a los a los cementos de vidrio ionómero convencionales (CVI), cuando son aplicados en dentina afectada por caries. Esto podría deberse a que los VIMR producen una zona de hibridización más similar a la de los cementos de resina, tienen una mejor humectabilidad del sustrato debido a su contenido de Hema y también poseen propiedades mecánicas superiores(49).

De ese modo, la remineralización de las zonas afectadas por caries cobra principal importancia. Por supuesto que también se ha probado el flúor, pero esta práctica con este tipo de propósitos no ha logrado trascender en la literatura(47)(50).

La remineralización biomimética enfrenta de una manera diferente este problema intentando rellenar el colágeno de la dentina desmineralizada con una forma líquida de partículas nano precursoras de fosfato de calcio amorfo que son estabilizadas por análogos biomiméticos de proteínas no colágenas como el ácido poliacrílico o el ácido poli aspártico, que se unen al colágeno y sirven como núcleos de crecimiento de cristales de apatita en zonas desmineralizadas donde también se ha eliminado el colágeno(49).

Esto se consigue aplicando el concepto conocido como cristalización no clásica basada en partículas y que se da en varias situaciones en la naturaleza como en conchas marinas, esponjas y escamas de pescado. La mineralización intrafibrilar del colágeno fibrilar se establece a nivel del gap producido entre las moléculas de colágeno y con esto se aumenta sus propiedades mecánicas y su resistencia a la degradación por bacterias, enzimas y ácidos[(48)(51)].

La resistencia mecánica de la dentina se ha medido tradicionalmente por medio de micro indentación en dentina deshidratada por la imposibilidad de hacer la prueba en condiciones húmedas, pero existen diferencias significativas en el comportamiento mecánico de la dentina húmeda y seca[(52)].

La remineralización debe garantizar una óptima captación de minerales al interior del gap producido entre las fibras colágenas y no solo aumentar el contenido mineral de la dentina porque eso, por sí solo, no aumenta las propiedades mecánicas del tejido. El concepto de remineralización biomimética representa la recuperación de las propiedades mecánicas de la dentina afectada bajo hidratación de manera similar a la dentina en condiciones normales[(53)].

Chen *et al.*, realizan la remineralización biomimética de la dentina afectada mediante la aplicación de polímeros de fosfato de calcio inducidos por líquidos precursores (Ca/P-PILP) con los que consiguen reforzar la dentina desmineralizada con fosfato amorfo de calcio y proteínas no colágenas análogas incluyendo polímeros bio compatibles del ácido poliacrílico y del ácido poli aspártico. En este proceso de remineralización biomimética no se cuenta con la hidroxiapatita residual, sino que el Ca/P-PILP es estabilizado por los análogos de proteínas no colágenas, las que a su vez previenen que las nanopartículas recién formadas de fosfato de calcio se agreguen y se auto transformen en apatita antes de entrar en los compartimientos intra fibrilares de colágeno. Así se va formando y madurando el fosfato de calcio amorfo entre medio de los espacios intra y extra fibrilares de colágeno[(47)].

BIBLIOGRAFÍA CAPÍTULO 8

(1) Tsuchiya S, Nikaido T, Sonoda H, Foxton R M, Tagami J.; Ultrastructure of the dentin-adhesive interface after acid-base challenge. *J Adhes Dent* 2004; 6:183-190.

(2) Garcilazo-Gómez A, Miguelena-Muro K E, Guerrero-Ibarra J, Rios-Szalay E, Bonilla-Haro R."Factores que afectan y mejoran la adhesión en dentina, una puesta al día. Una revisión de la literatura."; *Revista ADM* 2019; 76 (3):162-168.

(3) Phyo Aung S S M, Takagaki T, Ko Ko A, Halabi S, Sato T.; Adhesion durability of dual cure resin cements acid-base resistant Zone formation on human dentin. *Dent. Mater.* 2019, 35(7):945-952.

(4) Waidyasekera K, Nikaido T, Weerasinghe D S, Ichinose S, Tagami J.: Reinforcement of dentin in self-etch adhesive technology: a new concept. *J. of Dent.* 37:604-609.

(5) Nikaido T, Inoue G, Takagaki T, Waidyasekera K, Iida Y.: New strategy to create "Super Dentin" using adhesive technology: reinforcement of adhesive-dentin interface and protection of tooth structure. *Jpn. Dent. Sci Rev.* 2011, 47:31-42.

(6) Nikaido T, Weerasinghe D, Waidyasekera K, Inoue G, Foxton R M *et al.*: Assessment of the nanostructure of acid-base resistant zone by the application of all-in one adhesive systems: Super dentin formation. *Bio-Med. Mater. and Engineer.* 2009, 19:163-171.

(7) Inoue G, Nikaido T, Sadr A. And Tagami J. Morphological categorization of acid-base resistant zones with self-etching primer adhesive systems. *Dent. Mater. J.* 2012; 31(2):232-238.

(8) Giannini M, Makishi P, Almeida Ayres A P, Moreira Vermelho P, Marin Fronza B, Nikaido T, Tagami J. Self-Etch Adhesive Systems: A Literature review. *Braz. Dent. J.* (2015) 26(1):3-10.

(9) Sadr A, Nikaido T, Takagaki T, Hariri I, Nazari A, Tagami J. Ultra-morphological and nanomechanical characterization of reinforced enamel and dentin by self-etch adhesives: The super tooth. *J Nano R* 2011; 16:131-140.

(10) Nurrohman H, Nikaido T, Takagaki T, Sadr A, Ichinose S, Tagami J. Apatite crystal protection against acid-attack beneath resin-dentin interface with four adhesives: TEM and crystallography evidence. *Dent Mater* 2012, 28, e89-e98.

(11) Inoue G, Nikaido T, Foxton R M and Tagami J.; The acid base resistant zone in three dentin bonding systems. *Dent. Mater.* 2009 J28:717-721.

(12) Nurrohman H, Nikaido T, Takagaki T, Sadr A,Waidyasekera K, Kitayama S, Ikeda M, Tagami J. Dentin bonding performance and ability of fourMMA-based

adhesive resins to prevent demineralization along de Hybrid Layer. *J. Adhes. Dent* 2012, 14:339-348.

(13) Li N, Nikaido T, Takagaki T, Sadr A, Makishi P, Chen J, Tagami J. The rol of functional monomers in bonding to enamel: acid-base resistant zone and bonding performance. *J Dent.* 2010, 38:722-730.

(14) Nikaido T, Nurrohman H, Tomohiro, Takagaki T, Sadr A, Ichinose S, Tagami J. Nanoleakage in Hibrid Layer and Acid-Base Resistant Zone at the adhesive/Dentin Interface. *Microscopy and Microanalysis* 2015. page 1 of 7.

(15) Guan R, Takagaki T, Matsui N, Sato T, Burrow MF, Palamara J, Nikaido T And Tagami J. Dentin bonding performance using Weibull statistics and evaluation of acid-base resistant zone formation of recently introduced adhesives. *Dent. Mater.* 2016 - 35(4):684-693.

(16) Sano H., Microtensile testing, nanoleakage, and biodegradation of resin-dentin bonds. *J.Dent. Res.* 2006, 85:11-14.

(17) Nikaido T, Ichikawa C, Li N, Takagaki T, Sadr A; Effect of functional monomers in all-in-one adhesive systems on formation of enamel/dentin acid-base resistant zone. *Dent. Mater.* 2011; 30(5):576-582.

(18) Inoue G, Tsuchiya S, Nikaido T, Foxton RM and Tagami J; Morphological and Mechanical Characterization of the Acid-Base Resistant zone at the adhesive dentin interface of intact and Caries affected Dentin; *Oper. Dent.*, 2006 (31-4):466-472.

(19) Miyazaki M, Onose H, Iida N & Kazama H. Determination of residual double bonds in resin-dentin interface by Raman spectroscopy. *Dent. Mater.* 2003; 19(3):245-251.

(20) Watanabe I, Nakabayashi N and Pashley DH.; Bonding to Ground Dentin by a Phenyl-P Self-etching Primer. *J Dent Res* June 1994, 73(6):1212-1220.

(21) Samartzi TK, Papalexopoulos D, Sarafianou A, Kourtis S. Immediate Dentin Sealing: A Literature Review. *Clinical, Cosmetic and Investigational Dentistry* 2021 (13):233-256.

(22) Qanungo A, Aras MA, Chitre V, Mysore A, Amin B, Daswani S.R. Immediate dentin sealing for indirect bonded restorations. *J. of Prosthod. Res.* 2016(60):240-249.

(23) Magne P, Immediate Dentin Sealing: A Fundamental Procedure for Indirect Bonded Restorations. *J Esthet Restor Dent* 2005, 17:144-155.

(24) Ghiggi P.C., Steiger A.K., Marcondes M.L., Mota E.G., Burnett L.H., Spohr A.M.; Does immediate dentin sealing influence the polymerization of impression materials? *Eur. J. Dent.* 2014, 8, 366-372.

(25) Lee I.K., DeLong R., Pintado M.R., Malik, R.; Evaluation of factors affecting the accuracy of impressions using quantitative surface analysis. *Oper. Dent.* 1995, 20, 246-252.

(26) Magne P., Nielsen B.; Interactions between impression materials and immediate dentin sealing. *J. Prosthet. Dent.* 2009, 102, 298-305.

(27) Sinjari B, D'Addazio G, Murmura G, Di Vincenzo G, Semenza M, Caputi S and Traini T. Avoidance of Interaction between Impression Materials and Tooth Surface Treated for Immediate Dentin Sealing: An In Vitro Study. *Materials* 2019, 12, 3454.

(28) Brigagão VC, Barreto L, Gonçalves K, Amaral M, Vitti R, Neves A.C., Silva-Concílio L.R. Effect of interim cement application on bond strength between resin cements and dentin: Immediate and delayed dentin sealing. *J. Prost. Dent.* 2017; 117:792-798.

(29) Magne P, Woong-Seup So, Cascione D.; Immediate dentin sealing supports delayed restoration placement. *J Prost. Dent.* 2007, 98(3):166-174.

(30) Magne P, Douglas WH.; Porcelain veneers: dentin bonding optimization and biomimetic recovery of the crown. *Int J Prosthodont* 1999; 12:111-121.

(31) Reis A, De Oliveira Carrilho MR, Schroeder M, Tancredo LL, Dourado Loguercio A.; The influence of storage time and cutting speed on microtensile bond strength. *J Adhes Dent* 2004; 6:7-11.

(32) Hu J and Zhu Q.; Effect of Immediate Dentin Sealing on Preventive Treatment for Postcementation Hypersensitivity. *Int J Prosthodont* 2010; 23:49-52.

(33) Nikaido T, Nakaoki Y, Ogata M, Foxton R, Tagami J. The resin-coating technique. Effect of a single-step bonding system on dentin bond strengths. *J Adhes Dent* 2003; 5:293-300.

(34) Takahashi R, Nikaido T, Ariyoshi M, Kitayama S, Sadr A *et al.*; Thin resin coating by dual-application of all-in-one adhesives improves dentin bond strength of resin cements for indirect restorations. *Dent Mater J* 2010; 29:615- 622.

(35) Waidyasekera K, Nikaido T, Weerasinghe DS, Ichinose S, Tagami J. Reinforcement of dentin in self-etch adhesive technology: A new concept. *J Dent* 2009; 37:604-609.

(36) Nikaido T, Weerasinghe DDS, Waidyasekera K, Inoue G, Foxton RM, Tagami J. Assessment of the nanostructure of acid-base resistant zone by the application of all-in-one adhesive systems: Super dentin formation. *Bio-Med Mater Eng* 2009; 19:163-171.

(37) Landis WJ, Silver FH and Freeman JW. Collagen as a scaffold for biomimetic mineralization of vertebrate tissues. *J. Mater. Chem.*, 2006, 16, 1495-1503.

(38) Bertassoni LE, Habelitz S, Kinney JH, Marshall SJ, Marshall Jr. GW.; Biomechanical Perspective on the Remineralization of Dentin. *Caries Res* 2009; 43:70-77.

(39) Linde A, Lussi A: Mineral induction by polyanionic dentin and bone proteins at physiological ionic conditions. *Connect Tissue Res* 1989; 21:197-203.

(40) Linde A, Lussi A, Crenshaw MA.; Mineral induction by immobilized polyanionic proteins. *Calcif Tissue Int* 1989; 44:286-295.

(41) Saito T, Arsenault AL, Yamauchi M, Kuboki Y and Crenshaw MA.; Mineral induction by immobilized phosphoproteins, *Bone* 21(4) (1997), 305-311.

(42) Lussi A., Linde A. Mineral Induction in vivo by Dentine Proteins. *Caries Res.* 1993, 27(4):241-248.

(43) Saito T, Yamauchi M and Crenshaw MA, Apatite induction by insoluble dentin collagen, *J. Bone Miner. Res.* 13(2) (1998), 265-270.

(44) Hayakawa T, Yoshinari M, Sakae T and Nemoto K.; Calcium phosphate formation on the phosphorylated dental bonding agent in electrolyte solution, *J. Oral Rehabil.* 2004; 31(1):6-73.

(45) Nurrohman H, Nakashima S, Takagaki T, Sadr A, Nikaido T, Asakawa Y, Uo M, Sally J. Marshall SJ and Tagami J. Immobilization of phosphate monomers on collagen induces biomimetic mineralization. *Bio-Med. Mater. and Engineer.* 25 (2015) 89-99.

(46) Neves A, Coutinho E, Cardoso MV, De Munck J and Van Meerbeek B.; Microtensile bond strength and interfacial characterization of an adhesive bonded to dentin prepared by contemporary caries-excavation techniques. *Dent Mater* 2011; 27:552-62.

(47) Chen R, Jin R, Li X, Fang X, Yuan D, Chen Z, Yao S, Tang R, Chen Z. Biomimetic remineralization of artificial caries dentin lesion using Ca/P-PILP. *Dent. Mater.* 2020; 36:1397-1406.

(48) Tjäderhane L, Nascimento FD, Breschi L, Mazzoni A, Tersariol I, Saulo Geraldeli S, Tezvergil-Mutluay A.› Carrilho M, Carvalho R.M., Tay F.R. and Pashley D.H. Optimizing dentin bond durability: strategies to prevent hydrolytic degradation of the hybrid layer. *Dent Mater.* 2013 October 29(10):999-1011.

(49) Palma-Dibb RG, Gregório de Castro C, Pereira Ramos R, Thomazatti Chimello D and Chinelatti MA; Bond Strenght of Glass-Ionomer Cements to Caries-affected Dentin. *J. Adhes. Dent.* 2003 (5) 57-62.

(50) Niu L-n, Zhang W, Pashley DH, Breschi L, Mao J, Chen J.H. and Tay F.R. Biomimetic remineralization of dentin. *Dent Mater.* 2014 january; 30(1):1-24.

(51) Bertassoni LE, Habelitz S, Marshall SJ, Marshall GW.; Mechanical recovery of dentin following remineralization in vitro, an indentation study. *J.of Biomec.* 2011 (44):176-181.

(52) Kinney JH, Habelitz S, Marshall SJ, and Marshall GW; The importance of intrafibrillar mineralization of collagen on the mechanical properties of dentin. *J Dent Res* 2003 (82)957-961.

(53) Bertassoni LE, Habelitz S, Kinney JH, Marshall SJ and G.W. Marshall GW.; Biomechanical Perspective on the Remineralization of Dentin. *Caries Res* 2009; 43:70-77.

Conclusiones

La adhesión en odontología es un proceso complejo que involucra a diferentes tipos de sustratos adherentes, como esmalte, dentina, cemento radicular, porcelanas y resinas compuestas. Más aún, la topografía de los sustratos dentarios va variando de acuerdo con donde se ubica la zona a la que intentamos adherir (por ejemplo, dentina superficial o profunda) y a la situación clínica en particular (esmalte en diente temporal o definitivo, dentina sana o afectada por caries, esclerótica, etc.). Estas variables determinan diferencias morfológicas importantes que afectan el tratamiento de estas superficies y el grado de retención o de afinidad con el adhesivo. La adhesión al cemento radicular (algunas restauraciones de clase 5 en dientes con grandes recesiones) es el campo menos explorado en la investigación científica y todavía queda mucho por hacer al respecto.

Los sistemas adhesivos de uso odontológico por otra parte son básicamente una mezcla de diferentes monómeros de resina, disueltos en un solvente orgánico al que se le agregan diversos aditivos como iniciadores de la polimerización, inhibidores, estabilizadores, etc. Vale decir, son soluciones complejas desde el punto de vista químico, ya que mezclan diferentes monómeros resinosos con propiedades físicas y químicas distintas, en donde cada componente impone, por su presencia y concentración, las propiedades que tendrá el producto, en definitiva.

A pesar de los intentos por disminuir el tiempo clínico y facilitar la técnica operatoria, la evolución de los adhesivos está más enfocada hacia la obtención de una verdadera interacción química con el sustrato, evitar conflictos con el grado de hidratación de este y la activación de enzimas colagenolíticas propias del huésped para controlar así los procesos de degradación hidrolítica y enzimática de la junta adhesiva. La búsqueda de nuevos monómeros que sean más estables hidrolíticamente, con una técnica adhesiva simplificada, que no elimine completamente el barro dentinario, ni desmineralice tan profundamente que deje sin sustento el colágeno ni active las metaloproteinasas endógenas del paciente, que interactúen químicamente con el sustrato dentario (tanto la HAp como el colágeno) y ojalá también con otros sustratos restauradores, y que deje un menor contenido acuoso remanente en la interfaz adhesiva, pareciera ser el camino para la obtención de una adhesión duradera y más resistente a la degradación por procesos enzimáticos e hidrolíticos.

Hemos descrito en este libro las tres estrategias disponibles en la actualidad, para obtener buena adhesión a las estructuras dentarias: el grabado total que utiliza ácido ortofosfórico y va asociado con los adhesivos de grabado/lavado o Etch & Rinse; el autograbado y el grabado selectivo con los adhesivos autograbantes (Self Etch o Etch & Dry), y por último el mecanismo de adhesión específico de los polialquenoatos de vidrio obtenido mediante un proceso de quelación.

Los adhesivos de grabado/lavado (E&R), y los de autograbado (Self Etch) se presentan con enfoques totalmente diferentes para procesar el sustrato dentario. Ambas estrategias presentan sus ventajas e inconvenientes. Los primeros (grabado y lavado) en su gran mayoría se presentan en dos envases diferentes, donde uno lleva las resinas hidrofílicas, necesarias para la imprimación, y el otro envase contiene la resina hidrofóbica adhesiva propiamente tal. Esta presentación permite un mejor sellado entre las diferentes capas, reduciendo su permeabilidad y con ello la nanofiltración y la formación de *water trees*.

Con estos adhesivos, la problemática radica más en la técnica que en su química propiamente tal. Esto se debe a que la profundidad que alcanza el ácido para la desmineralización completa del sustrato puede llegar hasta 3u más allá de lo que cubre la penetración del adhesivo. Con esto queda una zona desmineralizada sin hibridizar, y que es el principal talón de Aquiles para estos sistemas, ya que con el grabado ácido se activan enzimas colagenasas que estaban inactivas en el espesor de la dentina desde la odontogénesis y con ello viene el comienzo de la degradación enzimática e hidrolítica de la interfaz adhesiva. Cabe destacar que al quedar una franja de colágeno sin hibridizar entre el adhesivo y la dentina subyacente, la fuerza adhesiva de la restauración va a depender directamente de la resistencia traccional del colágeno, y en la medida en que este va siendo degradado, también van disminuyendo los valores de adhesión.

Otro gran inconveniente es la cantidad de procesos que se requiere para realizar la técnica de grabado/lavado y la subjetividad con que cada clínico puede interpretar cada uno de ellos. Esto se hace muy relevante en cuanto al control de la humedad de la dentina. Tras ser aplicado el ácido fosfórico, este debe ser completamente eliminado por lavado con agua, y luego ésta debe ser evaporada con aire y con la ayuda del solvente hasta un punto intermedio donde no se produzca el colapso de la malla colágena por deshidratación y tampoco quede agua en exceso que pueda interferir con la polimerización y en definitiva con la adhesión. Este aspecto es muy subjetivo y a la vez crítico.

El monómero 10-MDP ha sido considerado como uno de los más efectivos, debido a que es capaz de formar sales de MDP-Ca que se unen iónicamente con el sustrato dentario. Debido a esto, es que es muy utilizado en los adhesivos de autograbado, pero en aquellos adhesivos SE de fuerte y moderada acidez, así como en todos los E&R no es útil, porque tras el grabado con ácido fosfórico se produce una completa desmineralización de la superficie adherente que no deja cristales de Hap disponibles para aprovechar este mecanismo de adhesión. Lo mismo ocurre con el acondicionamiento con monómeros acídicos de pH más bajo (< 1.5-1.0).

La hipersensibilidad post operatoria frente a los estímulos fríos o a la presión de masticación es una condición no deseada que puede darse posteriormente en pacientes que han recibido un procedimiento de adhesión, lo que frecuentemente se ha asociado a un mal sellado de la dentina por la adhesión. Esta condición se ha asociado preferentemente con la utilización de una técnica adhesiva de tres pasos (grabado total). Para algunos autores esto se debería a que, con el grabado total con ácido orto fosfórico, se remueve toda la capa superficial de dentina mineralizada, incluyendo los tapones de barro dentinario que obliteran los canalículos y que sirven de barrera para proteger de estímulos a las prolongaciones de odontoblastos. Al respecto, en dos revisiones sistemáticas y metaanálisis publicadas en los años 2015 y 2017[(1)(2)], se concluyó que la sensibilidad post operatoria en restauraciones adhesivas es una condición que se observa con poca frecuencia y que el enfoque adhesivo no es significativo en cuanto a su aparición. Otra conclusión obtenida de estos trabajos fue que la tasa de retención de restauraciones de lesiones cervicales no cariosas no era afectada significativamente o dependiente del enfoque adhesivo. Lo que si se observó es que con el grabado total se registraron menos restauraciones con márgenes teñidos que con los adhesivos de autograbado, y esto vuelve a enfatizar la necesidad o la conveniencia de realizar el grabado selectivo del esmalte con ácido orto fosfórico cada vez que utilicemos adhesivos de autograbado[(1)(2)].

La técnica de sellado inmediato para la dentina que ha sido presentada en el capítulo 8, es un enfoque orientado a mejorar la adhesión, a la vez que reduce la contaminación y la incidencia de sensibilidad post operatoria en los casos de restauraciones indirectas.

Muchos clínicos prefieren los sistemas adhesivos simplificados por considerarlos más convenientes al combinar el primer y el adhesivo dentro de una sola botella (E&R de dos pasos o SE de un paso), debido a su versatilidad, fácil manipulación y una rápida y simplificada aplicación. Lamentablemente estos adhesivos simplificados tienden a ser muy ácidos e hidrofílicos, aparte de que requieren un mayor contenido de solventes, especialmente de agua que es necesaria para producir la ionización de los monómeros acídicos. Es así que la simplificación al unir todos los componentes en un solo frasco (monómeros hidrofílicos, monómeros diluyentes reactivos, monómeros resinosos adhesivos viscosos, solventes, iniciadores, inhibidores, estabilizadores, etc.) trae consigo problemas de estabilidad química, degradación química y vida útil más corta en el envase, así como degradación hidrolítica y enzimática del estrato adhesivo.

La resistencia adhesiva de resinas a la dentina y la estabilidad de la adhesión en el tiempo parecen depender principalmente de la calidad de la capa híbrida, vale decir, de una adecuada infiltración e impregnación de los monómeros de resina en la matriz extracelular de dentina, la bioestabilidad del sustrato subyacente, de la formación de un polímero resistente con alto grado de entrecruzamiento de cadenas al interior de la trama colágena en el caso de los adhesivos E&R (Etch & Rinse) y de una fuerte y estable unión química entre el monómero funcional y el sustrato dentinario en el caso de los adhesivos SE (Self Etch).

Como consecuencia se han propuesto diferentes estrategias clínicas para ser aplicadas con los adhesivos de autograbado de un paso, como para cumplir con estos objetivos: aumentar el tiempo de aplicación de los agentes adhesivos, frotar el microbrush contra el sustrato dentinario para favorecer la disolución del barro dentinario y la penetración del adhesivo, aplicación del adhesivo en múltiples capas, aumentar el tiempo de exposición a la luz para favorecer la polimerización, usar agentes inhibidores de metaloproteinasas, etc. Todas estas estrategias fueron tratadas y evaluadas.

Un punto importante que cabe destacar es el comportamiento superior, tanto *in vitro* como *in vivo*, de los sistemas adhesivos de autograbado en dos pasos y los sistemas de grabado y lavado de tres pasos con relación a los sistemas adhesivos de autograbado de un solo paso y aquellos denominados como universales. Esto ha quedado de manifiesto entre otros, en un metaanálisis publicado el año 2015[3]. Otro aspecto significativo a considerar es la utilización del enfoque de grabado selectivo del esmalte siempre que se utilice algún adhesivo de autograbado, ya que se ha visto que con este procedimiento se obtiene un mejor sellado marginal y valores aumentados para la adhesión, lo que favorece directamente a la retención y durabilidad de la restauración en boca.

Podríamos decir que aún no contamos con un solo sistema adhesivo ideal y toti potencial. Todos los sistemas actualmente disponibles tienen sus ventajas y deficiencias. Según refiere Bart Van Meerbeek: "La adhesión a la dentina todavía es mucho más desafiante que al esmalte y ha concentrado nuestros mayores esfuerzos por largo tiempo, pero, aun así, hoy es un hecho posible restaurar adhesivamente un diente de manera predecible y duradera"(4).

Sí podemos mencionar que, a nivel de la comunidad clínica y científica odontológica, se reconoce a dos adhesivos comerciales que por su trayectoria en el mercado, su desempeño clínico y por la cantidad de estudios clínicos y de laboratorio que los avalan, han sido reconocidos como *gold standard* en cada una de sus series. En cuanto a los adhesivos E&R de tres pasos, el *gold standard* es el adhesivo Optibond FL (Kerr), que ya lleva veinticinco años de trayectoria en el mercado y presenta los valores de adhesión inmediata a dentina más altos y predecibles a un año, obtenidos en un metaanálisis que incluyó más de dos mil test de adhesión reportados en cerca de trescientas publicaciones científicas(4). Además, se le ha medido una tasa de retención de un 94% en cavidades clase V no retentivas en un estudio clínico independiente randomizado de seguimiento por trece años. Por último se ha registrado una tasa anual de fallas o fracaso de un 1.8% (±0.8%) basado en seis estudios clínicos randomizados y un metaanálisis en cavidades no retentivas clase V, que es el modelo clínico considerado más objetivo para evaluar la efectividad clínica de un adhesivo(4)(5)(6)(9).

Los adhesivos de autograbado (SE) de dos pasos, fueron desarrollados como una alternativa simplificada a la técnica de grabado y lavado (E&R). Con ellos se potencia una suave acidez, una ligera desmineralización para infiltrar el barro dentinario y exponer el sustrato dentina sin desmineralizar completamente ni exponer demasiado el colágeno y los túbulos, sin activación de enzimas colagenolíticas, con una capa de adhesivo hidrofóbico y adhesión química al sustrato mediante la formación de sales de baja solubilidad. Al eliminar el procedimiento de grabado con ácido ortofosfórico, no solo se simplifica la técnica y con ello se reduce el tiempo operatorio, sino que también se eliminan los problemas asociados con deshidratar en exceso o sobre saturar de agua la dentina.

El *gold standard* para los adhesivos de autograbado, corresponde al adhesivo de dos pasos Clearfil SE Bond (Kuraray Noritake), actualmente reemplazado por el Clearfil SE Bond 2, que viene con una polimerización mejorada, por su excelente comportamiento clínico y de laboratorio. Según refiere Bart Van Meerbeek[(7)], este adhesivo ha estado en el mercado por veinte años, y se presenta con el segundo registro más alto de adhesión a dentina inmediata y predecible a un año en un metaanálisis que incluyó más de dos mil test de adhesión presentados en unas trescientas publicaciones[(7)]. La tasa de retención de 96% obtenida por este adhesivo en restauraciones clase V no retentivas, es la más alta registrada hasta el momento reportada en un estudio independiente de seguimiento clínico randomizado a largo plazo (trece años)[(8)]. Por último, su tasa de fracasos anual también es baja: 2.2% (±1.7%) y es basada en un metaanálisis de doce estudios clínicos randomizados para evaluar el desempeño del adhesivo en restauraciones de clase V no retentivas[(9)].

Probablemente, debido a la presión del mercado, la adhesión de materiales poliméricos a las estructuras dentarias seguirá experimentando una evolución hacia la simplificación. Los sistemas de autograbado deberían reafirmar su posicionamiento mediante la utilización de nuevos monómeros, como el MF8P o el MF12P desarrollados por Kuraray Noritake y que presentan un potencial clínico superior a MDP. Otra estrategia es la adición de rellenos inorgánicos que refuercen las características físicas del estrato adhesivo y la incorporación de materiales bioactivos como monómeros con propiedades antibacterianas basados en amonio cuaternario como MDPB, u otro tipo de agentes que liberen cloruro de cetilpiridinio, clorhexidina, etc.

Por otra parte, también se espera un mayor desarrollo de las resinas restauradoras y de cementación auto adhesivas, vale decir materiales resinosos que ya no necesiten más un pretratamiento que acondicione la superficie dentaria y tampoco de un adhesivo como intermediario. Si bien este tipo de materiales ya existen en el mercado, su rendimiento clínico y de laboratorio todavía se puede considerar insatisfactorio[(7)].

BIBLIOGRAFÍA CONCLUSIONES

(1) Reis A, Loguercio A D, Schroeder M, Luque-Martínez I, Masterson D Maia L.C.; Does the adhesive strategy influence the post-operative sensitivity in adult patients with posterior resin composite restorations? A systematic review and metanalysis, *Dent. Mater.* 31 (2015) 1052-1067.

(2) Schroeder M, Correa I C, Bauer J, Loguercio A D, Reis A. Influence of adhesive strategy on clinical parameters in cervical restorations: A systematic review and meta-analysis. *J. Dent.* 2017; 62:36-53.

(3) Mahn Eduardo, Rousson Valentin and Siegward H. Meta-analysis of the influence of bonding parameters on the clinical outcome of tooth-colored cervical restorations. *J. of Adhes. Dent.* 2015; 17(5):391-403.

(4) Van Meerbeek B, Yoshihara K, Van Landuyt, Yoshida Y, Peumans M. From Buonocuore's pioneering acid-etch technique to self adhering restoratives. A status perspective of rapidly advancing dental adhesive technology. *J Adhes. Dent* 2020; 22:7-34.

(5) Peumans M, De Munck J., Van Landuyt KL.,Poitevin A.,Lambrechts P., Van Meerbeek B. A 13-year clinical evaluation of two three-step etch and rinse adhesives in non-carious class-V lesions. *Clin. Oral. Invest.* 2012; 16:129-137.

(6) Van Meerbeek B, Peumans M, Poltevin A, Mine A, Van Ende A, Neves A., De Munck J. Relationship between bond-strenght tests end clinical outcomes. *Dent Mater.* 2010; 26:e100-121.

(7) De Munk J, Mine A, Poitevin A, Van Ende A, Cardoso MV, Van Landuyt K.L, Peumans M., and Van Meerbeek B. Meta analytical review of parameters involved in dentin bonding. *J Dent. Res* 2012; 91:351-357.

(8) Peumans M, De Munck J, Van Landuyt K, Van Meerbeek B. Thirteen year randomized controlled clinical trial of a two-step self-etch adhesive in non-carious cervical lesions. *Dent. Mat.* 2015; 31:308-314.

(9) Peumans M, De Munck J, Mine A, Van Meerbeek B.; Clinical effectiveness of contemporary adhesives for the restoration of non-carious cervical lesions. A systematic review. *Dent. Mater.* 2014; 30:1089-1103.

(10) Poitevin A, De Munck J, Van Ende A, Suyama Y, Mine A, Peumans M. and Van Meerbeek B. Bonding effectiveness of self-adhesive composites to dentin and enamel. *Dent. Mater.* 2013 (29):221-230.

ANEXOS

Ejemplos de sistemas adhesivos de tres pasos (3-E&R)

Marca y Fabricante	Composición	pH	Polimerización
Adper Scotchbond Multi-Purpose			
3M ESPE, St Paul, MN, USA.	*Componente 1*: (acondicionador) 35% H_3PO_4		Curado dual
	Componente 1,5 (activador): etanol, sal de ac. Sulfinico, sal de sodio	Comp. 1,5: **8,1**	
	Componente 2 (primer): HEMA, polímero del ac. Polialquenoico, agua	Comp. 2: **3,3** Comp. 1,5 + comp. 2: **4,7**	
	Componente 3 (adhesivo): Bis-GMA, HEMA, aminas terciarias (para ambos iniciadores: auto y foto curado), fotoiniciadores	Comp. 3: **8,2**	
	Componente 3,5 (catalizador): HEMA Bis-GMA, BPO	Comp. 3,5: **5,7** Comp. 3 + comp. 3,5: **6,9**	
Adper Scotchbond Multi-Purpose Plus			
3M ESPE, St Paul, MN, USA.	*Componente 1* (acondicionador) 35% H_3PO_4		Curado dual
	Componente 1,5: (Scotchbond multi-propósito Plus activador) etanol, sal de ácido sulfínico, sal de sodio	Comp 1,5: **8,1**	
	Componente 2: (scotchbond multi-propósito)	Comp 2: **3,3**	
	Primer	Comp 1,5 + comp 2: **4,7**	
	HEMA, polímero del ácido polialkenoico, agua *Componente 3*: (scotchbond multi-propósito adhesivo)	Comp 3: **8,2**	
	Bis-GMA, HEMA, aminas terciarias (para ambos iniciadores de auto y foto-curado), fotoiniciadores	Comp 3,5: **5,7**	
	Componente 3,5: (scotchbond multi-propósito Plus catalizador) Bis-GMA, HEMA, BPO.	Comp 3 + comp 3,5: **6,9**	

Marca y Fabricante	Composición	pH	Polimerización
All-Bond 2			
Bisco Inc, Schaumburg, IL, USA.	*Acondicionador*: 10% H_3PO_4 (All-etch) o 32% H_3PO_4 (Uni-etch)		
	Primer A: NTG-GMA, acetona, etanol, agua	Primer A+B: **5,7**	Primers Curado Dual
	Primer B: BPDM, foto-iniciador, acetona		
	Bonding: Bis-GMA, UDMA, HEMA	Bonding: **7,5**	Adh. Curado Dual al mezclar con Pre-Bond
	Pre-Bond: Bis-GMA, TEGDMA, BPO, HEMA	Pre-Bond: **7,0**	
Clearfil Liner Bond			
Kuraray Medical Inc, Tokyo, Japón.	*Acondicionador*: K-etchant		
	SA primer: 5-NMSA, etanol, agua		
	Photo bond: *Catalizador líquido*: MDP, HEMA, Bis-GMA, dimethacrilato hidrofóbico, BPO, CQ, Liquido Universal: N,N'-dietanol p-toluidina, sulfinato de sodio benceno, etanol		
FL bond			
(Imperva Fluorobond en Japón) Shofu Inc., Kyoto, Japón.	*Acondicionador*: 7% H_3PO_4	**2,2**	Foto curado libera Flúor
	Primer A: agua, acetona, iniciador		
	Primer B: 4-AET, 4-AETA, HEMA, UDMA, TEGDMA, iniciador		
	Adhesivo: relleno F-PRG, HEMA, UDMA, TEGDMA, foto iniciador		
Gluma Solid Bond			
Heraeus Kulzer, Hanau, Germany.	*Gluma acondicionador*: 20-35% H_3PO_4	**1,8**	Foto curado
	Gluma solid bond P: TEGDMA, HEMA, ácido poliacrílico modificado, ácido maleico, acetona, agua, foto iniciadores, estabilizadores		
	Gluma solid bond S: Bis-GMA, TEGDMA, relleno de vidrio, SiO_2, foto iniciadores, estabilizadores		

Marca y Fabricante	Composición	pH	Polimerización
Optibond			
Kerr, Orange, CA, USA.	*Acondicionador*: 37.5% H_3PO_4		Curado dual
	Primer: HEMA, GPDM, MMEP, agua etanol, CQ, BHT		
	Activador de curado dual(3A): Bis-GMA, HEMA, MMEP, BPO, UV-9, BHT, CQ		
	Dual Cure Paste (3B): Bis-GMA, HEMA, GDMA, DHEPT, ODMAB, relleno (SiO_2 pirogénico, aluminoborosilicato de bario, aluminosilicato de bario Na_2SiF_6), factor acoplante A174		
Optibond FL			
Kerr, Orange, CA, USA.	*Acondicionador*: 37.5% H_3PO_4		Foto curado
	FL Primer: HEMA, GPDM, MMEP, FL agua etanol, CQ, BHT	FL Primer: **1,9**	
	FL Adhesivo: Bis-GMA, HEMA, GDMA, CQ, ODMAB, relleno (SiO_2 pirogénico, aluminoborosilicato de Bario, Na_2SiF_6), factor acoplante A174 (approx. 48% relleno)	FL Adhesivo: **6,9**	
PAAMA			
SDI limited, Bayswater, Victoria, Australia.	*Acondicionador*: 37% H_3PO_4		Foto curado
	Primer: acetona, monómeros hidrofílicos/hidrofóbicos registrados TEGDMA	Primer: **3,5**	
	Adhesivo: UDMA, TEGDMA, estabilizadores, CQ	Adhesivo: **5,0**	
Probond			
DENTSPLY, Caulk, Milford, DE, USA.	*Acondicionador*: H_3PO_4		
	Primer: PENTA, acetona, etanol, estabilizadores		
	Adhesivo: PENTA, UDMA, monómeros de metacrilato, glutaraldehido, CQ, estabilizadores		

Marca y Fabricante	Composición	pH	Polimerización
Solobond Plus			
VOCO, Cuxhaven, Alemania.	*Acondicionador*: Vococid 35% H_3PO_4		
	Primer: agua, acetona, fluoruros de hidroxi metacrilato, monómeros acídicos, ácido maleico	Primer: **2,4**	
	Adhesivo: acetona, BIS-GMA, TEGDMA, hidroxi metacrilato, CQ	Adhesivo: **5,8**	
Syntac			
Ivoclar Vivadent, Schaan, Liechtenstein.	*Acondicionador Total*: 37%		Foto curado o dual si se le adiciona activador
	Primer: TEGDMA, PEGDMA, ácido maleico dimetil acetona, agua		
	Adhesivo: PEGDMA, glutaraldehído, agua		
Bond-it			
Pentron Corp., Wallingford, CT, USA.	*Acondicionador*: 37% H_3PO_4		
	Primer A: NTG-GMA, acetona		
	Primer B: PMGDM, Bis-GMA, HEMA, acetona y foto iniciador		
	Adhesivo: Bis-GMA, HEMA, UDMA, HDDMA con amina aceleradora, Foto iniciador, BPO		

Ejemplos de sistemas adhesivos de grabado y lavado de dos pasos (2-E&R)

Marca y Fabricante	Composición	pH	Polimerización
Adper Scotchbond Multi-Purpose 1 XT (Single Bond)			
3M ESPE, St Paul, MN, USA.	*Acondicionador*: 35% H_3PO_4		Foto curado
	Adhesivo: dimethacrilatos, HEMA, copolímero del ácido polialquenoico, 5 nm silica coloidal silanizada, etanol, agua y fotoiniciador		
Bond-1			
Pentron Corporation, Wallingford, CT, USA.	*Acondicionador*: 37% H_3PO_4		Foto curado
	Adhesivo: PMGDM, HEMA, TMPTMA, iniciadores, acetona		
Clearfil Photobond			
Kuraray Medical Inc, Tokyo, Japón.	*Acondicionador*: K-etchant		Curado dual
	Catalizador líquido: MDP, HEMA, Bis-GMA, dimetacrilatos hidrofóbicos, BPO, CQ		
	Líquido Universal: N,N'-dietanol p-toluidina sulfinato de sodio benzeno, etanol		
Clearfil New Bond			
Kuraray Medical Inc, Tokyo, Japón.	*Acondicionador*: K-etchant		
	Líquido catalizador: MDP, HEMA, Bis-GMA, dimetacrilatos hidrofóbicos, BPO		Auto curado
	Líquido universal: N,N'-dietanol p-toluidina sulfinato de sodio benzeno, etanol		
Excite			
Ivoclar Vivadent, Schaan, Liechtenstein.	*Grabador total*: 37% H_3PO_4		Foto curado
	Adhesivo: HEMA, acrilato del ácido fosfónico, Bis-GMA, dimetacrilatos, silica, etanol, catalizadores, estabilizadores		

Marca y Fabricante	Composición	pH	Polimerización
Excite DSC			
Ivoclar Vivadent, Schaan, Liechtenstein.	*Grabador total*: 37% H_3PO_4		Curado dual
	Adhesivo: HEMA, acrilato del ácido fosfónico dimetacrilatos, silica, etanol, catalizadores estabilizadores		
	Micro pincel: cubierto con iniciadores		
Gluma Comfort Bond			
Heraeus Kulzer, Hanau, Germany.	*Gluma acondicionador*: 20-35% H_3PO_4		Foto curado
	Adhesivo: UDMA, HEMA, 4-META, ácido poliacrílico modificado, etanol, agua, fotoiniciadores, estabilizadores	2,8	
Gluma One Bond			
Heraeus Kulzer, Hanau, Germany.	*Gluma acondicionador*: 20-35% H_3PO_4		Foto curado
	Adhesivo: UDMA, HEMA, 4-META, acetona, fotoiniciador, estabilizadores		
Heliobond			
Ivoclar Vivadent, Schaan, Liechtenstein.	*Acondicionador Total Etch*: 37% H_3PO_4		
	Adhesivo: Bis-GMA, TEGDMA, catalizadores estabilizadores		
One Coat Bond			
Coltene-Whaledent, Altstätten, Switzerland.	*Acondicionador*: grabador Coltene 15 (15% H_3PO_4) o grabador Coltene gel s (35% H_3PO_4)		Foto curado
	Adhesivo: HEMA, HPMA, glicerol dimetacrilatos, polialquenoato metacrilizado, UDMA, sílica amorfa, CQ		
One-Step			
Bisco Inc, Schaumburg, IL, USA.	*Acondicionador*: 32% H_3PO_4 (Uni-etch), 37% H_3PO_4 (Etch-37) o Tyrian SPE		Foto curado
	Adhesivo: BPDM, Bis-GMA, HEMA, acetona, fotoiniciador		

Marca y Fabricante	Composición	pH	Polimerización
One-Step Plus			
Bisco Inc, Schaumburg, IL, USA.	*Acondicionador*: 32% H_3PO_4 (Uni-etch), 37% H_3PO_4 (Etch-37) o Tyrian SPE		Foto curado
	Adhesivo: BPDM, Bis-GMA, HEMA, acetona, foto iniciador, 85% relleno de vidrio de flúor aluminosilicato (relleno registrado) (1 µm)		
Optibond Solo Plus			
Kerr, Orange, CA, USA.	*Acondicionador*: 37.5% H_3PO_4		Foto curado
	Adhesivo: Bis-GMA, HEMA, GDMA, GPDM, etanol, CQ, ODMAB, BHT, relleno (SiO_2 pirogénica, aluminoborosilicato de bario, Na_2SiF_6), factor acoplante A174 (aprox. 15% relleno)		
Optibond Solo Plus Dual Cure			
Kerr, Orange, CA, USA.	*Acondicionador*: 37.5% H_3PO_4		Curado dual
	Adhesivo: Bis-GMA, HEMA, GDMA, GPDM, etanol, CQ, ODMAB, BHT, relleno (SiO_2 pirogénica, aluminoborosilicato de bario, Na_2SiF_6), factor acoplante A174 (aprox. 15% relleno)		
	Activador: Bis-GMA, HEMA, etanol, DHEPT, BS ácido		
Polibond			
VOCO, Cuxhaven, Alemania.	*Acondicionador*: Vococid 35% H_3PO_4	**6,9**	Curado dual
	Botella A+B: BIS-GMA, TEGDMA, hexandioldimetacrilato, BPO		Adhesivo a esmalte
Prime & Bond NT			
DENTSPLY DE TREY, Konstanz, Germany.	*Acondicionador*: H_3PO_4		
	Adhesivo: PENTA, TEGDM, Bis-GMA, hiodrofluoruro de cetilamina, acetona, nanorelleno, (dióxido de silicon amorfo de 8nm), resina R5-62-1, Resina-T, resina-D, CQ		

Marca y Fabricante	Composición	pH	Polimerización
Prime & Bond NT dual cure			
DENTSPLY Caulk, Milford, DE, USA.	*Acondicionador*: H_3PO_4		Curado dual necesita ser mezclado con Prime & Bond NT
	Adhesivo: PENTA, TEGDM, Bis-GMA, hidrofluoruro de cetilamina, acetona, nanorelleno, (dióxido de silicon amorfo de 8nm), resina R5-62-1, Resina-T, resina-D, CQ.		
	Auto activador: sulfinato de sodio aromático, Acetona y etanol.		
Solobond M			
VOCO, Cuxhaven, Germany.	*Acondicionador*: Vococid 35% H_3PO_4		
	Adhesivo: Bis-GMA, HEMA, metacrilatos fosfatados, BHT, acetona, CQ, acelerador amina	2,2	
Stae			
SDI limited, Bayswater, Victoria, Australia.	*Acondicionador*: 37% H_3PO_4		Foto curado
	Adhesivo: acetone, agua, monómero hidrofílico/hidrofóbico patentado, HEMA, CQ, estabilizadores.	3,5	
Superbond C&B			
Sun Medical Co, Shiga, Japón.	*Activador rojo (para esmalte)*: ácido fosfórico acuoso, espesador orgánico.	1,0	Auto curado También se usa como cemento en restauraciones indirectas
	Activador verde (para dentina): ácido cítrico acuoso, cloruro férrico	1,0	
	Monómero: 4-META, MMA.	Mezcla cemento: 6,0	Monómero, Catalizador y polímero se mezclan juntos
	Catalizador: tributilborano parcialmente oxidado (TBB)		
	Polímero (claro): PMMA		

Ejemplos de sistemas adhesivos de autograbado de dos pasos (2 step SEA)

Marca y Fabricante	Composición	pH	Polimerización
Clearfil Liner Bond 2			
Kuraray Medical Inc., Tokyo, Japón.	*Primer* A: Phenyl-P, 5-NMSA, CQ, etanol	primer mezclado: **1,4**	Foto curado
	Primer B: HEMA, agua		
	LB BOND: MDP, HEMA, dimetacrilato hidrofobico, CQ, silica coloidal silanizada		
Clearfil Liner Bond 2V			
Kuraray Medical Inc., Tokyo, Japón.	*Primer* A: MDP, HEMA, dimetacrilato hidrofílico, N-N-dietanol p-toluidina, foto-iniciador, agua	primer mezclado: **2,8**	Curado dual
	Primer B: HEMA, dimetacrilato hidrofílico, agua		
	Adhesivo A: MDP, HEMA, Bis-GMA, dimetacrilato hidrofóbico, CQ, sílice coloidal silanizada		
	Adhesivo B: HEMA, Bis-GMA, dimetacrilato hidrofóbico, BPO, N,N'-dietanol p-toluidina, CQ, sílice coloidal silanizado		
Clearfil Protect Bond			
Kuraray Medical Inc., Tokyo, Japan.	*Primer*: MDPB, MDP, HEMA, dimetacrilato hidrofílico, fotoiniciador, agua	**2,0**	Foto curado
	Adhesivo: MDP, HEMA, Bis-GMA, dimetacrilato hidrofóbico, fotoiniciador, sílice coloidal silanizado, superficie tratada de NaF		
Clearfil SE Bond (Clearfil Mega Bond)			
Kuraray Medical Inc., Tokyo, Japan.	*Primer*: MDP, HEMA, dimetacrilato hidrofílico, fotoiniciador, agua	**2,0**	Foto curado
	Adhesivo: MDP, HEMA, Bis-GMA, dimetacrilato hidrofóbico, fotoiniciador, sílice coloidal silanizada		

Marca y Fabricante	Composición	pH	Polimerización
One Coat Self Etching Bond			
Coltene-Whaledent, Altstätten, Switzerland.	*Primer*: agua, HEMA, ácido acril-amidosulfónico, glicerol mono y dimetacrilato, polialquenoato metacrilizado		
	Adhesivo: HEMA, glicerol mono y dimetacrilato, UDMA, polialquenoato metacrilizado, CQ		
Optibond Solo Plus Self Etch			
Kerr, Orange, CA, USA.	*Primer autograbante*: HFGA-GMA, GPDM, etanol, agua, MEHQ, ODMAB, CQ	SE primer: **1,9**	Foto curado
	Adhesivo: Bis-GMA, HEMA, GDMA, GPDM, etanol, CQ, ODMAB, BHT, relleno (SiO_2 pirogenada, aluminoborosilicato de bario, Na_2SiF_6), factor acoplante A174 (aprox. 15% relleno)	Adhesivo: **2,2**	
Unifil Bond			
GC, Tokyo, Japón.	*Primer*: 4-MET, HEMA, etanol, agua, CQ		
	Adhesivo: UDMA, HEMA, DMA, CQ, sílice		
Nano-Bond			
Pentron Corp., Wallingford CT, USA.	*Primer auto grabante*: resina derivada del ác. Sulfónico, HEMA y agua		Foto curado o curado dual si se utiliza el activador
	Adhesivo: PMGDM, HEMA, UDMA, TMPTMA, nanopartículas de POSS, Foto iniciador, aminas aceleradoras, Acetona		
	Activador de Auto curado: BPO, acetona		

Ejemplos de adhesivos de autograbado de 1 paso (1-SEA)

Marca y Fabricante	Composición	pH	Polimerización
Absolute			
DENTSPLY Sankin Kogyo, Otahara, Japón.	Éster metacrilato, compuesto fluorado, ácido anhídrido silícico, acetona. (No contiene agua)		
Admira Bond			
VOCO, Cuxhaven, Germany.	Ormoceras, BIS-GMA, HEMA, metacrilatos fosfatados, BHT, acetona, CQ, aminas acelerador.	**2,1**	
Adper Prompt L Pop			
3M ESPE, St Paul, USA.	*Blister Rojo*: metacrilatos fosfatados, Bis-GMA, fotoiniciador Blister amarillo: agua, HEMA, polímero del ácido polialquenoico		Foto curado
Clearfil S³ Bond			
Kuraray Medical Inc, Tokyo, Japan.	MDP, Bis-GMA, HEMA, fotoiniciadores, etanol, agua, sílice coloidal silanizado	**2,7**	Foto curado
Futurabond NR			
VOCO, Cuxhaven, Germany.	*Botella A y B*: BIS-GMA, HEMA, metacrilatos fosfatados, BHT, etanol, fluoruros, CQ, nanopartículas de dióxido de silicio	**1,4**	
G-Bond			
GC, Tokyo, Japan.	4-MET, monómero éster-fosfórico, UDMA, TEGDMA, acetona, agua, estabilizador, relleno de sílice, fotoiniciador	**2,0**	Foto curado
iBond			
Heraeus Kulzer, Hanau, Germany.	UDMA, 4-META, glutaraldehido, acetona, agua, fotoiniciador, estabilizadores	**2,0**	El foto curado contiene glutaraldehido

Marca y Fabricante	Composición	pH	Polimerización
One-up F Bond			
Tokuyama Dental Corporation, Tokyo, Japan.	*Agente adhesivo* A: MAC-10, fotoiniciador, ácido metacriloilalkil fosfato, monómero de metacrilato multi funcional	Adhes. A: **0,3**	
	Agente adhesivo B: MMA, HEMA, agua, micro relleno liberador de F (vidrio de flúor-alumino-silicato), fotoiniciador	Adhes. B: **8,0** A+B: **1,2**	Contiene catalizadores ternarios especiales que favorecen el acoplamiento con resinas de auto curado
One-up Bond F Plus			
Tokuyama Dental Corporation, Tokyo, Japan.	*Agente adhesivo* A: MAC-10, fotoiniciador, ácido metacriloilalkil fosfato, monómero de metacrilato multi funcional	Adhes. A: **0,7**	Además de las propiedades anteriores de One-up F Bond, la técnica es menos sensible.
	Agente adhesivo B: MMA, HEMA, agua, micro relleno liberador de F (vidrio de flúor-alumino-silicato), fotoiniciador	Adhes. B: **7,7** A+B: **1,2**	
Tyrian SPE			
Bisco Inc, Schaumburg IL, USA.	*Primer* A: timol azul, etanol, agua		Indicador de color. Puede ser usado como primer auto grabante junto con All-Bond2, One-Step y One-Step Plus
	Primer B: AMPS, BidMEP (Bis[2 etil] fosfato), TPO, etanol		
Unicem			
3M ESPE, St Paul, MN, USA.	*Líquido*: éster metacrilado del ácido fosfórico dimetacrilatos, fotoiniciador, estabilizador		Curado dual
	Polvo: polvo de vidrio, silica, hidróxido de calcio, iniciador, pigmento, polímero		

Marca y Fabricante	Composición	pH	Polimerización
Xeno III (Xeno CF II)			
DENTSPLY De Trey, Konstanz Germany. DENTSPLY Sankin Kogyo, Otahara, Japón.	*Botella A*: HEMA, etanol, agua, aerosil, estabilizadores (BHT)	<1,0	
	Botella B: Pyro-EMA, PEM-F, UDMA, CQ, BHT, etil-4-dimetilaminobenzoato (co-iniciador)		
Xeno IV			
DENTSPLY Caulk, Milford, DE, USA.	PENTA, resinas Mono-, Di- y Trimetacrilato. hidrofluoruro de cetilamina, acetona-agua	2,1	

Abreviaturas de monómeros

4-AETA: 4-acriloiloxietil trimelitato anhídrido
4-AET: ácido 4-acriloiletil trimelítico
AMPS: ácido 2-acrilamido-2-metil-1- propanosulfónico
Bis-MEP: bis[2-(metacriloiloxi) etil] fosfato
Bis-EMA: bisfenol A glicol dimetacrilato etoxilado
Bis-GMA: bisfenol A diglicidil metacrilato
BPDM: bifenil dimetacrilato
DEBAAP: N,N'-dimetil-1,3-bis (acrilamida)-propano
Di-HEMA fosfato: di-2-hidroxietil metacril hidrógeno fosfato
DMAEMA: dimetilaminoetil metacrilato
DMBAAH: N,N'-dimetil-1,3-bis(acrilamida)-hexano
DMBAAP: N,N'-dimetil-1,3-bis (acrilamida)-propano
EAEPA: etil 2-[4-(dihidroxifosforil)-2-oxabutil] acrilato
EGDMA: etilenglicol dimetacrilato
GDMA: glicerol dimetacrilato
GPDM: glicerol fosfato dimetacrilato.
HDDMA: 1,6-hexanediol dimetacrilato
HEMA: 2-hidroxietil metacrilato
HEMA-fosfato: 2-hidroxietil metacril dihidrógeno fosfato
HPMA: 2-hidroxipropil metacrilato
MA: ácido metacrilico

MAEPA: 2,4,6 trimetilfenil 2-[4-(dihidroxifosforil)-2-oxabutil] acrilato
MAC-10: ácido 11-metacriloiloxi-1,1'-undecanedicarboxilico
10-MDP: 10-metacriloiloxidecil dihidrógeno fosfato
MDPB: bromuro de metacriloiloxidodecilpiridinio
MF8P: 6-metacriloxi-2,2,3,3,4,4,5,5-octaflúorohexil di-hidrógeno fosfato
MF12P: 8 metacriloiloxi-2,2,3,3,4,4,5,5,6,6,7,7-dodecafluoroctil di-hidrógeno fosfato
4-META: 4-metacriloiloxietil trimelitato anhídrido
4-MET: ácido 4-metacriloiloxietil trimelitico
MMA: metil metacrilato
MMEP: mono-2-metacriloiloxietilftalato
5NMSA (o MASA): ácido N-metacriloil-5-aminosalicilico
NPG-GMA: N -fenilglicina glicidil metacrilato
NTG-GMA: N-tolilglicina glicidil metacrilato
PEGDMA: polietilen glicol dimetacrilato
PEM-F: penta metacriloiloxietilciclohexafosfaceno monofluorado
PENTA: dipentaeritritol penta acrilato monofosfato
Phenyl-P: 2-(metacriloiloxietil)fenil hidrógeno fosfato
PMDM: dietilmetacrilato piromelitico
PMGDM: glycerol dimetacrilato piromelitico
Pyro-EMA: tetrametacriloiloxietil pirofosfato
TEGDMA: trietilen glicol dimetacrilato
TMPTMA: trimetilolpropano trimetacrilato
UDMA: dimetacrilato de uretano

Abreviaturas de iniciadores e inhibidores

BHT: butilhidroxitolueno (inhibidor)
BPO: peróxido de benzoilo (iniciador redox)
BS ácido: sal sódica de ácidobenzenosulfinico (iniciador redox)
CQ: camforoquinona (fotoiniciador)
DHEPT: N,N-di-(2-hidroxietil)-4-toluidina (co-iniciador)
MEHQ: 4-metoxifenol o mono etil éter hidroquinona
ODMAB: 2-(etilexil)-4-(dimetilamino) benzoato (co-iniciador)
TPO: Lucirin TPO, BASF (foto-iniciador)
UV-9: 2-hidroxi-4 metoxibenzofenona (foto-iniciador)

Made in the USA
Monee, IL
05 November 2026

67808940R00223